Joachim Berga, Rüdiger Blasius-Pangritz

Pflegedokumentation

für Ausbildung und Praxis

4. Auflage

Bestellnummer 06630

■ Bildungsverlag EINS

Die in diesem Werk aufgeführten Internetadressen sind auf dem Stand zum Zeitpunkt der Drucklegung. Die ständige Aktualität der Adressen kann vonseiten des Verlages nicht gewährleistet werden. Darüber hinaus übernimmt der Verlag keine Verantwortung für die Inhalte dieser Seiten.

service@bv-1.de
www.bildungsverlag1.de

Bildungsverlag EINS GmbH
Ettore-Bugatti-Straße 6-14, 51149 Köln

ISBN 978-3-427-06630-9

Vorwort

Die Pflegedokumentation lässt Pflegende oft verzweifeln. Groß sind die Klagen über den immensen Zeitaufwand, den die Schreibarbeit in Anspruch nimmt. Oberflächlich betrachtet mag der immer wieder erwähnte Zeitverlust stimmen; langfristig gesehen ermöglicht die Pflegedokumentation hingegen deutliche Zeitersparnisse und somit mehr Zeit und Sicherheit für den Bewohner bzw. Patienten, wenn sie entsprechend bewohnerorientiert und von ihren Schwerpunkten her richtig gelagert ist.

Dies zu verdeutlichen ist ein Ziel dieses Buches. Ein weiteres besteht darin, Unsicherheiten in der Dokumentation bereits während der Ausbildung herauszustellen und zu beseitigen. Hierfür sind zunächst die Grundlagen hervorgehoben, die es aus pflegetheoretischer, aber auch gesetzlicher Sicht zu beachten gilt. Schritt für Schritt gehen die Lernenden dann in der Dokumentation vor und gelangen prozesshaft zu einer transparenten schriftlichen Darstellung ihrer prozessorientierten, praktischen Pflegeleistungen.

Die praktische Umsetzung des Pflegeprozesses findet seit jeher bei jeder Pflegeperson im Kopf statt. Es bedarf die Begleitung und auch der Übung, die in die Tat umgesetzten Elemente der Pflege nunmehr auch schriftlich zu fixieren. Deshalb ist jedem Kapitel ein Workshop angefügt, der dem Lernenden Übungsmöglichkeiten und Chancen zur Eigenreflexion bietet, aber auch die theoretischen Hintergründe und Notwendigkeiten der Pflegedokumentation sichert.

Es liegt uns fern, Ihnen mit diesem Buch Lösungsvorschläge für die Pflegedokumentation, insbesondere die Pflegeplanung, anzubieten, die Sie in der Praxis kritiklos übernehmen können. Unsere Erfahrungen zeigen, dass Pflegende sehr schnell an die Grenzen der Übertragbarkeit stoßen, wenn es gilt, für bestimmte Pflegebedürftige eine Planung mit ganz individuellen Problemen, Zielen und Maßnahmen zu erstellen. Die Enttäuschung ist dann groß, wenn die Qualitätsprüfung des MDK die Dokumentation und Planung als oberflächlich, unausgereift oder zu wenig individuell beschreibt oder Schülerinnen und Schüler der Altenpflege eine schlechte Bewertung ihrer mühsam erarbeiteten Dokumentation erhalten.

Wir wollen mit Ihnen einen anderen Weg gehen und anhand von kleinen, in unserer Praxis aufgetretenen Fällen aufzeigen, welche Fehler sich in der Dokumentation einschleichen und wie sie vermieden werden können. Wir verzichten auf allgemeine Lösungsplanungen zu allen ATL oder AEDL, decken anstelle dessen die kleinen Teufel auf, die im Detail stecken und das Leben schwer machen. Der Rest ist „Lernen aus Fehlern" und Üben.

Hinweis: Die Vorgaben aus den MDK-Anleitungen beziehen sich entweder auf die MDK-Prüfanleitung von 2005, welche die Detailvorgaben für die Pflegedokumentation noch ausführlich behandelte, oder auf die von 2009 bzw. 2014, die sich primär an den Transparenzkriterien orientiert. Um welche Version es sich handelt, entnehmen Sie bitte direkt der jeweiligen Textstelle.

Neu in dieser Auflage ist Kapitel 3.8, welches die seit 2015 laufende Initiative des Bundesgesundheitsministeriums zur Effizienzsteigerung und Entbürokratisierung der Pflegedokumentation mit einem neuen Ansatz beschreibt.

Die Autoren
Joachim Berga, Jahrgang 1962, ist ausgebildeter Altenpfleger mit langjähriger Berufserfahrung. Nach entsprechender Weiterbildung unterrichtet er als Fachlehrer in den Fächern Alten- und Krankenpflege, Methodenlehre, Berufskunde und Fachpraxis und leitet die Berufsfachschule für Altenpflege der Berufsakademie Passau, wo er auch den Fort- und Weiterbildungsbereich organisiert und in Lehrgängen zur Gerontopsychiatrie, zur Pflegedienst- und Heimleitung sowie zum Praxisanleiter als Dozent tätig ist. Er berät Pflegeunternehmen u. a. bei der Pflegedokumentation und ist Autor der im Bildungsverlag EINS erschienenen Bücher „Berufskunde" und „Glaubens- und Lebensfragen".

Rüdiger Blasius-Pangritz, Jahrgang 1959, ist Altenpfleger mit langjähriger Berufserfahrung in allen Leitungsebenen und seit 1996 beim Medizinischen Dienst der Krankenkassen in Bayern beschäftigt. Er arbeitet seit der Ausbildung zum TQM-Fachauditor in der Qualitätssicherung im Bereich der vollstationären und ambulanten Altenhilfe und ist als Teamleitung und Mentor tätig. In diesem Bereich berät er Unternehmen in Fachfragen.

Um den Text lesbar zu halten, haben wir bewusst darauf verzichtet, Personen in der männlichen und in der weiblichen Form (z. B. Pflegerinnen und Pfleger) zu nennen. Vielmehr benutzen wir die geschlechtsspezifischen Bezeichnungen im Wechsel, angesprochen sind immer Frauen und Männer. Ebenso sind wir mit den Begriffen Bewohner/Patient verfahren: Es sind immer beide Pflegevarianten (ambulant und stationär) und beide Geschlechter gemeint.

Inhaltsverzeichnis

Abkürzungsverzeichnis

ABEDL	Aktivitäten, Beziehungen und existenzielle Erfahrungen des Lebens
AEDL	Aktivitäten und existenzielle Erfahrungen des Lebens
AL	Aktivitäten des Lebens
ASE	Atemstimulierende Einreibung
ATL	Aktivitäten des täglichen Lebens
BZ	Blutzucker
DRG	Diagnosis Related Groups
EEDL	Existenzielle Erfahrungen des Lebens
ggf.	gegebenenfalls
Hdz.	Handzeichen
i. d. R.	in der Regel
MDK	Medizinischer Dienst der Krankenkassen
NANDA	North American Nursing Diagnosis Association
o. g.	oben genannt
PFK	Pflegefachkraft
SIS	Strukturierte Informationssammlung
s. o.	siehe oben
sog.	sogenannt
u. a.	unter anderem
u. Ä.	und Ähnliches
u. U.	unter Umständen
u. v. m.	und vieles mehr
vPFK	verantwortliche Pflegefachkraft

1   Pflegemodelle – Basis des Pflegegeschehens

Die professionell Pflegenden sollten ihre Entscheidungen in der Pflege immer bewusst treffen. Grundlage hierfür ist das eigene Menschenbild und die eigene Gesinnung. Hieraus ergibt sich die Bedeutung des Begriffs „Pflege" für jeden Einzelnen selbst.

Unterschiede in diesen Auffassungen schränken die Pflege im Team unter Umständen sehr stark ein. Die Folgen für den „Gepflegten" können enorm sein.

Grundlagen der Pflegetheorien sind unsere Menschenbilder und Auffassungen davon, wie Menschen mit Gesundheit und Krankheit umgehen. Dies ist zweifellos zuerst einmal theoretisch, jedoch sind diese Grundlagen für die Praxis wichtig.

Die Pflegenden müssen sich darüber Gedanken machen, welche Unterschiede zwischen der professionellen Pflege und der Laienpflege bestehen.

> **Der Pfleger/die Schwester übt bewusst die Pflege nach professionellen Gesichtspunkten aus.**

Die professionell Pflegenden stellen sich folgende Fragen:

- Welches Bild habe ich von Menschen?
- Wie hängen Gesundheit und Krankheit für mich zusammen?
- Von was hängen Gesundheit und Krankheit ab?
- Was möchte ich mit meinen Aktivitäten erreichen?

Aus diesen Fragen ergibt sich dann das planerisch-pflegerische Handeln.

Das Menschenbild ist abhängig von der Gesellschaft, in der die Person lebt. Die soziokulturellen Regeln beeinflussen beide Seiten der Pflege. Wichtig ist aber auch die direkte Situation, in der sich die Personen gerade befinden. Darüber hinaus spielt der einzelne Wille des Menschen eine große Rolle. All diese Normen und Werte beeinflussen das Bild des Menschen.

Pflegetheorien oder Pflegemodelle sind Gedankengerüste auf Basis dieser Normen und Werte, die Menschen in ihren Handlungen, Gefühlen sowie Reaktionen auf Einflüsse der Umgebung beschreiben. Sie hängen in ihrer Gesamtheit logisch zusammen. In der Literatur wird auch oft der Begriff der konzeptionellen Pflegetheorie aufgeführt. Dieser Begriff besagt, dass die Theorie anhand von wissenschaftlichen Nachweisen weiterentwickelt werden kann. Allen gemeinsam ist, dass sowohl das Modell als auch die Theorie wissenschaftlich belegbar sein müssen.

Alle Behauptungen einer Theorie oder eines Modells hängen logisch voneinander ab.

Diese Modelle bieten den Pflegenden Strukturen, um die praktische Arbeit nach außen zu erklären und gegenüber dem Gepflegten sowie den Fachkollegen Lösungsansätze für die praktische Handlung der Pflege darzustellen. Die Theorien und Modelle verarbeiten philosophische Kernsätze (Menschenbild) und zeigen sowohl Pflegefachkräften als auch der Gesellschaft im Allgemeinen die Aufgaben, aber auch die Grenzen des Pflegeberufes auf.

Spätestens mit Florence Nightingale (1820–1910) veröffentlichte eine britische Krankenschwester ihre ersten Schriften 1859 und 1860 mit den Titeln „Notes of Nursing" und „Notes of Hospital". Dabei wurden erstmals Wertvorstellungen über die Krankenpflege schriftlich niedergelegt.

Pflege ist
„sich um die persönliche Gesundheit von jemandem sorgen" mit dem Ziel, „den Patienten in die bestmögliche Situation zu bringen, sodass die Natur ihre Arbeit verrichten kann."

In den 70er- und 80er-Jahren des zwanzigsten Jahrhunderts wurden diese Gedankenkonstrukte aber erst in verschiedenen Entwicklungen so erarbeitet, dass der Begriff Theorie und Modell zutreffend ist.

Im englischsprachigen Raum führte diese Arbeit erstmalig auch dazu, dass Pflege sich in den wissenschaftlichen Gedankengebäuden als eigene Disziplin behaupten konnte.

Für die Pflege ist dies ein großer Fortschritt. Sicher waren die konzeptionellen Theorien einiger Pflegetheoretiker nur eigene Bilder von Pflege. Aus diesen persönlichen Bildern werden aber in der Kommunikation mit anderen Pflegekräften formale Vorstellungen, welche untereinander wieder verglichen und so angepasst werden können.

1.1 Der Begriff Ganzheitlichkeit

Die Pflegetheorie oder das Pflegemodell versuchen, die Wirklichkeit zu beschreiben. Sie bestimmen einzelne Merkmale, stellen Beziehungen zwischen den Merkmalen her und machen Vorhersagen über die Wechselwirkungen.

Vier zentrale Phänomene sind in der Pflege wichtig:

1. Person   3. Gesundheit
2. Umwelt   4. Pflege

Definition

Als **Person** werden alle Individuen bezeichnet, aber auch Systeme wie Familien, ganze Gemeinschaften oder andere bezeichnete Gruppen.

Als **Umwelt** werden zum einen alle Bezugspersonen der Pflegeperson, zum anderen die Lebensumstände sowie auch die Umgebung der zu Pflegenden bezeichnet.

Gesundheit bezeichnet die jeweilige gesundheitliche Konstitution mit allen subjektiven Abstufungen des Befindens und der Lebensfähigkeit eines Klienten.

Pflege bezeichnet alle Aktivitäten, die im Zusammenhang der pflegerischen zielgerichteten Handlungen ergriffen werden. Sie sind Teil des Pflegeprozesses (vergleiche Kap. 3).

Diese vier Phänomene treten in einer Wechselwirkung zueinander auf. Aufgrund dieser Beziehung ist es möglich, sich gegenüber anderen wissenschaftlichen Disziplinen im Bereich der Gesundheit abzugrenzen. Dieses System ist unabhängig von den gesellschaftlichen Wertvorstellungen und kann in jeder Kultur gelten.

Die Inhalte dieser Begriffe sind ebenfalls einem Wandel unterworfen. Wurde im Bereich Person erst nur der Patient betrachtet, so umfasst der neue Begriff viel mehr als die Konzentration auf den Patienten = kranken Menschen. Inzwischen wird auch diskutiert, ob die soziale Rolle, die Umwelt sowie die Interaktion des Pflegeprozesses ausreichend mit den vier Phänomenen erfasst wird. Bisher jedoch konnte sich die Pflegewissenschaft nicht darauf einigen, zusätzliche Merkmale hinzuzufügen.

Die Phänomene erklären uns die Prozesse, indem sie

- die Wirklichkeit auf einzelne Gesichtspunkte reduzieren,
- eine Gewichtung zwischen den Gesichtspunkten herstellen,
- den Prozess transparent machen,
- den Prozess richtungsweisend klären.

Gesundheit und Krankheit können von verschiedenen Blickrichtungen aus betrachtet werden. Aus der Sicht der Psychologie, der Soziologie und der Ökologie können für das Pflegen völlig andere Ansätze entstehen.

Während die Psychologie Krankheit als Dysfunktion des Menschen beschreibt und damit auf die psychologischen Dimensionen hinweist, verstärkt der soziologische Ansatz den Begriff der Umgebung mit den vorherrschenden Meinungen, Werten und Normen für die Pflege. Der ökologische Ansatz beschreibt einen Menschen, der konstruktiv mit seiner Umgebung umgeht und seine Bedürfnisse selbst regelt. Krankheit wird hier als Wechselwirkung beschrieben, die negativ auf den Menschen wirkt.

Die einzelnen Ansätze können in den Pflegemodellen oder konzeptionellen Theorien in drei Ansichten unterteilt werden:

- Bedürfnisorientiertes Modell
- Interaktionsmodell
- Ergebnismodell

Bedürfnismodell
Beim bedürfnisorientierten Pflegemodell geht man davon aus, dass Bedürfnisse immer befriedigt werden müssen und somit durch die eingeschränkte Befriedigung die Pflege notwendig wird. Grundlage bietet die von Abraham H. Maslow (1908–1970), einem Mitbegründer der humanistischen Psychologie, entwickelte Bedürfnispyramide. Aus ihr geht hervor, dass der Mensch erst nach der Erfüllung von physiologischen Bedürfnissen wie Hunger, Durst, Ruhe, Bewegung und Sexualität sogenannte höhere Bedürfnisse wie Sicherheit, Gruppenzugehörigkeit, Geltungsbedürfnisse sowie die Selbstverwirklichung versucht zu befriedigen.

Interaktionsmodell
In diesem Modell ist die Frage wichtig, wie die jeweilige Pflege ausgeführt wird. Der Patient steht im Mittelpunkt und die persönliche Beziehung zwischen der qualifizierten Pflegeperson und dem Patienten ist von zentraler Bedeutung. Der Mensch ist nicht Sache, sondern wird Subjekt mit eigenen Wünschen, Vorstellungen und Werten. Die zentrale Bedeutung der Beziehung zwischen Pflegeperson und Patient macht es notwendig, dass die Pflegenden eine Vielzahl von Konzepten (Verständnis über die Lebensformen, die Verhaltensformen sowie die übergeordneten Gefüge der Beziehungen, ihre Dynamik und Kenntnis über richtungsweisende Anleitungen) sowie ständige Begleitung durch psychologische Ratgeber oder Supervision bzw. auch durch Pflegefachgespräche erhalten.

Ergebnismodell
Diese Modelle beschreiben sich vom Ergebnis her. Erst nach der stattgefundenen Pflege wird gefragt, warum diese notwendig wurde. Begründet wird dies damit, dass durch die Pflege ein harmonisches Gleichgewicht in der Wechselwirkung von Patient und Umwelt erhalten werden soll. Die Pflege ist somit ein äußeres Regulat.

Die bisher entwickelten konzeptionellen Modelle werden in diese drei großen Charaktere nach Ataf I. Meleis[1] eingeteilt. Im nächsten Schaubild finden Sie hierzu die wichtigsten Begründer:

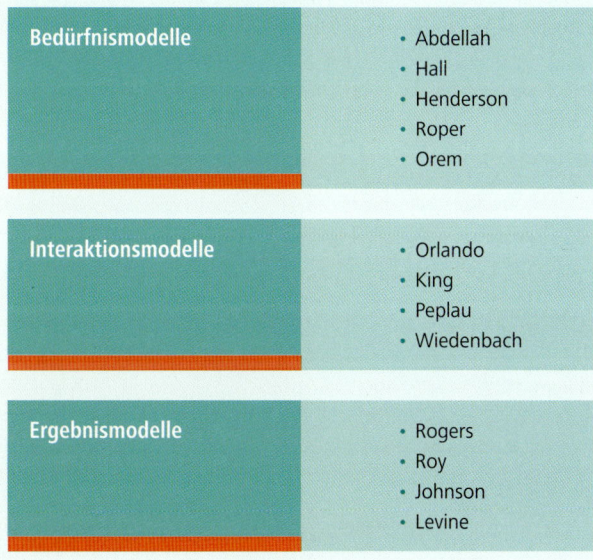

Bedürfnismodelle	
	- Abdellah
	- Hall
	- Henderson
	- Roper
	- Orem

Interaktionsmodelle	
	- Orlando
	- King
	- Peplau
	- Wiedenbach

Ergebnismodelle	
	- Rogers
	- Roy
	- Johnson
	- Levine

[1] Meleis, A. I., Pflegetheorie Gegenstand, Entwicklung und Perspektiven, 1999

Im deutschsprachigen Raum haben sich die Pflegetheorien von Virginia Henderson, Nancy Roper und Dorothea Orem, die ihre Theorien alle gegen Mitte bis Ende des letzten Jahrhunderts veröffentlicht haben, bisher durchgesetzt. Diese Pflegetheoretiker kommen alle aus dem angelsächsischen Raum. Innerhalb Deutschlands entwickelte Prof. Monika Krohwinkel erstmalig ein konzeptionelles Modell. Daneben ist im deutschsprachigen Raum Juliane Juchli mit ihrem Pflegemodell bekannt, welches die bereits bestehenden Modelle von Roper und Henderson (ATL) abwandelte.

Nachdem diese beiden konzeptionellen Theorien im deutschsprachigen Raum hauptsächlich angewendet werden, betrachten wir sie im Folgenden etwas näher.

1.2   Das Pflegemodell von Nancy Roper

Nancy Roper entwickelte in den 70er- und 80er-Jahren des 20. Jahrhunderts in England das Modell der Lebensaktivitäten. Wie bereits angeklungen, sind die Konzepte von Krohwinkel oder Juchli Weiterentwicklungen dieser Überlegungen.

Mensch
Für die Pflegewissenschaftlerin ist der Mensch ein eigenständiges Individuum, das danach strebt, unabhängig zu sein. Sollte der Mensch in einem oder mehreren Bereichen abhängig werden, so muss er damit umgehen lernen. Die Gewohnheiten des Menschen sind dabei von den Pflegenden zu beachten.

Umwelt
Der Mensch wird in seiner Lebensspanne betrachtet. Die Umwelteinflüsse, zum Beispiel psychisch, physisch und soziokulturell, beeinflussen als Faktoren die Aktivitäten des Lebens (AL). Durch die Lebenspanne werden auch Entwicklungen des Menschen berücksichtigt.

Gesundheit
Für Roper ist Gesundheit ein wissenschaftlicher Begriff, der davon ausgeht, dass dies ein subjektives Gefühl der Person ist, bei der sich der Mensch wohl oder nicht wohl fühlt. Krankheit wird hierbei nicht durch einen einzelnen Baustein begründet, sondern in dem Zusammenspiel von Alter, Kultur, exogener und endogener Faktoren gesehen.

Pflege
Die Pflege der Person ist dann notwendig, wenn der Mensch in den einzelnen Bereichen Probleme hat, die Bedürfnisse zu lösen, zu befriedigen oder zu lindern. Die Pflegefachkraft entscheidet aus ihrem Wissen heraus, welche Notwendigkeiten zur Erlangung von Wohlgefühl der Person notwendig sind. Durch die AL, die auch in der Anamnese festgestellt werden können, wird der Pflegeprozess als Verfahren zur Lösung von Problemen möglich.
Die biologischen und die aus der Sozialisation begründeten Aktivitäten werden im Kontext der bestehenden Lebensspanne, der Abhängigkeit oder Unabhängigkeit, der verschiedenen Einflussfaktoren als auch der Individualität beleuchtet.

Die unten stehende Tabelle soll noch einmal die Unterschiede der bisher beschriebenen Pflegemodelle aufzeigen:

AL nach Roper	ATL nach Juchli	ABEDL® nach Krohwinkel
Kommunizieren	Kommunizieren • Sinn finden im Werden, Sein und Vergehen	Kommunizieren können
Für die persönliche Hygiene sorgen und sich kleiden	Sich waschen und kleiden	Sich pflegen können
Für eine sichere Umgebung sorgen	Für Sicherheit sorgen	Für eine sichere/fördernde Umgebung sorgen können
Atmen	Atmen	Vitale Funktionen des Lebens aufrechterhalten
Ausscheiden	Ausscheiden	Ausscheiden können

AL nach Roper	ATL nach Juchli	ABEDL® nach Krohwinkel
Die Körpertemperatur regulieren	Körpertemperatur regulieren	Essen und Trinken
Essen und Trinken	Essen und trinken können	Sich bewegen
Sich bewegen	Sich bewegen können	Seine Geschlechtlichkeit leben
Kind, Frau, Mann sein	Die eigene Sexualität leben können	Arbeiten und sich in der Freizeit beschäftigen
Raum und Zeit gestalten – arbeiten und spielen	Sich beschäftigen, lernen sich entwickeln können	Sich kleiden können
Wach sein und schlafen	Ruhen, schlafen und entspannen können	Sinn finden im Werden, Sein und Vergehen
		Soziale Kontakte, Beziehungen und Bereiche sichern und gestalten können
		Mit existenziellen Erfahrungen des Lebens umgehen können

1.3 Das Pflegemodell nach Dorothea Orem

Dorothea Orem hat als erste Vertreterin der Pflege versucht, ein Konzept zu erstellen, das nicht von der Medizin, der Psychologie oder der Soziologie abhängig war. Orem war es wichtig, dass die Pflege sich als eigenständige Wissenschaft profiliert und sich von den anderen Disziplinen abgrenzt.

Sie bezeichnet ihr Modell selbst als Selbstpflegedefizitmodell. Das Verständnis von Pflege richtet sich danach immer nach den drei wesentlichen Fragen:

- Was tun Pflegekräfte und was sollten sie tun?
- Warum tun sie es?
- Was ist das Ergebnis ihres Tuns?

Mensch
Für Orem agiert der Mensch bewusst und zielgerichtet. Er handelt frei in seiner Entscheidung und agiert aktiv. Der gesunde Mensch weiß, wann er Hilfe benötigt, und holt sich entsprechende Informationen darüber ein.

Umwelt
Äußere Bedingungen beeinflussen die Entwicklung des Menschen in allen Altersstufen. Diese Bedingungen können nachteilig für die Entwicklung sein. Orem beschäftigt sich mit diesen Teilbereichen. Nachteilige äußere Bedingungen können unter anderem Fehlentwicklungen in der Gesundheit, Bildungsnachteile oder gesellschaftliche Rahmenbedingungen sein.

Gesundheit
Solange die Person ihre Bedürfnisse selbst befriedigen und durch direkte Vertraute pflegen kann, wird eine professionelle Pflege nicht notwendig. Erst wenn hier ein Defizit auftritt, entsteht die therapeutische Notwendigkeit. Erst wenn zwischen der therapeutischen Notwendigkeit der Pflege und der tatsächlich durchgeführten Pflege ein Defizit entsteht, wird von einem Selbstpflegedefizit gesprochen.

Pflege
Das Ziel der Pflege ist, den Menschen zu unterstützen, damit er selbst seine Gesundheit erhalten, bewahren und schützen kann. Darüber hinaus versucht die Pflege, die Gesundheit wiederherzustellen und den Heilungsprozess zu fördern. Der Mensch soll in seiner sozialen Rolle fähig sein, seine Bedürfnisse zu realisieren und zu befriedigen.

Bei Dorothea Orem werden die Bedürfnisse in universelle Bedürfnisse (für alle Menschen geltende), in entwicklungsbedingte Bedürfnisse und in Bedürfnisse eingeteilt, die aus der Gesundheitsstörung resultieren.

Universelle Bedürfnisse

Die universellen Bedürfnisse finden sich bei der Sauerstoff-, der Wasser- und der Nahrungsaufnahme sowie bei der Ausscheidung. Darüber hinaus findet sich bei allen Menschen das Bedürfnis nach einem Gleichgewicht von Aktivität und Ruhe sowie zwischen dem Individuum und dem gesamten Sozialwesen. Jeder Mensch möchte Gefahren für seine Existenz vermeiden und Wohlbefinden herstellen. Ein zusätzliches essenzielles Bedürfnis liegt darin, dass sich der Mensch innerhalb einer Gruppe (sozialer Kontext) bewegen möchte.

Entwicklungsbedingte Bedürfnisse

Orem unterscheidet entwicklungsbedingte Bedürfnisse von Embryo, Säugling, Kleinkind sowie Kind im Vorschulalter oder Schulalter. Der Mensch wird als Jugendlicher bis zum Erwachsenenalter andere Bedürfnisse haben, als in der Erwachsenenzeit, die bis in das Senium reicht.
Pflege begründet sich in den Bedingungen, die hier Entwicklungen nachhaltig positiv oder negativ beeinflussen.

Bedürfnisse, die aus Gesundheitsstörungen bestimmt werden

In dieser Situation sucht der Mensch professionelle Hilfe. Er wird versuchen, möglichst viele Informationen über seine Gesundheitsstörung zu erhalten. Er wird darauf achten, dass Maßnahmen durchgeführt werden, die die Gesundung herbeiführen können.

1.4 Aktivitäten des täglichen Lebens (ATL)

Die Ordensfrau Juliane Juchli entwickelte das Pflegemodell von Roper weiter. Sie bezeichnet den Menschen als ein unteilbares Ganzes, das die Fähigkeit besitzt, sich einer wechselnden Umgebung anzupassen und diese Umgebung auch veränderbar zu gestalten. Für den Menschen ergebe sich so eine sich ständig verändernde Beziehung zur Umwelt.

Person

Der Mensch trägt Werte in sich, die sich in Fühlen, Wünschen, Erleben und Empfinden ausdrücken. Die Person strebt immer nach Erfüllung dieser Bedürfnisse. Die Aktivitäten des täglichen Lebens (ATL) sind Grundbedürfnisse, die bei einem gesunden Menschen automatisch erfüllt werden. Diese Grundbedürfnisse erhalten den Kontakt zwischen der Person selbst und der bestehenden Umwelt.

Umwelt

Als Umwelt wird sowohl die gesamte Materie als auch die vorhandene Technik und Natur bezeichnet. Der Mensch steht in einer Wechselwirkung dazu. Er kann Techniken einsetzen, um seine Bedürfnisse zufriedenzustellen und sie der äußeren Welt anzupassen. Die Person geht Beziehungen, Kontakte und Bindungen mit anderen Menschen ein. In dieser Bindung kann es zu einer helfend-heilenden Beziehung zwischen Pflegendem und der Person kommen.
Der Mensch strebt in seiner Entwicklung nach Lernfortschritten, Glauben und allgemeiner Erkenntnis.

Gesundheit

Die Person gilt dann als gesund, wenn sie ihre eigenen Bedürfnisse ohne Störung von innen oder außen in den einzelnen ATL befriedigen kann.

Pflege

Pflege wird dann erforderlich, wenn die Person, die grundsätzlich für sich selbst sorgt, dies nicht mehr aus der eigenen Fähigkeit heraus leisten kann. Ziel ist, das größtmögliche Wohlbefinden und die Unabhängigkeit für die Person zu erreichen. Die Pflegeperson ist Begleiter auf dem Weg zu diesem Ziel.

Die einzelnen zwölf ATL versuchen alle Grundbedürfnisse des Menschen darzustellen:

- Wach sein und schlafen
- Sich bewegen
- Sich waschen und kleiden
- Essen und Trinken
- Ausscheiden
- Körpertemperatur regulieren

- Atmen
- Für Sicherheit sorgen
- Raum und Zeit gestalten – arbeiten und spielen
- Kommunizieren
- Kind, Frau, Mann sein
- Sinn finden im Werden, Sein und Vergehen

1.5   Aktivitäten und existenzielle Erfahrungen des Lebens (ABEDL®)

Monika Krohwinkel war Professorin in Darmstadt und hat in den 1990er-Jahren aufgrund einer Studie zum Pflegepro-zess am Beispiel von an Apoplexie erkrankten Patienten ein konzeptionelles Modell zur Gestaltung des Pflegeprozesses auf einer wissenschaftlichen Grundlage entwickelt. Im Jahr 2007 wurde dieses Konzept in überarbeiteter und weiter-entwickelter Form neu veröffentlicht. In der Weiterentwicklung wird die auch von Pflegepraktikern getragene Erkennt-nis eingeführt, dass Pflege nicht nur funktional auf den Menschen wirkt (Einschränkungen des Gehens bewirken Maß-nahmen der Pflege zur Unterstützung, Neuentwicklung und Förderung alter und neuer Fähigkeiten, z. B. Durchführung von Gehübungen), sondern auch eine emotionale Wirkung durch ein kommunikativ-förderndes Verhalten der Pflege-kräfte in der Wechselwirkung zwischen Klient und pflegender Person besitzt.

Monika Krohwinkel entwickelte die Modelle von Roper, Roger sowie Orem weiter.
Teilen wir die Konzeption in die vier bekannten Phänomene ein:

Person
Die Konzeption spricht hier von Mensch. Gemeint ist zum einen der Patient, zum anderen aber auch der Pflegende. Krohwinkel definiert den Menschen durch seine Individualität als komplexes Wesen, das integer ist. Durch seine Inte-grität ist der Mensch fähig, sich zu entwickeln und zu verändern. Er selbst kann beurteilen und seine Entscheidungen verantworten. Das Menschenbild ist dynamisch und bezieht sich sowohl auf einzelne Personen als auch auf andere Sozialisationsformen wie Familien oder familienähnliche Bezugspersonen.

Umgebung
Die ganzheitliche Sicht bestimmt die Umgebung als einen wichtigen Faktor für das Leben und Erfahren der Person. Die Systeme der Umgebung und des Menschen beeinflussen sich gegenseitig. Die Umgebung beschreibt alle gesellschaftli-chen, ökonomischen, materiellen, physikalischen sowie kulturellen Faktoren (Ressourcen und Defizite), die auf das Lebenssystem des Menschen Einfluss nehmen und ihn typische Erfahrungen machen lassen.

Gesundheit und Krankheit
Krohwinkel beschreibt diesen Bereich als immer fortlaufenden Prozess. Die Pflege könne diesen an den Defiziten und Ressourcen des Patienten ableiten. Für Krohwinkel empfindet der Patient Unabhängigkeit als Gesundheit. Ziel der Pfle-ge sollte die Würdigung, die Unterstützung und Förderung der Person zur Unabhängigkeit und Autonomie, zur Beschreibung des eigenen Denkens, Wollens und Verantwortens sein.

Pflege
Die weiterentwickelte fördernde Pflegeprozessstruktur von Krohwinkel untergliedert die Pflege in dreizehn Bereiche. **Elf Bereiche** sind identisch mit dem Modell von Roper. Der **zwölfte Bereich** beschreibt die Situation, dass der Patient immer danach trachtet, die sozialen Bereiche abzusichern. Hier erkennt man den rehabilitativen Ansatz der Konzeption. Krohwinkel betrachtet diesen Bereich als einen sehr wichtigen Ansatz in der Rehabilitation von Kranken und Menschen mit Behinderungen. Den **dreizehnten Bereich** der Erfahrung des täglichen Lebens gliedert die Pflegewissenschaftlerin in gefährdende und fördernde Erfahrungen sowie Erfahrungen, die beides bewirken können. Gemeint sind hier Erfahrun-gen wie Sorge, Angst, Schmerz, Unabhängigkeit, Vertrauen, Sicherheit, aber auch Kultur und Biografie.

1. Kommunizieren können®[1]
2. Sich bewegen können®

---

[1] Die hier und im Folgenden genannten Begriffe stammen aus Monika Krohwinkel: Rehabilisierende Prozesspflege am Beispiel von Apo-plexiekranken, 2. Auflage, Bern, Huber Verlag, 2007.

3. Vitale Funktionen des Lebens aufrechterhalten können®

4. Sich pflegen können®

5. Sich kleiden können®

6. Ausscheiden können®

7. Essen und trinken können®

8. Ruhen, schlafen und entspannen können®

9. Sich beschäftigen, lernen, sich entwickeln können®

10. Die eigene Sexualität leben können®

11. Für eine sichere/fördernde Umgebung sorgen können®

12. Soziale Kontakte, Beziehungen und Bereiche sichern und gestalten können®

13. Mit existenziellen Erfahrungen des Lebens umgehen können®

Monika Krohwinkel geht davon aus, dass die Phänomene in Wechselwirkung stehen und einen Prozess darstellen. Das Modell gliedert sich in drei primäre Bereiche:

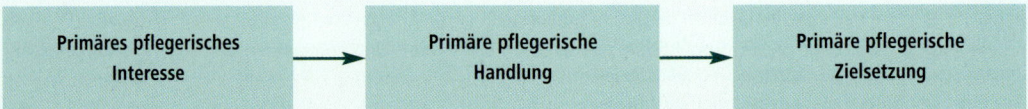

| Primäres pflegerisches Interesse | → | Primäre pflegerische Handlung | → | Primäre pflegerische Zielsetzung |

Diese genannten Bereiche des Modells sollen mit der Pflegeperson in Beziehung gesetzt werden. Diese soll in der Schaffung der geeigneten Rahmenbedingungen, mit der Erkennung von Ressourcen, mit den Maßnahmen der Prävention und Prophylaxe, aber auch durch Beratungsaspekte und regelmäßige Hilfestellungen die Selbstständigkeit und Selbstbestimmung des Klienten konsequent fördern. In der Weiterentwicklung wird hervorgehoben, dass die Bereiche „Kommunizieren können®", „Sich bewegen können®", „Vitale Funktionen des Lebens aufrecht erhalten können®", „Soziale Kontakte, Beziehungen und Bereiche sichern und gestalten können®" und „Mit existenziellen Erfahrungen des Lebens umgehen können®" Kernbereiche des menschlichen Lebens sind, die in alle anderen Bereiche sowohl in ihren positiven als auch in ihren negativen Auswirkungen Einfluss nehmen.

Im Mittelpunkt steht der Mensch mit seinen eigenen Bedürfnissen und Fähigkeiten in seiner Umgebung. Welche wichtigen pflegerischen Zielsetzungen, um die Unabhängigkeit von Personen, Wohlbefinden und Lebensqualität zu erhalten, sind notwendig, um Wohlbefinden und Fähigkeiten zu erhalten oder wiederzuerlangen? Welche Methoden kann ich anwenden, um Hilfeleistungen weiterzugeben?

Die Pflegepersonen oder der Klient werden kommunikativ angeleitet, unterstützt, gefördert und beraten, um ihre individuellen Ziele zu erreichen. Die Pflegeperson richtet in Absprache oder im Wissen um die emotionale Entwicklung des Klienten die Maßnahmen nach den einzelnen ABEDL® aus.

Merke

Die Pflegeperson achtet darauf, dass bei den kontinuierlichen Pflegemaßnahmen in den psychischen Dimensionen, aber auch in den emotionalen Dimensionen des Patienten eine Übereinstimmung herrscht.

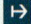

Beispiel

Die Pflegeperson achtet in der Gestaltung der Pflegemaßnahmen darauf, dass der Patient einerseits das gewünschte Ziel überhaupt erreichen kann (zum Beispiel Festlegung der Wegstrecke bei Geh- und Bewegungsübungen), andererseits stellt sie fest, ob der Patient überhaupt willens ist, diese Maßnahme in der geplanten Form durchzuführen. Ziel ist es, mit Empathie eine Maßnahme zu entwickeln, um auch die emotionale Erfahrung des Klienten anzusprechen.

Die Angaben zur Dokumentation in Kapitel 3 beziehen sich auf das ABEDL-Strukturmodell.

1.6   Workshop

Aufgaben

1. Aus Ihrer bisherigen beruflichen Erfahrung suchen Sie sich ein Fallbeispiel. Beschreiben Sie den Menschen in Ihrer Arbeitsgruppe so, dass Ihre Teammitglieder ein Bild von ihm erhalten. Welche Art von Verhalten zeigt er, wenn er sich freut, sich langweilt, sich ärgert und traurig ist? Welche Erfahrungen des Menschen können sich dahinter verbergen?
Welche gesellschaftlichen Rahmenbedingungen (Bildung, Sozialisation, gesundheitliche Fehlentwicklung) können der Auslöser sein?

2. Im Bereich des Pflegemodells von Monika Krohwinkel bestehen dreizehn Bereiche. Suchen Sie sich in der Gruppe zwei Bereiche heraus und versuchen Sie, durch Fragestellungen die wesentlichsten Informationen, die in diesem Bereich vorhanden sind, zu erhalten.

3. Sie haben in Ihrer bisherigen beruflichen Erfahrung bereits in einer vollstationären oder ambulanten Einrichtung gearbeitet. Beschreiben Sie die wesentlichsten Merkmale der Einrichtung hinsichtlich des Pflegeverständnisses. Vergleichen Sie in der Gruppe, welche Unterschiede eventuell zu bemerken sind.

2 Der Medizinische Dienst der Krankenkassen (MDK) – Kontrollinstanz in Dokumentationsangelegenheiten?

Mit der Einführung der Pflegeversicherung im Jahr 1995 erhielt der Medizinische Dienst der Krankenkassen (MDK) eine tragende Rolle zuerst im Bereich der Einstufung von Pflegebedürftigen in die jeweiligen Pflegestufen. Sehr bald jedoch wurde der MDK auch mit der Überprüfung der Qualität von stationären, teilstationären und ambulanten Altenpflegeeinrichtungen beauftragt. Durch die Verabschiedung des Pflege-Weiterentwicklungsgesetzes im Jahr 2008 veränderte sich die Wirkung und Wahrnehmung der Qualitätsprüfung in der Öffentlichkeit. Inzwischen kommt neben diesen im Gesetz beschriebenen Leistungen des Medizinischen Dienstes noch die Beratung von Einrichtungen und anderen Kostenträgern hinsichtlich der Pflegebedürftigkeit von Versicherten sowie von Qualitätsfragen hinzu.

> **§ § 18 Abs. 1 SGB XI**
>
> „Die Pflegekassen beauftragen den Medinizinischen Dienst der Krankenkassen oder andere unabhängige Gutachter mit der Prüfung, ob die Voraussetzungen der Pflegebedürftigkeit erfüllt sind und welche Stufe der Pflegebedürftigkeit vorliegt. Im Rahmen dieser Prüfungen haben der Medizinische Dienst oder die von der Pflegekasse beauftragten Gutachter durch eine Untersuchung des Antragstellers die Einschränkungen bei den Verrichtungen im Sinne des § 14 Abs. 4 festzustellen sowie Art, Umfang und voraussichtliche Dauer der Hilfsbedürftigkeit und das Vorliegen einer erheblich eingeschränkten Alltagskompetenz nach § 45a zu ermitteln. Darüber hinaus sind auch Feststellungen darüber zu treffen, ob und in welchem Umfang Maßnahmen zur Beseitigung, Minderung oder Verhütung einer Verschlimmerung der Pflegebedürftigkeit einschließlich der Leistungen zur medizinischen Rehabilitation geeignet, notwendig und zumutbar sind; insoweit haben Versicherte einen Anspruch gegen den zuständigen Träger auf Leistungen zur medizinischen Rehabilitation."

In diesem Paragrafen wurden also die Mitarbeiter der MDK zur Bestimmung der Pflegebedürftigkeit beauftragt. Die Einschaltung dieser gutachterlichen Instanz ist zwingend vorgeschrieben.

§ 18 SGB XI sagt nichts anderes aus, als dass der Gutachter des Medizinischen Dienstes oder andere von den Pflegekassen beauftragte Gutachter im Rahmen der Überprüfung der Pflegebedürftigkeit eine aussagefähige Anamnese erstellen, Schwerpunkte (pflegebegründende Diagnosen) setzen sowie Angaben über die daraus folgenden Maßnahmen unter Einbeziehung der Ressourcen und Defizite eines pflegebedürftigen Menschen machen müssen. Darüber hinaus sind mögliche Maßnahmen der Prophylaxe und einer eventuellen Rehabilitation festzustellen. Eine Aussage über die Notwendigkeit, Eignung und Zumutbarkeit sollte hierbei dem einzelnen Gutachten zu entnehmen sein. Im Grunde sind dies Einzelschritte innerhalb des Pflegeprozesses.

> **Der zu erstellende Pflegeplan ist somit an den individuellen Möglichkeiten des Versicherten zu orientieren.**
>
> **Merke**

Nach anfänglichen Schwierigkeiten haben die Mitarbeiter des Medizinischen Dienstes der Krankenkassen (dies sind in der Regel Pflegefachkräfte) im Laufe der Zeit Reputation erhalten. Diese gutachterliche Arbeit wird inzwischen sowohl gesellschaftlich als auch sozialrechtlich anerkannt und die gemachten Erfahrungen gehen in weitere wichtige Aufgaben des Medizinischen Dienstes in ganz erheblichem Maße ein.

Im Zusammenhang mit der Einstufung von Versicherten nach den Grundsätzen des Pflegeversicherungsgesetzes werden von den Gutachtern noch weitere Fragestellungen für die Pflegekassen oder andere Kostenträger beantwortet. Der Gutachter des MDK kann zu folgenden Situationen Stellung nehmen:

- Technische Hilfen und bauliche Maßnahmen (§ 40 Abs. 4 SGB XI), Hilfsmittel
- Nahtloser Übergang von der Krankenhaus- bzw. Rehabilitationsbehandlung zur Pflege
- Pflegeaufwand von Pflegepersonen
- Sicherstellung der häuslichen Pflege
- Ursachen vorliegender Pflegebedürftigkeit (Unfall, Berufserkrankung, Versorgungsleiden)
- Zuordnung verschiedener Kostenträger
- Anfragen zur Notwendigkeit vollstationärer Pflege

- Beurteilung gemäß des Pflegeleistungsergänzungsgesetzes
- Fragen von Regressforderungen in Bezug auf Pflegefehler

Aus dieser Auflistung der Fragen ergibt sich ein umfassendes Bild, weshalb der Gutachterdienst MDK immer mehr Gewicht in der Beurteilung der Durchführung von Pflegehandlungen erhalten hat.

Das zweite große Aufgabengebiet, das dem MDK durch die Pflegeversicherung eröffnet wurde, sind die Begutachtungen von vollstationären, teilstationären und ambulanten Altenhilfeeinrichtungen gemäß den vereinbarten Qualitätsmerkmalen.

Diese Vereinbarungen wurden durch die Landesverbände der Pflegekassen, der Spitzenverbände der freien Wohlfahrtspflege usw. verabschiedet. Grundlage im Pflegeversicherungsgesetz sind die §§ 72, 75, 112 und 114 SGB XI.

> **§ § 72 SGB XI**
>
> (1) Die Pflegekassen dürfen ambulante und stationäre Pflege nur durch Pflegeeinrichtungen gewähren, mit denen ein Versorgungsvertrag besteht (zugelassene Pflegeeinrichtung) [...]
> (3) Versorgungsverträge dürfen nur mit Pflegeeinrichtungen abgeschlossen werden, die den Anforderungen des § 71 genügen, die Gewähr für eine leistungsfähige und wirtschaftliche pflegerische Versorgung bieten [...] sich verpflichten, nach Maßgabe der Vereinbarungen nach § 113 einrichtungsintern ein Qualitätsmanagement einzuführen und weiterzuentwickeln; sich verpflichten, alle Expertenstandards nach § 113 a anzuwenden.

Durch den § 72 SGB XI haben die stationären und ambulanten Einrichtungen der Altenhilfe die **Verpflichtung,** sich an den qualitätssichernden Maßnahmen zu beteiligen. Die Aufgabe der Überprüfung der durchgeführten Maßnahmen in den Einrichtungen wurde neben den von den Landesverbänden bestellten Sachverständigen per Gesetz dem Medizinischen Dienst der Krankenkassenverbände übertragen. Geregelt ist dies neu im § 114 SGB XI:

> **§ § 114 Abs. 1 SGB XI**
>
> (1) Zur Durchführung einer Qualitätsprüfung erteilen die Landesverbände der Pflegekassen dem Medizinischen Dienst der Krankenversicherung, dem Prüfdienst des Verbandes der privaten Krankenversicherung e. V. im Umfang von 10 Prozent der in einem Jahr anfallenden Prüfaufträge oder den von ihnen bestellten Sachverständigen einen Prüfauftrag. Der Prüfauftrag enthält Angaben zur Prüfart, zum Prüfgegenstand und zum Prüfumfang. Die Prüfung erfolgt als Regelprüfung, Anlassprüfung oder Wiederholungsprüfung. Die Pflegeeinrichtungen haben die ordnungsgemäße Durchführung der Prüfung zu ermöglichen.
>
> **§ 114a Abs. 2 SGB XI**
>
> (2) Sowohl bei teil- als auch bei vollstationärer Pflege sind der Medizinische Dienst der Krankenversicherung, der Prüfdienst des Verbandes der privaten Krankenversicherung e. V. und die von den Landesverbänden der Pflegekassen bestellten Sachverständigen jeweils berechtigt, zum Zwecke der Qualitätssicherung die für das Pflegeheim genutzten Grundstücke und Räume jederzeit zu betreten, dort Prüfungen und Besichtigungen vorzunehmen, sich mit den Pflegebedürftigen, ihren Angehörigen, vertretungsberechtigten Personen und Betreuern in Verbindung zu setzen sowie die Beschäftigten und die Interessenvertretung der Bewohnerinnen und Bewohner zu befragen [...] Bei der ambulanten Pflege sind der Medizinische Dienst der Krankenversicherung, der Prüfdienst des Verbandes der privaten Krankenversicherung e. V. und die von den Landesverbänden der Pflegekassen bestellten Sachverständigen berechtigt, die Qualität der Leistungen des Pflegedienstes mit Einwilligung des Pflegebedürftigen auch in dessen Wohnung zu überprüfen. Der Medizinische Dienst der Krankenversicherung und der Prüfdienst des Verbandes der privaten Krankenversicherung e. V. soll die nach heimrechtlichen Vorschriften zuständige Aufsichtsbehörde an Prüfungen beteiligen, soweit dadurch die Prüfung nicht verzögert wird.

Im § 114 Abs. 2 SGB XI wird die Art, der Ablauf, der Inhalt und die Häufigkeit der Qualitätsprüfungen geregelt. Der Umgang mit den einzelnen Prüfarten wird dort genormt (Regelprüfung, Wiederholungsprüfung, Anlassprüfung). In der folgenden Darstellung soll der Inhalt und der Umgang mit der Regelprüfung dargestellt werden:

> **§ § 114 Abs. 2 SGB XI**
>
> (2) Die Landesverbände der Pflegekassen veranlassen in zugelassenen Pflegeeinrichtungen bis zum 31.12.2010 mindestens einmal und ab dem Jahre 2011 regelmäßig im Abstand von höchstens einem Jahr eine Prüfung durch den Medizinischen Dienst der Krankenversicherung, den Prüfdienst des Verbandes der privaten Kranken-

versicherung e. V. oder durch von ihnen bestellte Sachverständige (Regelprüfung) [...] Die Regelprüfung umfasst insbesondere wesentliche Aspekte des Pflegezustandes und die Wirksamkeit der Pflege- und Betreuungsmaßnahmen (Ergebnisqualität) [...] Die Regelprüfung bezieht sich auf die Qualität der allgemeinen Pflegeleistungen, der medizinischen Behandlungspflege, der sozialen Betreuung einschließlich der zusätzlichen Betreuung und Aktivierung im Sinne des § 87 b, der Leistungen bei Unterkunft und Verpflegung (§ 87), der Zusatzleistungen (§ 88) und der nach § 37 des Fünften Buches erbrachten Leistungen der häuslichen Krankenpflege. Sie kann sich auch auf die Abrechnung der genannten Leistungen erstrecken. Zu prüfen ist auch, ob die Versorgung der Pflegebedürftigen den Empfehlungen der Kommission für Krankenhaushygiene und Infektionsprävention nach § 23 Abs. 1 des Infektionsgesetzes entspricht.

2.1 Die Qualitätsprüfung des MDK

2.1.1 Die Bedeutung und Konzeption

Mit dem Inkrafttreten des Pflege-Weiterentwicklungsgesetzes am 01.07.2008 war es notwendig, die Qualitätsprüfung den neuen Regelungen anzupassen und danach auszurichten. Begründung für diese Änderung war die Neufassung des § 113 SGB XI sowie des § 115 SGB XI. In Absatz 1 wird in § 113 SGB XI geregelt, dass die Spitzenverbände der Kostenträger und auch der Träger der Pflegeeinrichtungen auf Bundesebene unter anderem Maßstäbe und Grundsätze für die Qualität und die Qualitätsentwicklung miteinander vereinbaren sollen:

 § 113 Abs. 1 SGB XI

(1) Der Spitzenverband Bund der Pflegekassen [...] die Bundesvereinigung der kommunalen Spitzenverbände und die Vereinigung der Träger der Pflegeeinrichtungen auf Bundesebene vereinbaren [...] gemeinsam und einheitlich unter Beteiligung des Medizinischen Dienstes des Spitzenverbandes Bund der Krankenkassen [...] Maßstäbe und Grundsätze für die Qualität und die Qualitätsentwicklung in der ambulanten und stationären Pflege sowie für die Entwicklung eines einrichtungsinternen Qualitätsmanagements, das auf eine stetige Sicherung und Weiterentwicklung der Pflegequalität ausgerichtet ist [...] Sie sind für alle Pflegekassen und deren Verbände sowie für die zugelassenen Pflegeeinrichtungen unmittelbar verbindlich. In den Vereinbarungen nach Satz 1 sind insbesondere auch Anforderungen zu regeln

1. an eine praxistaugliche, den Pflegeprozess unterstützende und die Pflegequalität fördernde Pflegedokumentation, die über ein für die Pflegeeinrichtungen vertretbares und wirtschaftliches Maß nicht hinausgehen dürfen [...]

Neu wurde in § 113 a SGB XI auch geregelt, dass Expertenstandards die Weiterentwicklung der Qualität in der Pflege sicherstellen. An der Erstellung der Pflegestandards sind alle oben genannten Spitzenverbände zu beteiligen. In Satz 3 wird geregelt:

§ **§ 113a Abs. 3 SGB XI**

(3) [...] Sie (die Expertenstandards, der Autor) sind für alle Pflegekassen und deren Verbände sowie für die zugelassenen Pflegeeinrichtungen unmittelbar verbindlich [...]

Aufgrund dieser neuen Regelungen war es notwendig, eine neu gestaltete Qualitätsprüfungsrichtlinie zu erstellen.

Auf der Basis der Gesetzesgrundlage wurde von der Pflegeselbstverwaltung jeweils für die vollstationären und die ambulanten Altenhilfeeinrichtungen eine Transparenzvereinbarung nach § 115 Abs. 1 a SGB XI geschlossen.

Die Pflegetransparenzvereinbarung umfasst aktuell für die vollstationären Einrichtungen 77 Qualitätskriterien in den Bereichen:

1. Pflege- und medizinische Versorgung
2. Umgang mit demenzkranken Bewohnern
3. Soziale Betreuung und Alltagsgestaltung
4. Wohnen, Verpflegung, Hauswirtschaft und Hygiene
5. Befragung der Bewohner

Für die ambulanten Einrichtungen der Altenhilfe umfasst die Transparenzvereinbarung insgesamt 49 Kriterien in den Bereichen:

1. Pflegerische Leistungen
2. Ärztlich verordnete pflegerische Leistungen
3. Dienstleistung und Organisation
4. Befragung der Versicherten

Durch die Einarbeitung dieser Qualitätsmerkmale in die Prüfungsrichtlinie werden innerhalb einer Prüfung sowohl der Bericht für die Pflegekassen als auch der Transparenzbericht zur Veröffentlichung der Ergebnisse erstellt.

Diese Prüfungsrichtlinie ist für alle Medizinischen Dienste in Deutschland verbindlich. Darüber hinaus definiert die MDK-Anleitung für die MDK-Prüfer die Mindestanforderungen an die Prüfinhalte. Wie seit 1996 beauftragen die einzelnen Landesverbände der Pflegekassen den jeweiligen Medizinischen Dienst der Bundesländer oder den Prüfdienst des Verbandes der privaten Krankenversicherung e. V. mit den Prüfungen. Hierbei werden Regelprüfungen und Wiederholungsprüfungen, aber auch bei vorliegenden Beschwerden anlassbezogene Einzelprüfungen in Auftrag gegeben. Mit dem Prüfauftrag erhält der jeweilige Medizinische Dienst alle notwendigen Informationen und Sachverhalte, um eine umfassende Prüfung vornehmen zu können. Entsprechend der Prüfungsrichtlinie definieren die Pflegekassenverbände den Zeitpunkt und die Prüfmodalitäten in ihrem Auftrag.

Die Prüfungen werden im vollstationären Bereich grundsätzlich unangemeldet durchgeführt. Qualitätsprüfungen in ambulanten Versorgungseinrichtungen werden am Vortag angekündigt (vergleiche § 114 a SGB XI).

Die Gestaltung der Prüfung, die Umsetzung der Inhalte ist jeweils mit den Landesverbänden abgestimmt. Die Art und Weise der Überprüfung vor Ort ist jedoch den Prüfern überlassen. Dies bedeutet jedoch nicht, dass die geprüfte Einrichtung abhängig ist von der Person des Prüfers. In den letzten Jahren wurden erhebliche Anstrengungen vonseiten des MDK in den einzelnen Bundesländern unternommen, um die Prüfung jeweils landes- und bundesweit in gleicher Weise durchzuführen. So werden länderübergreifende Audits in einer vorher festgelegten Anzahl von Prüfungen pro Jahr in jedem Bundesland erstellt. Der beratungsorientierte Ansatz der Prüfung gilt hier als Richtschnur. Die Qualitätsprüfung umfasst alle Leistungsbereiche der Altenhilfeeinrichtungen, die das Pflegeversicherungsgesetz anspricht.

Das Gesetz weist auf die in der Qualitätssicherung möglichen Ebenen der Überprüfung hin:

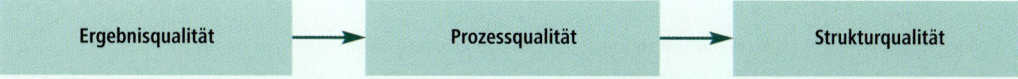

| Ergebnisqualität | → | Prozessqualität | → | Strukturqualität |

Definition

Die **Strukturqualität** befasst sich mit Angaben zu der Ausstattung der Einrichtung (Heimmindestbauverordnung, Heimpersonalverordnungen der Bundesländer), den vorhandenen organisatorischen Strukturen und der Qualifikation der Betreiber und Mitarbeiter der Einrichtung.

Die **Prozessqualität** untersucht die einzelnen Abläufe und Regelungen, die eine Einrichtung oder Organisation gestaltet. Hierbei werden standardisierte Abläufe zum Beispiel in der Pflege (Einzug eines Bewohners, Pflegestandards etc.), die Transparenz des Pflegeprozesses unter Berücksichtigung der Pflegedokumentation sowie die Durchführung der allgemeinen Pflege betrachtet.

Die **Ergebnisqualität** macht Aussagen darüber, wie die geregelte und durchgeführte Pflege beim Versicherten (Kunden) ankommt. Wie zufrieden sind die Versicherten? Welche Erfolge der Aktivierung im Bereich der Pflege kann man nachvollziehen? Wie werden die vorhandenen sozialen Ressourcen rund um den Versicherten genutzt?

Neben dem MDK sind aber noch andere Aufsichtsgremien mit den Fragen der Qualitätssicherung befasst.

1. Heimaufsichten
2. Gesundheitsämter
3. Sozialhilfeträger
4. Pflegekassen/Krankenkassen
5. Sonstige: Gewerbeaufsichtsämter, Berufsverbände etc.

Die Zusammenarbeit der Institutionen ist in § 117 SGB XI geregelt. Der MDK, der Prüfdienst des Verbandes der privaten Krankenversicherung e. V. und Heimaufsichten werden aufgefordert

- gegenseitige Informationen und Beratungen,
- Terminabsprachen für eine gemeinsame oder arbeitsteilige Überprüfung von Heimen oder
- Verständigung über die im Einzelfall notwendigen Maßnahmen

wirksam aufeinander abzustimmen.

In manchen Bundesländern wurde innerhalb des Heimgesetzes hierfür ein eigenes Gremium geschaffen, in dem die zuständigen Heimaufsichten, die Gesundheitsämter, die zuständigen Sozialhilfeverwaltungen, die Pflegekassen und der MDK sich austauschen können. Die Mitglieder des Gremiums sind aufgefordert, Erkenntnisse aus Prüfungen allen anderen Mitgliedern unverzüglich zur Verfügung zu stellen.

Der Ansatz des MDK zur Überprüfung der einzelnen Organisationen der Altenhilfe ist beratungsorientiert. Neben der sicherlich vorhandenen Überprüfung von wesentlichen Anforderungen ist es für den MDK ebenso wichtig, die Organisationen von Altenhilfeeinrichtungen davon zu überzeugen, dass eigene interne Qualitätssicherungssysteme zum Erfolg der Einrichtungen beitragen. Dies entspricht dem modernen Qualitätssicherungskonzept mit der Beratung als ausschlaggebendem Werkzeug zur Veränderung und Verbesserung. Die Prüfungsverfahren sind alle offen zugänglich und dienen somit der Förderung von Offenheit und Diskussion zwischen Pflegeeinrichtung und Prüfinstanz.

Der Beratungsansatz eröffnet schon während der Prüfung die Möglichkeit der konstruktiven Beratung bei festgestellten Qualitätsdefiziten. Mögliche Lösungsansätze können durch das Beraterteam des MDK als impulsgebende Information mit in die Diskussion eingebracht werden.

Am Ende der Überprüfung wird immer ein Abschlussgespräch geführt werden, in dem die Erfahrungen des Prüfteams mit den Abläufen und Ergebnissen der jeweiligen Einrichtung den zuständigen Mitarbeitern bekannt gegeben werden. Darüber hinaus beinhalten die zu erstellenden Berichte jeweils Empfehlungen zu möglichen Verbesserungen.

2.1.2　Die Qualitätsprüfungsrichtlinie des MDK

Der Prüfungskatalog[1], dessen Umsetzung von den Spitzenverbänden der Pflegekassen gefördert und unterstützt wird, unterteilt sich in folgende Teilbereiche:

Erhebungsbogen zur Prüfung in der Einrichtung (Struktur- und Prozessqualität)

1. Angaben zur Prüfung und zur Einrichtung
2. Allgemeine Angaben
3. Aufbauorganisation Personal
4. Ablauforganisation
5. Konzeptionelle Grundlagen (nur für ambulante Einrichtungen)
6. Qualitätsmanagement
7. Pflegedokumentationssystem (nur für ambulante Einrichtungen)
8. Hygiene
9. Verpflegung (nur für vollstationäre Einrichtungen)
10. Soziale Betreuung (nur für vollstationäre Einrichtungen)

Erhebungsbogen zur Prüfung beim Bewohner (Prozess- und Ergebnisqualität)

11. Prüfung beim Bewohner (stationär) oder Leistungsbezieher (ambulant), in Kapitel 9 in aktueller MDK-Anleitung, allgemeine Angaben
12. Behandlungspflege (vgl. MDK-Anleitung, Kapitel 10)
13. Mobilität (vgl. MDK-Anleitung, Kapitel 11)
14. Ernährung und Flüssigkeitsversorgung (vgl. MDK-Anleitung, Kapitel 12)

---

[1] Erhebungsbogen zur Prüfung der Qualität nach den § 114 ff. SGB XI in der stationären Pflege vom 17.01.2014 oder in der ambulanten Pflege vom 11.06.2009 in der Fassung vom 30.06.2009

15. Harninkontinenz (vgl. MDK-Anleitung, Kapitel 13; veränderte Überschrift für ambulante Einrichtungen: Ausscheidung)

16. Umgang mit Demenz (vgl. MDK-Anleitung, Kapitel 14, veränderte Überschrift für ambulante Einrichtungen: Umgang mit Personen mit eingeschränkter Alltagskompetenz)

17. Körperpflege (vgl. MDK-Anleitung, Kapitel 15; veränderte Überschrift für ambulante Einrichtungen: Körperpflege und sonstige Aspekte der Ergebnisqualität)

18. Sonstige Aspekte der Ergebnisqualität (nur für vollstationäre Einrichtungen)

19. Sonstiges (vgl. MDK-Anleitung für ambulante Einrichtungen, Kapitel 16 oder Kapitel 17 für vollstationäre Einrichtungen)

20. Erhebungsbogen zur Befragung der Bewohner (vgl. MDK-Anleitung für ambulante Einrichtungen, Kapitel 17; veränderte Überschrift: Erhebungsbogen zur Zufriedenheit des Leistungsbeziehers)

In der weiteren Zusammenfassung der einzelnen Kapitel werden die zum Druckstand aktuellen Qualitätsmerkmale für die Transparenzvereinbarung erkennbar.

Erhebungsbogen zur Prüfung in der Einrichtung (Struktur- und Prozessqualität)

1. Angaben zur Einrichtung

In diesem Bereich werden hauptsächlich die sachlichen Ressourcen einer Einrichtung erfragt (Platzzahlen, Geschäftsräume, besondere pflegerische Anforderungen der Bewohner, Kooperationen mit anderen Anbietern und Dienstleistern usw.). Darüber hinaus wird der Prüfungsanlass, die beteiligten Personen und die Dauer der Prüfung dargestellt.

2. Allgemeine Angaben

In den vollstationären Einrichtungen werden in Zusammenarbeit mit den jeweiligen Heimaufsichten Defizite bei der baulichen Ausstattung festgehalten. In diesem Teil der MDK-Anleitung finden sich bei der Gestaltung der Wohnräume zwei Transparenzfragen:

1. Ist die Gestaltung der Bewohnerzimmer z. B. mit eigenen Möbeln, persönlichen Gegenständen und Erinnerungsstücken sowie die Entscheidung über ihre Platzierung möglich?

2. Wirken die Bewohner an der Gestaltung der Gemeinschaftsräume mit?

Ebenfalls finden sich Transparenzfragen hinsichtlich der strukturellen Anforderungen an die Versorgung von Bewohnern mit geronto-psychiatrischen Beeinträchtigungen:

1. Sind gesicherte Aufenthaltsmöglichkeiten im Freien vorhanden?

2. Können die Bewohner die Zimmer entsprechend ihren Lebensgewohnheiten gestalten?

3. Wird mit individuellen Orientierungshilfen gearbeitet?

In ambulanten Einrichtungen wird geprüft, ob die Räumlichkeiten der Sozialstation ausreichend sind. Fragen, die zu klären sind, beziehen sich auf den Umgang mit Wertgegenständen von Klienten (Schlüssel), den vertraglichen Bindungen zu den Versicherten sowie zur Beratungsstruktur der Einrichtungen hinsichtlich § 37 SGB XI und dem Erstbesuch bei Versicherten. Als Transparenzfragen wurden für die ambulanten Dienste folgende eingefügt:

1. Gibt es wirksame Regelungen innerhalb des Pflegedienstes, die die Einhaltung des Datenschutzes sicherstellen?

2. Wird durch den Pflegedienst vor Vertragsbeginn ein Kostenvoranschlag über die voraussichtlichen entstehenden Kosten erstellt?

3. Aufbauorganisation Personal

Im Bereich des Pflegemanagements befassen sich die Prüfer zuerst mit den angegebenen Personalzahlen der Einrichtung. Sind die Verantwortungsbereiche und Aufgabengebiete der Mitarbeiter mit ihren unterschiedlichen Qualifikationen klar geregelt? Wie werden Pflegemitarbeiter entsprechend ihrer fachlichen Qualifikation eingesetzt?

Die Grundqualifikation für examinierte Krankenschwestern/Krankenpfleger und staatlich anerkannte Altenpfleger/-innen steht für die allgemeinen Pflegeleistungen fest (formale Qualifikation).

Wie ist dies aber bei den Mitarbeitern zu werten, die einen Kurs zur Schwesternhelferin oder eine einjährige Ausbildung (Fachpflegehelfer, Schwerpunkt Krankenpflege, Kinderkrankenpflege, Altenpflege) absolviert haben?

Bei den examinierten Fachpflegehelfern (Schwerpunkt Krankenpflege, Kinderkrankenpflege, Altenpflege) liegt diese formale Qualifikation aufgrund ihrer Ausbildungsrichtlinien nur für einzelne Verrichtungen der behandlungspflegerischen Maßnahmen vor. Sonstige Hilfskräfte verfügen über **keine formale Qualifikation**.

Die hinzukommende persönliche Qualifikation ist von der ausreichenden Berufserfahrung und von der Anleitung der verantwortlichen Pflegefachkraft (vPFK, gegebenenfalls der Praxisanleiter) abhängig. Die Autorisierung der Hilfskraft durch die Pflegefachkraft begründet sich im Wesentlichen auf die Punkte:

1. Eignung der Mitarbeiter
2. Anleitung und Vermittlung erforderlicher Kenntnisse und Fähigkeiten
3. Regelmäßige Kontrolle (angemessen) der Leistungserbringung

Um eine Hilfskraft zu autorisieren, müssen zu den oben genannten Punkten protokollierte Aussagen getroffen werden.

Während in der MDK-Anleitung im Kapitel Aufbauorganisation Personal bei den vollstationären Einrichtungen keine Transparenzfrage eingearbeitet wurde, finden sich in der ambulanten Anleitung zwei Fragen hinsichtlich der Regelung des Verantwortungsbereiches und Aufgaben für die leitende Pflegefachkraft sowie für die Mitarbeiter der Hauswirtschaft.

4. Ablauforganisation

Anhand der Prüfung von Dienstplänen wird der Personaleinsatz der Einrichtung bei konkreten Anhaltspunkten (mehrfach deutliche Mängel in der Versorgungsqualität etwa bei hochrisikogeneigten Versicherten) hinterfragt. Ist die Personalplanung kontinuierlich? Ist „rund um die Uhr" eine Pflegefachkraft anwesend? Liegen geeignete Dienst-, Einsatz- und Tourenpläne vor?

Dienstpläne sind wichtige Dokumente der Arbeitsorganisation, die unter allen Umständen bestimmte Kriterien erfüllen müssen: Zum einen müssen sie dokumentenecht sein (z. B. kein Bleistift), zum anderen auch zweifelsfrei nachvollziehbar (Retuschieren, Überkleben und Überschreiben ist nicht erlaubt).

Die fachliche Anleitung und Überwachung von Hilfskräften im Rahmen der Durchführung von grundpflegerischen Tätigkeiten wurde in der aktuellen Prüfanleitung für die vollstationären Einrichtungen präzisiert. Während in der Prüfanleitung für die ambulanten Einrichtungen noch allgemein von „Pflegehilfskräften" ausgegangen wird, wurden in den Prüfungen der vollstationären Einrichtungen bereits die ungelernten Mitarbeitern ohne pflegerische Ausbildung beschrieben. In der Prüfanleitung wurde für die Prüfer festgehalten, dass damit alle Mitarbeiter unterhalb einer Qualifikation der einjährigen Ausbildung als Altenpflegehelfer/Krankenpflegehelfer gemeint sind.

Eine wesentliche Aufgabe der Prüfer besteht in diesem Bereich darin, die Aufgabenwahrnehmung der vPFK und deren Stellvertretung für Dritte transparent zu machen.

Insbesondere sind folgende Fragen zu klären:

1. Wie unterstützt die vPFK die fachliche Planung der Pflegeprozesse?
2. Wie unterstützt die vPFK die fachgerechte Führung der Pflegedokumentation?
3. Ist die Einsatzplanung der Pflegekräfte am Pflegebedarf des Versicherten orientiert?
4. Übernimmt die vPFK die fachliche Leitung der Dienstbesprechungen innerhalb des Pflegedienstes?

Aus den Antworten wird sehr schnell erkennbar, ob die Leitungskraft den Pflegeprozess als wichtiges Werkzeug für sich selbst definiert.

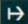

Beispiel

Die verantwortliche Pflegefachkraft eines ambulanten Dienstes, der etwa 100 Versicherte betreut, hat neben der Leitung der pflegerischen Aufgaben noch die Abrechnung der Leistungen und die gesamten repräsentativen Aufgaben der Leitung zu übernehmen. Aus diesem Grund kommt sie nur noch sporadisch dazu, die Versicherten zu besuchen. Die Pflegedokumentationen sieht sie nur bei vorhandenen Schwierigkeiten in den Besprechungen. In die direkte Pflege ist sie nicht mehr eingebunden.

Hat diese Leitungskraft ihre Aufgaben im Bereich der Überprüfung der Pflege und der Unterstützung des Pflegeprozesses nicht an ihre Stellvertretung übertragen, so werden sich sehr schnell Defizite innerhalb der Pflegedokumentation finden, besonders dann, wenn wenige Pflegefachkräfte in der Einrichtung arbeiten.

Erkennt der Prüfer, dass die Einrichtung gemäß dem angewendeten Pflegemodell statt einer Funktionspflege organisatorisch die Bezugspflege (z. B. bei Anwendung des Modells M. Krohwinkel) unterstützt?

Auch in der Ablauforganisation findet sich bei den vollstationären Einrichtungen im Gegensatz zu den ambulanten Einrichtungen keine Transparenzfrage. Im ambulanten Bereich wird die Sicherstellung der ständigen Erreichbarkeit und Einsatzbereitschaft des Pflegedienstes hinsichtlich der vereinbarten Leistungen hinterfragt.

5. Konzeptionelle Grundlagen (nur für ambulante Einrichtungen)

In diesem Bereich werden Fragen nach den theoretischen Grundlagen (Leitbilder und Konzeptionen) der Einrichtung gestellt. Enthalten die Aussagen im Leitbild Zielvorstellungen und Haltungen hinsichtlich des Pflegeverständnisses, der Pflegequalität sowie der Gestaltung der Pflege? Finden sich Informationen darüber, welchen Bedürfnissen der Versicherten von der Einrichtung besonderes Gewicht beigemessen wird?
Bei den konzeptionellen Unterlagen möchten die Prüfer gerne mehr darüber erfahren, wie die Einrichtungen ihre Ziele umsetzen. Hier findet man im Allgemeinen Aussagen zu

- dem angewendeten Pflegemodell,
- dem angewendeten Pflegesystem,
- der Beschreibung des Pflegeprozesses,
- der innerbetrieblichen Kommunikation,
- dem Qualitätssicherungssystem,
- der Beschreibung der Leistungen einschließlich aller ergänzenden Angebote,
- der Regelung der Kooperation mit anderen Dienstleistern,
- der räumlichen, sachlichen und personellen Ausstattung der Einrichtung.

Aber am wichtigsten ist sicherlich die Klärung der Frage: Wird die konzeptionelle Darstellung in der Einrichtung auch gelebt?

Bereits hier kann man erste Hinweise erlangen, inwieweit das Pflegemodell im Bereich des Pflegeprozesses einbezogen ist. Die theoretischen Unterlagen geben einen ersten Hinweis darauf, welches Pflegesystem und welche Absicht die Einrichtung bei der Durchführung der Pflege verfolgt.

> **Beispiel**
> Die verantwortliche Pflegefachkraft legt den Prüfern das Pflegekonzept vor. Darin werden die Leistungen beschrieben und die räumlichen und sachlichen Ausstattungen angesprochen. Ein Pflegemodell wird nicht genannt. Es fehlen Hinweise auf das Pflegesystem und die Beschreibung des Pflegeprozesses. Auf die Frage, mit welchem Pflegemodell gearbeitet werde, antwortet die Leitungskraft, dass die älteren Mitarbeiter nach Juchli arbeiteten (das hätten sie noch so gelernt) und die jüngeren Mitarbeiter nach Krohwinkel. Bisher hätten die Mitarbeiter sich noch nicht entscheiden können, welches einheitliche Modell sie anwenden sollten.

Erfahrungsgemäß zeigt sich im Laufe des Tages, dass die Mitarbeiter sehr häufig die Pflegegruppen wechseln, die Durchführung der Pflegedokumentation, beginnend von der Anamnese bis zur Planung, mit fehlender Genauigkeit vorhanden ist sowie dass einzelne Teams innerhalb der Einrichtung bestehen, die kaum mehr zusammenarbeiten können.

Im Rahmen der Prüfung der konzeptionellen Grundlagen werden weitere Bereiche wie die konzeptionelle Darstellung einer sozialen Betreuung oder die Hauswirtschaft geprüft. Besteht innerhalb der Einrichtung ein pflegefachlicher Schwerpunkt, so muss dies aus den Unterlagen hervorgehen und entsprechend beschrieben sein. Im Rahmen der Hauswirtschaft wird geprüft, ob hierbei Leistungsbeschreibungen für die Bereiche Raumpflege, Wäscheversorgung und Speisenversorgung sowie bei Bedarf die Nennung und Zusammenarbeit mit Kooperationspartnern beschrieben sind. Die einzelnen Konzepte sollten den Mitarbeitern nachweislich bekannt sein.

6. Qualitätsmanagement

In diesem Teilbereich werden jene schriftlich fixierten Regelungen betrachtet, die das Pflegeheim/die Sozialstation bisher für ihre individuellen Abläufe erarbeitet hat.

Sind je nach Notwendigkeit für die einzelne Einrichtung Situationen, in denen immer wieder Fehler auftauchen oder die risikobehaftet und ungewöhnlich sind, für die Mitarbeiter einheitlich geregelt? Auch immer wiederkehrende Abläufe sollten in der Organisation einheitlich festgehalten werden.

Hierbei sind somit unter anderem Pflegestandards, Regelungen der Hygiene, Einarbeitung neuer Mitarbeiter sowie Abläufe, in denen verschiedene Organisationseinheiten zusammenarbeiten, zu regeln.

Es werden Aussagen notwendig, inwieweit der Informationsfluss der Mitarbeiter geregelt und gewährleistet ist und ob die Mitarbeiter durch Fortbildungsangebote unterstützt werden.

Jede dieser Maßnahmen bestimmt für die jeweilige Einrichtung ein eigenes Leistungsniveau in der Pflege in Hinsicht auf die Bedürfnisse der Kunden in der Altenhilfe.

Insbesondere werden interne Qualitätssicherungsmaßnahmen in der Organisation von ambulanten Einrichtungen abgeprüft. Dies ist z. B. die Durchführung von Pflegevisiten oder Ähnlichem. In den vollstationären Einrichtungen haben die Prüfer die Möglichkeit, die internen Maßnahmen anhand der Einführung von ausgewählten Expertenstandards abzugleichen.

Innerhalb des Qualitätsmanagements werden als Transparenzfrage bei den vollstationären und ambulanten Einrichtungen Regelungen der Ersten Hilfe und des Beschwerdemanagements hinterfragt. Zusätzlich wird bei den ambulanten Einrichtungen die Einbeziehung aller Mitarbeiter der Pflege in das Fortbildungsmanagement beleuchtet.

Wie überprüft man fachlich die Pflege?

Die Verantwortung für den Pflegeprozess obliegt immer der Pflegefachkraft. Dass dies so ist, muss aus den Qualitätsunterlagen (hier: Pflegedokumentation) unzweifelhaft hervorgehen.

Es bestehen darüber hinaus verschiedene Möglichkeiten, die Fachlichkeit des Pflegeprozesses zu gewährleisten. Unter anderem sind das:

- Pflegefachgespräch (patientenzentriertes Gespräch im Team, Falldarstellung)
- Pflegevisiten:
  - hierarchisch (durch vorgesetzte Stellen)
  - kollegial (durch gleichgestellte Pflegefachkräfte)

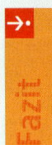

Fazit

Diese Werkzeuge zeigen, inwieweit die Pflegeorganisation die Bedürfnisse des Versicherten und dessen Umfeld patientenzentriert wahrnimmt und seine Pflege darauf aufbaut.

Hier lässt sich die Kompetenz der Pflegefachkraft messen. Um gemeinsam an dem Ziel zu arbeiten, das allgemeine Wohlbefinden des Kunden und der anderen Beteiligten zu vergrößern, muss dieser Prozess zu jeder Zeit transparent sein. Die Pflegemaßnahmen werden immer wieder an den Versicherten angepasst. Die Leitungskraft erfährt wichtige Informationen darüber, wie die Pflege bei dem Kunden ankommt. Es werden insbesondere Schnittstellen in der Arbeitsorganisation beleuchtet und immer wieder überprüft. Nachdem die gewonnenen Informationen schriftlich niedergelegt werden, können sie in der Summe auch ausgewertet werden. Diese Informationen nehmen direkt Einfluss auf das Geschehen, wenn sie in Dienstbesprechungen transparent gemacht werden.

Beispiel

Ein Teamkollege oder die verantwortliche Pflegefachkraft besucht einmal monatlich den Versicherten und überprüft anhand einer erstellten Checkliste, inwieweit der derzeitige Pflegezustand sich mit den Informationen innerhalb der Pflegedokumentation deckt. Darüber hinaus werden die Ergebnisse von angewendeten Pflegemaßnahmen deutlich. Die Pflegefachkraft hat die Möglichkeit, Wünsche und Anregungen des Versicherten ebenfalls aufzunehmen. All diese Informationen werden bei der nächsten Besprechung dem Arbeitsteam mitgeteilt. Diese Informationen dienen zur weiteren Maßnahmenplanung.

7. Pflegedokumentationssystem (nur für ambulante Einrichtungen)

Neben der inhaltlichen Überprüfung der Pflegedokumentation, die im Bereich der Evaluation bei dem Versicherten durchgeführt wird, überprüfen die Mitarbeiter des MDK, inwieweit ein standardisiertes Pflegedokumentationssystem vorliegt und ob alle notwendigen Formblätter verwendet werden.

8. Hygiene

In Zusammenarbeit mit den örtlichen Gesundheitsämtern werden die hygienischen Anforderungen an vollstationäre und ambulante Altenhilfeeinrichtungen geprüft. Ist ein angemessenes Hygienemanagement mit allen notwendigen Standards sowie einer nachvollziehbaren Kontrollfunktion vorhanden?

Kennen die Mitarbeiter einer ambulanten Einrichtung die Empfehlungen der Kommission für Krankenhaushygiene und die Infektionsprävention des Robert-Koch-Institutes zur Händehygiene, zur Harnwegsinfektion durch Katheter, zur Prävention der nosokomialen Pneunomie oder von MRSA?

Im Bereich des Hygienemanagements erscheint nur in vollstationären Einrichtungen die Frage nach dem Gesamteindruck der Einrichtung hinsichtlich der Sauberkeit und Hygiene als Transparenzfrage.

9. Verpflegung

Die Flüssigkeits- und Speisenversorgung ist seit 2005 ein eigenes Kapitel und wird durch die Prüfer hinterfragt, angefangen mit der Informationspolitik der Einrichtung (wie erfährt der Bewohner, welche Speisen es gibt) bis zur Frage, ob die Zeitstruktur, die dem Essen hinterlegt ist, auch den Bewohnern zugute kommt, die aus medizinischen oder pflegerischen Gesichtspunkten häufiger kleinere Speisen benötigen. Als Leistungsangebot sollte z. B. ein bedarfsgerechtes Speisenangebot für demente Bewohner vorhanden sein. Die Darreichung der Speisen sollte sich zudem sowohl auf die individuellen Fähigkeiten als auch auf die Wunsche des Bewohners bei den Portionsgrößen beziehen.

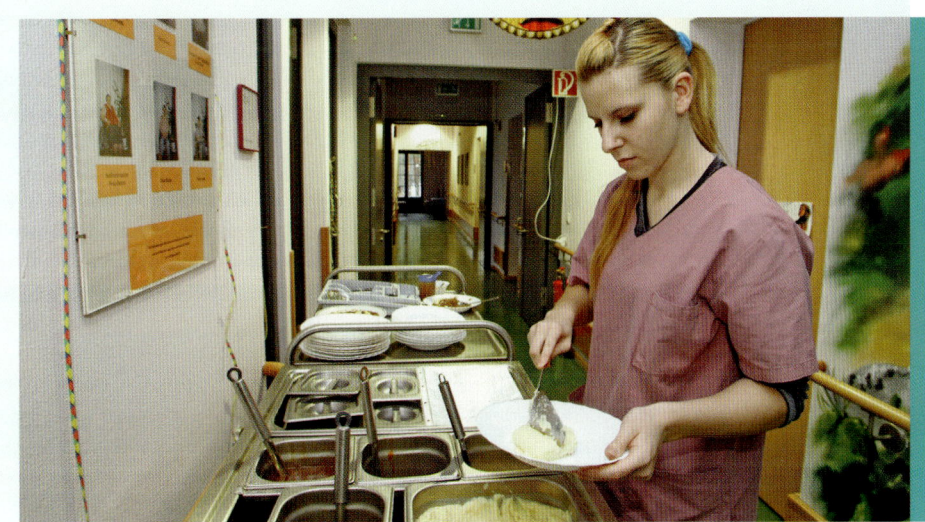

Die Transparenzfragen bei der Speisen- und Flüssigkeitsversorgung beziehen sich auf ein besonderes Leistungsangebot der Einrichtungen. Innerhalb bestimmter Zeitkorridore sollte der Bewohner den Zeitpunkt des Essens selbst bestimmen können. Die Speisen und Getränke sollte den Bewohnern in einer angenehmen Räumlichkeit und in ruhiger Atmosphäre angeboten werden.

10. Soziale Betreuung

Auch die soziale Betreuung ist im Fragenkatalog ein eigenes Kapitel wert. Hier soll hinterfragt werden, welche Angebote vorhanden sind und ob diese Angebote auch auf die Bewohnerstruktur ausgerichtet sind. Werden diese Angebote nahezu täglich und zu verschiedenen Tageszeiten erbracht? Werden aber auch Bewohner berücksichtigt, die sich nicht selbstständig aufgrund fehlender Mobilität oder aufgrund von gerontopsychiatrischen Beeinträchtigungen um eine eigene Tagesstruktur bemühen können?

Im Bereich der sozialen Betreuung sind aktuell zwei Transparenzfragen hinterlegt. Eine Frage bezieht sich auf die Ausrichtung des Angebots der sozialen Betreuung (unterschiedliche Bedürfnisse von Bewohnergruppen). Der Einzug von neuen Bewohnern sollte mit Hilfestellung der Einrichtung einhergehen. Dieser Prozess unterliegt einer immer wiederkehrenden Veränderung, welche nachgewiesen werden sollte.

11. Zufriedenheit der Leistungsbezieher/Bewohnerzufriedenheit

Von den Leistungsbeziehern (ambulanter Bereich), und den Bewohnern von vollstationären Altenhilfeeinrichtungen soll die Zufriedenheit mit den angebotenen Leistungen der jeweiligen Einrichtung erfragt werden. Die Themen beziehen sich auf die Wahrnehmung der Mitarbeiter, die Speisenversorgung, die hauswirtschaftliche Versorgung sowie die sozialen Betreuungsangebote. Auch die Erreichbarkeit des Pflegedienstes oder des Pflegeteams im Wohnbereich wird hinterfragt.

Der Erhebungsbogen zur Prüfung der Prozess- und Ergebnisqualität beim Bewohner oder Versicherten

Der zweite Schritt, nach der Zufriedenheitsbefragung, ist eine Ist-Analyse der Ressourcen und Probleme, die der Bewohner oder der Leistungsbezieher hat. Diese werden detailliert dargestellt, angefangen mit allgemeinen Informationen über Größe, Gewicht zu der Anpassung mit Hilfsmitteln, der Darstellung der Bewegungsfähigkeit, aber auch bereits die Feststellung, inwieweit Risikofaktoren vorhanden sind (Sturz, Schmerz, Dekubitus).

Besonders bei dem Erhebungsbogen zur Prozess- und Ergebnisqualität hat es mit der neuen Prüfanleitung die größten Veränderungen gegeben. Während früher die einzelnen Schritte des Pflegeprozesses in einer Pflegedokumentation anhand der individuellen Fähigkeiten der Bewohner oder Versicherten geprüft wurde, werden in der neuen Anleitung die Fähigkeitsbereiche Mobilität, Ernährung und Flüssigkeitsversorgung, Ausscheidung sowie eine mögliche demenzielle Entwicklung gesondert geprüft und der nachvollziehbare Pflegeprozess anhand aller Informationen in der Pflegedokumentation gesichtet (die Fragetechnik wird hier beispielhaft im Bereich der Mobilität dargestellt).

Im Grunde werden anhand des Besuches beim Bewohner/Versicherten sowie auf der Grundlage der Pflegedokumentation als auch der Gespräche mit den Mitarbeitern Nachweise zusammengetragen, inwieweit Risiken innerhalb der oben genannten Fragestellungen vorhanden sind.

12. Behandlungspflege

In einer vollstationären oder ambulanten Einrichtung werden die Kommunikation mit dem Vertragsarzt und die einzelnen verordneten behandlungspflegerischen Maßnahmen (Medikamentengabe, Kompressionsverbände, Injektionen, Umgang mit Trachealkanülen u. a.) auf ihre Nachvollziehbarkeit geprüft. Besondere Fragestellungen können auftreten, wenn ein Bewohner/Versicherter mit chronischen Schmerzen oder Hautschädigungen besucht wird. Die Maßnahmen des Pflegeteams werden anhand der neuesten Erkenntnisse der Pflegewissenschaft (Expertenstandards) beleuchtet.

13. Mobilität: Das Risiko Sturz, Dekubitus und Kontrakturen

Der Prüfer wird gemeinsam mit dem Mitarbeiter der Pflegeeinrichtung beim Besuch des Bewohners/Versicherten das Risiko eines Sturzes, einer Hautschädigung oder einer Veränderung der Gelenksbeweglichkeit besprechen. In der neuen Prüfanleitung für vollstationäre Einrichtungen wurde der Umgang zur Kontrakturprophylaxe aufgrund fehlender wissenschaftlicher Daten nicht mehr aufgenommen. Werden gemeinsam hier bestehende Risiken herausgearbeitet, wird der Prüfer mit dem Mitarbeiter beleuchten, inwieweit das aktuelle Risiko vom Pflegeteam pflegefachlich in der Pflegedokumentation dargestellt wurde. Erst im zweiten Schritt wird geprüft, ob ausreichende individuelle Maßnahmen auf der Basis der Risikoanalyse geplant und angewendet werden. Folgende Fragen werden also gelöst:

1. Hat der Bewohner/Versicherte ein Risiko zu stürzen, einen Hautschaden oder eine Kontraktur zu erleiden?
2. Wenn ja, hat die Einrichtung die aktuelle Situation pflegefachlich erfasst und eingeschätzt?
3. Wurden aus dieser pflegefachlichen Einschätzung heraus alle unter der Berücksichtigung der Ressourcen, Wünsche und Bedürfnisse des Bewohners/Versicherten notwendigen Maßnahmen eingeleitet und durchgeführt?

Gerade die Fragen 2 und 3 sind in allen Risikobereichen immer wieder als Transparenzfragen gekennzeichnet, die in die Veröffentlichung der Pflegeergebnisse mit einfließen. Natürlich können diese Fragen bei einer ambulanten Versorgung nur dann in die Bewertung einfließen, wenn Leistungen im Bereich der Mobilität mit dem Versicherten vereinbart sind.

14. Ernährung und Flüssigkeitsversorgung

Im Rahmen der Ernährung und der Flüssigkeitsversorgung wird neben den oben beschriebenen generellen Schritten auch hinterfragt, ob das Pflegeteam angemessen im Rahmen der Einwirkungsmöglichkeiten vorgegangen ist. Natürlich ist dieser Fragenkomplex nur in den vollstationären Einrichtungen möglich, da hier allumfassende Pflegeleistungen vertraglich vereinbart wurden. Bei Bewohnern, die mit einer PEG-Sonde versorgt werden, erwartet man, dass die Pflegekraft den Geschmackssinn des Bewohners zu den üblichen Essenszeiten anregt.

15. Inkontinenz

Besonderheiten finden sich bei den Fragen, die sich mit der Inkontinenz befassen. Während in vollstationären Einrichtungen nur die Harninkontinenz im Fokus der Prüfanleitung steht, wird im ambulanten Prüfkonzept sowohl die Urin- als auch die Stuhlinkontinenz beleuchtet.

16. Versicherte/Bewohner mit Demenz

Auch in diesem Bereich sind Unterschiede zwischen den vollstationären und den ambulanten Prüfkonzepten zu bemerken. Kann dieses Kapitel bei einer ambulanten Einrichtung nur dann von den Prüfern bearbeitet werden, wenn eine nachvollziehbare ärztliche Diagnose vorhanden ist, kann der Umgang mit den demenziellen Veränderungen in einer voll-stationären Einrichtung bereits dann von den Prüfern bearbeitet werden, wenn der Bewohner erkennbare Defizite hat. In der Regel sind dies aktuelle Hinweise auf eine eingeschränkte Alltagskompetenz nach § 45 a SGB XI.

Im Mittelpunkt der Fragestellungen steht hier der tagesstrukturierende Umgang mit den individuellen demenziellen Veränderungen mit der Beachtung der biografischen Hinweise, die das Pflegeteam gesammelt hat. Die Selbstbestimmung des Bewohners muss genauso in der Pflegeplanung berücksichtigt werden wie die Einbindung der Angehörigen und Bezugspersonen. Ergebnisse anhand der durchgeführten Angebote sollen ermittelt und daraus auch wieder Verbesserungsmaßnahmen abgeleitet werden.

17. Körperpflege und Mundpflege

Die angemessene Gestaltung der Körper- und Mundpflege aufgrund der Bedürfnisse und Gewohnheiten der Bewohner/Versicherten muss auf Basis der Einwirkungsmöglichkeiten der Einrichtung in der Pflegedokumentation nachgewiesen werden.

18. Sonstiges

Transparenzfragen sind in diesem letzten Kapitel neben der Frage, ob die Einrichtung es schafft, Bezugspflege auch in der Praxis umzusetzen, im Wesentlichen der Umgang mit den freiheitsentziehenden Maßnahmen.

Die beschriebenen Fragen machen die Vorgehensweise des MDK deutlich. Die Prüfanleitung wurde zudem weiterentwickelt. Während früher der Pflegeprozess in seinen Einzelschritten bewertet wurde, geht der Blick der Prüfer jetzt in einzelne Risikobereiche und prüft diese in seiner Gesamtheit. Grundlage für einen nachvollziehbaren Pflegeprozess bleibt aber eine strukturierte Pflegeanamnese, eine pflegefachliche Einschätzung der individuellen Risiken, eine Beschreibung der gewünschten Ziele und die Durchführung von angepassten Maßnahmen.

Aus diesem Grund ist es wertvoll, ausnahmsweise noch einmal eine ältere Prüfanleitung des MDK aus dem Jahr 2000 heranzuziehen, um zu schauen, wie eine Pflegeanamnese aufgebaut sein sollte.

Definition

Ist eine Pflegeanamnese/Informationssammlung erstellt worden? (durch PFK)[1]

Die Informationssammlung umfasst ein **systematisches und zielgerichtetes Gespräch**, in dem eine Pflegefachkraft in aktiver Zusammenarbeit mit dem Bewohner **alle für die individuelle Pflege wichtigen Fakten** sammelt. Diese Sammlung bezieht sich sowohl auf die **pflegerelevante Vorgeschichte, die persönlichen Pflegegewohnheiten** sowie eine **Sammlung von Bedürfnissen, Wünschen und Abneigungen des Klienten**. Darüber hinaus sollten **aktuelle Fähigkeiten und aktuelle Probleme** durch die erstellende Pflegefachkraft niedergelegt werden. Als pragmatische Orientierungs- und Gliederungshilfe können z. B. die Aktivitäten und existenziellen Erfahrungen des Lebens (AEDL) nach Monika Krohwinkel oder die Aktivitäten des täglichen Lebens (ATL) nach Liliane Juchli genutzt werden. Die Pflegeanamnese sollte als **ein Ergebnis das Spektrum der Abhängigkeiten und Unabhängigkeiten** in den Lebensaktivitäten abbilden, wobei sowohl die Einschätzung des Klienten als auch die der Pflegefachkraft von Interesse sind.

(vgl. MDK-Prüfanleitung, 2000)

Betrachten wir die fett gedruckten Einzelheiten genauer:

Fazit

Das Anamnesegespräch/die Informationssammlung ist ein systematisches und zielorientiertes Gespräch.

Die Pflegeanamnese/die Informationssammlung gibt das Ergebnis des Gesprächs zwischen Bewohner (und/oder seinen Angehörigen) wieder. Das Gespräch selbst muss zum Beispiel anhand eines Anamnesebogens vorbereitet (systematisch) sein, die Pflegekraft muss wissen, welche Informationen sie erlangen möchte (zielgerichtet). Grundlage der Systematik ist das angewendete Pflegemodell. Dieses Werkzeug vereinfacht die notwendige Informationsfindung. Das Gespräch sollte trotz des bürokratischen Anscheins in angenehmer und ungezwungener Atmosphäre stattfinden und nicht einem Verhör gleichen. Dadurch fühlt sich der Gefragte entblößt. Um aber möglichst viele Informationen zu erhalten, bedarf das Gespräch einer guten Vorbereitung. Teile dieser Informationsfindung lassen sich bereits im Erstgespräch beim Versicherten zu Hause erhalten.

---

[1] PFK = Pflegefachkraft

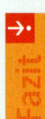

Die Anamnese/die Informationssammlung enthält alle für die individuelle Pflege wichtigen Fakten.

Die Betonung liegt hierbei auf **individuell**. Somit sind verallgemeinernde Aussagen zu vermeiden. Die Bemerkung „Bewohner braucht Hilfe beim Waschen" sagt rein gar nichts darüber aus, wo, in welchem Umfang und auf welche Weise die Hilfestellung nötig ist. Ähnlich verhält es sich beispielsweise mit den Aussagen über Flüssigkeitsmengen: „Bewohner trinkt zu wenig." Hier sind klare und unmissverständliche Angaben unerlässlich: „Bewohner trinkt nur 900 ml Flüssigkeit pro Tag."

Aus der Anamnese/der Informationssammlung müssen die pflegerelevante Vorgeschichte, die persönlichen Pflegegewohnheiten und die Wünsche, Bedürfnisse und Abneigungen des Klienten hervorgehen.

Gesundheitsgeschichte

Sofern im Stammblatt (Kap. 3) über bisherige Krankheiten und den Verlauf der Entstehung der Pflegebedürftigkeit noch nichts erwähnt wurde, hat es im Rahmen der Anamnese zu erfolgen. Möglich ist auch eine Schilderung in einem separaten Biografiebogen (Kap. 3). Diese sollte aber nicht in einer unmotivierten Aufzählung aller möglichen ärztlichen Diagnosen enden, sondern den Bezug zur aktuellen Pflege widerspiegeln. Seit wann ist der Klient Schmerzpatient? Wie lange lebt der Klient schon mit amputiertem Oberschenkel?

Die persönlichen Pflegegewohnheiten

In erster Linie mag man denken, diese Anmerkung beziehe sich auf die Körperpflege, doch sie ist viel weiter gefasst. Indem hier alle Lebensaktivitäten, also die Bewegungsgewohnheiten, Ess- und Trinkgewohnheiten, Schlafgewohnheiten etc. gemeint sind, ist das gesamte Pflegespektrum und Lebensspektrum zu erfragen.

Bedürfnisse, Wünsche und Abneigungen

In den einzelnen Strukturen des angewendeten Pflegemodells sollten Sie besondere Wünsche, Abneigungen und Bedürfnisse darstellen können, die ihre Kollegen in der Pflege als hilfreiche Information in der Pflege verwerten können. Lehnt der Klient jedes Fleisch ab? Wünscht sich die Klientin jeden Morgen mit kaltem Wasser zu waschen oder sich den ganzen Körper mit Lotion einzureiben? Sieht sich die Klientin im Fernsehen lieber eine Operette an oder frönt sie der Krimileidenschaft in allen Variationen? Isst der Klient das Obst nur im geschnittenen Zustand?

Aktuelle Beschreibung der Fähigkeiten und Probleme

Die Gesamtbeschreibung der aktuellen Situation bringt die Notwendigkeit der ständigen Aktualität der Pflegeanamnese zum Ausdruck. Die Anamnese ist nicht als eine einmalige Beschreibung zum Zeitpunkt der Aufnahme in ein Heim oder einen Pflegedienst zu verstehen, sondern bedarf der regelmäßigen Überarbeitung und Anpassung. Dies kann einerseits in einem festgesetzten Aktualisierungsturnus erfolgen, der von der Einrichtung festgelegt ist, z. B. alle sechs Monate, oder anlässlich von Pflegevisiten. Andererseits hat die Anpassung zwingend zu erfolgen, wenn sich im Zustand eines Bewohners/Patienten längerfristig, also dauerhaft, eine Änderung ergibt. Dabei muss nicht zwangsläufig das ganze Anamneseblatt neu geschrieben werden, sondern nur die Bereiche der Lebensaktivitäten, in denen die Änderung auftritt und jene, auf die sie sich auswirkt. Der Änderungseintrag wird in einer anderen Farbe oder mit Textmarker hervorgehoben und mit Datum und Handzeichen einer Pflegefachkraft bestätigt. Die laufende Aktualisierung spiegelt sehr deutlich die Dynamik des Pflegeprozesses wider.

Die soziale Biografie

Auch die soziale Biografie kann im separaten Biografiebogen erstellt werden. Ist dieser Bogen in der Einrichtung nicht vorhanden, müssen zum Beispiel im AEDL-Teil „Soziale Bereiche des Lebens sichern und gestalten können" oder bei „Mit existenziellen Erfahrungen des Lebens umgehen können" entsprechende Einträge erfolgen.

Nach der Zusammenführung von allen Informationen über den Klienten ist die Pflegefachkraft in der Lage, die Ressourcen und Defizite einzuschätzen. In den beobachteten Lebensbereichen (Lebensaktivitäten) wird sich eine sehr unterschiedliche Abhängigkeit von den Pflegepersonen ergeben. Es empfiehlt sich, für das weitere Vorgehen nach Abschluss der Anamnese eine Einschätzung der Abhängigkeiten gemäß der unten aufgeführten Abhängigkeitsstufen durchzuführen. Die Abhängigkeitsstufen vermögen nur einen sehr generalisierten Blick auf die bestehende Abhängigkeit des Klienten zu werfen. Trotzdem vermag auch diese vereinfachte Form wichtige Informationen zu zeigen, um bei einer eventuellen Verschlechterung des Klienten bei der Ein- bzw. Höherstufung in Pflegestufen gegenüber der Einschätzung des Gutachters zu begründen.

Abhängigkeitsstufen	Punkte	Form der Hilfeleistung
Selbstständig	0 1 1	Keine Anleitung* Beaufsichtigung*
Bedingt selbstständig	2	Unterstützung
Teilweise unselbstständig	3	Teilweise Übernahme
Unselbstständig	4	Volle Übernahme

* Die Vergabe von einem Punkt für die Anleitung oder Beaufsichtigung bedeutet noch keine zeitliche Einschätzung im Sinne der Zeitkorridore zur Einstufung in der Pflegeversicherung.

Dieses grobe Raster der Abhängigkeitsstufen vereinfacht die Beurteilung nicht grundsätzlich. Wann ist ein Klient bedingt selbstständig oder bereits teilweise unselbstständig? Diese Einschätzung darf nicht von der Tagesform des Klienten abhängen. Hier sollte die Pflegefachkraft von dem Zustand des Klienten ausgehen, der überwiegend die Hilfsbedürftigkeit des Klienten beschreibt.

Die Kriterien zu diesen Abhängigkeitsstufen lassen sich in der nächsten Tabelle gut darstellen:

Abhängigkeitstufe	Hilfeleistung	Merkmale
Selbstständig	Anleitung	Anleitung erfolgt, wenn Handlungen in einzelnen Handlungsschritten oder im ganzen Ablauf demonstriert oder gelenkt werden müssen. Der Pflegebedürftige ist motorisch dazu in der Lage, kann aber die Abläufe z. B. bei Demenz nicht mehr steuern. Auch die Motivation zählt als Anleitung.
	Beaufsichtigung	Beaufsichtigung erfolgt im Sinne des Klienten bei potenziellen Gefährdungen (z. B. Rasur) bzw. als Kontrolle über die richtige Art und Weise einer Handlungsführung (z. B. korrektes Ankleiden).
Bedingt selbstständig	Unterstützung	Unterstützung wird gewährt bei Vorbereitung, Durchführung und Nachbereitung als ergänzende Hilfeleistung zur ansonsten selbstständig durchgeführten Handlung (z. B. Bereitstellen des Waschwassers oder Anreichen von Gegenständen).
Teilweise unselbstständig	Teilweise Übernahme	Diese liegt vor bei der Vollendung einer selbstständig begonnenen Verrichtung (z. B. Waschen des Rückens und der Beine durch die Pflegekraft).
Unselbstständig	Volle Übernahme	Die Pflegekraft führt die Verrichtung selbst aus, der Klient verhält sich völlig passiv, bedarf vollständig der Hilfe.

Diese Abhängigkeitsstufen vermischen sind sicherlich oft in den einzelnen Hilfebereichen. Während zum Beispiel der Rücken eines Klienten gewaschen werden muss, benötigt er nur Anleitung im Bereich des Kämmens der Haare. Trotzdem dienen die Kriterien dazu, richtungsweisend für alle Mitarbeiter den grundsätzlichen Hilfebedarf des Klienten festzustellen.

Für das Zusammentragen und die Erstellung einer Pflegeanamnese/Informationssammlung zeichnet nur eine Pflege**fach**kraft verantwortlich. Diese kann sich der Hilfe von Pflegeassistenten bedienen, muss diese im Sinne der Wahrnehmung aller Pflegekräfte auch befragen. Doch Vorsicht: Sie darf sich nicht Vermutungen oder Gerüchten hingeben, sondern muss den Wahrheitsgehalt soweit als möglich überprüfen.

Wichtig ist, dass aus den Unterlagen hervorgeht, dass die Pflegefachkraft die Anamnese/Informationssammlung erstellt hat. Warum diesem so viel Gewicht beigemessen wird, lesen Sie in Kapitel 3.2.2.

2.2 Die Weiterentwicklung des Pflegebedürfigkeitsbegriffs und der Qualitätssicherung

2.2.1 Der neue Pflegebedürftigkeitsbegriff

Bereits im Jahr 2007 haben das Bundesministerium für Gesundheit und die Spitzenverbände der Krankenkassen die Universität Bielefeld zu einer Recherche und Analyse von Pflegebedürftigkeitsbegriffen und deren Einschätzungsmöglichkeiten aufgefordert. Im Jahr 2008 wurde der Auftrag zur Schaffung eines neuen Pflegebedürftigkeitsbegriffs mit den dazugehörenden Begutachtungsassessments den Universitäten Bielefeld und Bremen erteilt.

Bereits im Jahr 2009 lag ein Bericht zur Überprüfung des Pflegebedürftigkeitsbegriffs und ein Umsetzungsbericht zur Überprüfung vor. Ein vom Ministerium eingesetzter Beirat zur Darstellung der Ergebnisse und Aufbereitung der Empfehlungen beschrieb bereits im Jahr 2009, dass die Einführung eines Begutachtungverfahrens nur in einem Schritt zu einem festen Stichtag möglich sei. Er mahnte auch eine ausreichend lange Vorbereitungszeit zur Umsetzung des neuen Pflegebedürftigkeitsbegriffs und dessen Begutachtungsverfahrens an.

Inzwischen wurde von einem durch das Bundesgesundheitsministerium neu eingesetzten Beirat die konkrete Ausgestaltung des neuen Pflegebedürftigkeitsbegriffs beschrieben und mit dem Pflegestärkungsgesetz 2, geltend ab dem 01.01.2016, umgesetzt.

Im Pflegestärkungsgesetz 2 wird deutlich, dass die Information der Versicherten (Beratung), die Rehabilitation und die weiterführende Prämisse „ambulante" vor „stationärer" Versorgung ein starkes Gewicht erhalten hat. Grundlage für diese Weiterentwicklung ist eine neue Sichtweise, die im Pflegebedürftigkeitsbegriff zum Tragen kommt.
In der neuen Begutachtung durch die Medizinischen Dienste der Krankenkassen wird ab dem 01.01.2017 ein neues

Begutachtungsassessment (NBA) angewendet, in dem Zeiten für die Übernahme von Pflegeleistungen keine Rolle mehr spielen. Vielmehr soll hier die umfassende Berücksichtigung der Pflegebedürftigkeit aufgrund der körperlichen und der psychischen oder kognitiven Beeinträchtigung bei den Versicherten der Schwerpunkt sein. Hier wird auch der Bedarf an allgemeiner Beaufsichtigung, der Betreuung, der Unterstützung in der Tagesgestaltung und der Aufrechterhaltung der sozialen Kontakte eine Rolle spielen. Integriert in das Begutachtungsinstrument ist auch der Umgang mit krankheits- und therapiebedingten Anforderungen. Maßgeblich sind Beeinträchtigungen der Selbstständigkeit oder Fähigkeitsstö-rungen in den Bereichen:

1. Mobilität
2. Kognitive Fähigkeiten
3. Verhaltensweisen und psychische Problemlagen
4. Selbstversorgung
5. Umgang mit krankheits- und therapiebedingten Anforderungen
6. Gestaltung des Alltagslebens und soziale Kontakte

Nicht in die Berechnung eines Pflegegrades fallen die Bereiche der außerhäuslichen Aktivität sowie der Haushaltsführung.

In diesen Bereichen wird der Grad der Selbstständigkeit bei der Durchführung von Aktivitäten oder der Gestaltung von den Gutachtern erhoben. Die neue Sichtweise des Pflegebedürftigkeitsbegriffs nimmt also nicht nur einige Verrichtun-gen der Grundpflege als Grundlage der Bewertung auf, sondern möchte in allen relevanten Bereichen der elementaren Lebensführung den Grad der Selbstständigkeit ermitteln. Ein Zeitaufwand hierfür wird nicht mehr erhoben.

Die Graduierung der Selbstständigkeit wird in vier Kategorien bewertet.

Der Pflegebedürftige ist fähig,

1. selbstständig die gesamte Aktivität durchzuführen,
2. überwiegend selbstständig den größten Teil der Aktivität durchzuführen,
3. überwiegend selbstständig nur einen geringen Anteil der Aktivität durchzuführen,
4. unselbstständig eine Aktivität durchzuführen (keine nennenswerten Anteile).

2.2.2   Weiterentwicklung in der Qualitätssicherung

In den letzten Jahren wurde die externe Qualitätssicherung, insbesondere die Veröffentlichung der Ergebnisse anhand der Transparenzkriterien, von vielen in der Pflege tätigen Personen und Vertreterverbänden immer wieder kritisiert. Auch die ausführenden Organe wie der Medizinische Dienst der Krankenkassen sahen von Beginn an die Regelungen zur Ver-öffentlichung der Ergebnisse auf der Basis einer Notengebung zwischen 1 und 5 sehr kritisch. Begründet wurde dies besonders durch die Tatsache, dass alle Fragestellungen jeweils gleichwertig und gleichgewichtig in das Ergebnis ein-flössen. So konnte es geschehen, dass einfache strukturelle Fragestellungen die Ergebnisse in der Ergebnisqualität des Bewohners/Versicherten in der Teilleistungs- oder Gesamtnote kompensiert wurden.

Hier ist der Gesetzgeber mit dem Pflegestärkungsgesetz 2 jetzt einen Schritt weitergegangen. Die Leistungserbringer und die Kostenträger werden hier aufgefordert, bis in das Jahr 2017 und 2018 (vollstationär/ambulant) für die Quali-tätsmessung und -darstellung eine neue Vereinbarung zu schließen. Diese soll sich auf den neuen Pflegebedürftigkeits-begriff gründen und durch ein wissenschaftlich fundiertes Verfahren beschrieben werden.

Hierzu hat der Gesetzgeber im Pflegestärkungsgesetz 2 die Pflegeselbstverwaltung neu strukturiert. Es wird ein ent-scheidungsfähiger Qualitätsausschuss gegründet, der wiederum von einer wissenschaftlich qualifizierten Geschäftsstel-le unterstützt werden soll. Es soll ein Verfahren geschaffen werden, das auf der Grundlage einer strukturierten Daten-erhebung im Rahmen des internen Qualitätsmanagements eine Qualitätsberichterstattung sowie eine externe Qualitäts-sicherung ermöglicht. Im Rahmen der Arbeit des Qualitätsausschusses sind auch neue Richtlinien über die Durchführung von Qualitätsprüfungen bis in das Jahr 2017 und 2018 (vollstationär/ambulant) zu erarbeiten. Bis Ende 2017 soll eine neue Qualitätsdarstellungsvereinbarung für den vollstationären Bereich geschaffen sein.

2.3 Häufige Fragen an den MDK

Es finden sich Fragenschwerpunkte der Mitarbeiter von Pflegeeinrichtungen, die immer wieder allen Prüfern gestellt werden.

„Welche Schwerpunkte legt der MDK in der Beurteilung des Pflegeprozesses? Welche Inhalte fordert der MDK bei der Durchführung der Pflegedokumentation?"
Der MDK und dessen Prüfer im Bereich der Qualitätsprüfungen haben keine eigenen Regeln aufgestellt. Die Notwendigkeit der Durchführung einer Pflegedokumentation und des nachzuvollziehenden Pflegeprozesses begründet sich nicht in Forderungen des MDK, sondern sie ist in rechtlicher und fachlicher Hinsicht notwendig. Näher darauf eingehen werden wir in Kapitel 4.
Die Beurteilungskriterien aus pflegefachlicher Sicht werden anhand der vorgefundenen, individuellen Pflegesituation angewendet. Grundsätzlich wird darauf geachtet, inwieweit die Informationsammlung, die Darstellung von Fähigkeiten und Problemen, die Erarbeitung von Pflegezielen mit den geeigneten Maßnahmen, ihre Durchführung und die Evaluation erkennen lässt, dass der Pflegeprozess transparent wird.

„Warum sind innerhalb der Informationssammlung biografische Daten zu erheben? Verstößt dies nicht gegen Persönlichkeitsrechte des Versicherten?"
Die Altenpflege in Deutschland hat sich als sozialpflegerischer Beruf etabliert. Als Fachkräfte sind wir unter Umständen über Jahre mit den Klienten bei der Pflege verbunden. Unsere Fachlichkeit erwartet, dass wir Erfahrungen der Versicherten mit in die Pflege einbeziehen, um mit den Bedürfnissen individuell umgehen zu können. Insofern ist es sehr wichtig, prägende Faktoren im Leben des Klienten zu kennen. Alle Informationen, die pflegenden Mitarbeitern bekannt werden, wurden in einem geschützten Raum erhoben und sind datenrechtlich abgesichert. Darauf muss und kann sich der Klient verlassen. Die Pflegefachkraft hat die Aufgabe, dies den Klienten zu vermitteln. (Siehe Kapitel 4.2)

„Wie oft muss eine Anamnese/Informationssammlung erhoben bzw. verändert werden?"
Die Anamnese umfasst die gesamten Strukturen des jeweiligen Modells und informiert über Ressourcen und Defizite des Versicherten. Sinn des Modells ist es, die Pflege in der Gesamtheit abzubilden. Entsprechen in den einzelnen Teilen die Aussagen über den Versicherten nicht mehr der Wirklichkeit, haben sich also Situationen ergeben, die die Fähigkeiten des Versicherten langfristig (auf Dauer) verändern, so sind diese Daten neu zu erheben. Dies kann zum Beispiel unter Umständen nach einem längeren Krankenhausaufenthalt, nach einer physiotherapeutischen Behandlung sowie nach einer Erkrankung der Fall sein. (Siehe Kapitel 3.7)

„Gibt es Möglichkeiten, Planung und Anamnese/Informationssammlung zusammenzulegen?"
Dies kann nicht immer und eindeutig beantwortet werden. Bei feststehenden Abläufen, zum Beispiel bei Schwerstpflegebedürftigen im Bereich der Grundpflege (seit Jahren wird der Versicherte im Bett gewaschen), könnte bereits der Hinweis auf den angewendeten Pflegestandard mit seiner Häufigkeit in der Anamnese dargestellt werden. Voraussetzung ist, dass keine damit zusammenhängenden Probleme vorhanden sind. Dies gibt den Pflegenden dann die Möglichkeit, sich im Bereich der Planung wirklich um das Wesentliche zu kümmern. Eine Anamnese mit der Planung zu verbinden, versuchen einige Einrichtungen. Erfahrungsgemäß haben die Mitarbeiter damit viele Schwierigkeiten. Oft wird Wichtiges übersehen. Das Angebot des Schreibplatzes ist meist, wie bei vielen standardisierten Pflegedokumentationen auf dem Markt, auf den Formblättern zu gering.

„Warum müssen Aussagen in der Pflegedokumentation zu finden sein, die transparent machen, welche Handlungen im gesamten Pflegeprozess von wem durchgeführt werden?"
Diese Fragen werden uns oft von Kollegen aus den ambulanten Einrichtungen gestellt. Aufgrund unserer Fachlichkeit und unseres Beratungsauftrages ist es notwendig, dass wir den Pflegeprozess des Versicherten klären können und alle Maßnahmen, die notwendig sind, darstellen. Diese Abhandlung wird bereits beim Erstbesuch begonnen. Der Versicherte und die Angehörigen entscheiden mit den Pflegediensten, welche Leistungen durch den Pflegedienst erbracht werden und welche Leistungen die Angehörigen erbringen können. Dieser Entscheidungsprozess muss in der Pflegedokumentation transparent werden, um nachweisen zu können, dass fachliche Fragen erörtert wurden und auf eventuelle Probleme hingewiesen wurde. Gerade in Fragen der Sicherstellung der Pflege sind diese Informationen wichtig.

„Gibt es Vorschriften, wie ein Leistungsnachweis aussehen muss?"
Natürlich gibt es keine Vorschriften hierüber. Jedoch muss eines klar sein: Aus den Leistungsnachweisen muss unmissverständlich hervorgehen, welche Leistungen abgegeben werden. Dies gilt nicht nur für die Leistungen der täglichen Grundpflege im Sinne des Pflegeversicherungsgesetzes, sondern gerade auch für Maßnahmen, die Pflegekräfte in der

Pflegeplanung erarbeitet haben. Einrichtungen dürfen und sollen für ihre Organisation darüber nachdenken, wie man die Handzeichenflut eindämmen kann. Einzelne Abläufe können eventuell als Vorgang zusammengelegt werden. In der Gesamtheit wird dies bestenfalls immer nur begrenzt möglich sein. Leistungen der medizinischen Behandlungspflege als vom Vertragsarzt verordnete Maßnahmen müssen durch ein entsprechendes Handzeichen, welches die Durchführung der Verordnung belegt, nachgewiesen werden.

„In welchen Abständen sollten Evaluationen durchgeführt werden?"
Hier sind zwei Dinge zu unterscheiden. Zum einen evaluiert die Fachkraft die einzelnen Pflegeziele mit der Überprüfung der Maßnahmen individuell. Es werden vorher die Zeiten festgelegt, um die Ergebnisse der Maßnahmen zeitnah zu prüfen. Auf einer anderen Ebene wird das gesamte Pflegeergebnis zum Beispiel mit einer Pflegevisite überprüft. Hier suchen sich die Organisationen eigene Zeitkorridore, in denen sie die Qualitätssicherung aus ihrem Verständnis heraus durchführen.

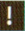

Ein Wort in eigener Sache

Merke

Ihre Berufskollegen, die als Auditoren beim MDK arbeiten, haben in der Regel die gleiche Grundausbildung wie Sie erhalten. Sie haben alle ausreichend Leitungserfahrung und zum überwiegenden Teil ein pflegeorientiertes Studium hinter sich.
In Hinsicht auf die Lehrpläne in der Altenpflege kommen für den Pflegeprozess und die Durchführung der Pflegedokumentation nicht übermäßig viele Ausbildungsstunden zusammen. Die Mitarbeiter des MDK haben viel Berufserfahrung zusammengetragen, um ihrer Tätigkeit in allen Belangen gerecht zu werden. Nicht jedem ist aber die Durchführung der Pflegedokumentation wichtig und so nah wie den Mitarbeitern, die in der Qualitätssicherung arbeiten. Nicht jedem fällt es leicht, den Pflegeprozess anderen zu erklären.
So kann es sein, dass auch die Kollegen, die beim MDK in der Einzelfallbegutachtung arbeiten, genauso viele Meinungen über die Pflegedokumentation haben, wie unsere anderen Berufskollegen in den Pflegediensten und Pflegeheimen. Wichtig ist der ständige Austausch der Ansichten und das ständige Vorangehen, um unsere fachlichen Qualitäten zu verbessern. Grundlage ist das Eingehen auf die Bedürfnisse unserer Versicherten.

2.4   Workshop

Aufgaben

1. Welche Aufgaben hat der MDK neben der Einstufung von Pflegebedürftigen?

2. Worauf begründet sich die Berechtigung des MDK, stationäre und ambulante Einrichtungen der Altenhilfe zu überprüfen?

3. Welche Institutionen überprüfen die stationären Einrichtungen?

4. Vertiefung durch Spiel

Rollenspiel 1
Um eine Prüfsituation zu erfahren, sollten Sie jeweils zwei Gruppen zu je fünf Personen bilden.

Verteilen Sie folgende Rollen: zwei Prüfer
                                    eine Heimleitung/Leiter eines ambulanten Pflegedienstes
                                    eine verantwortliche Pflegefachkraft
                                    eine neu eingestellte Pflegefachkraft

Aufgabe der Gruppe:	Führen Sie ein Gespräch durch, in dem Sie verschiedene Inhalte einer Qualitätsprüfung ansprechen. Das Gespräch sollte etwa 20 bis 30 Minuten dauern.
Einzelaufgaben:	Die Prüfer nehmen sich vorher zehn Minuten Zeit, um miteinander abzusprechen, welche Inhalte sie ansprechen wollen. Möglich sind zum Beispiel:

- Abläufe der Pflegestation
- Besprechungsturnus
- Fortbildungskalender etc.

Die Heimleitung/Leitung eines Pflegedienstes und die verantwortliche Pflegefachkraft besprechen ebenfalls ihr Vorgehen. Sie unterstützen grundsätzlich das Verfahren zur Sicherung der Qualität und freuen sich auf den Besuch der Prüfer, um eine Rückmeldung ihrer bisherigen Leistungen zu erhalten.

Rollenspiel 2

Einzelaufgaben:	Prüfer: siehe oben

Die Heimleitung/Leitung eines Pflegedienstes und die verantwortliche Pflegefachkraft besprechen ihr Vorgehen. Sie lehnen grundsätzlich die viele Schreibarbeit ab, weil diese zulasten ihrer Versicherten ginge. Sie empfinden das Gespräch als Gängelei der Kostenträger.

Ergebnisauswertung:

Frage:	1. Welche Erfahrungen haben die Rollenspieler mit den einzelnen Situationen gemacht?
	2. Wie empfanden die Zuhörer die Interaktion zwischen den Spielern?
	3. Welche Beratung war in den einzelnen Spielen möglich?

Tragen Sie alle Informationen zusammen.

3 Der Pflegeprozess – Schritt für Schritt dokumentiert

Die wesentliche Aufgabe der Pflegedokumentation liegt in der Darstellung der einzelnen Schritte des Pflegeprozesses. Dadurch erst wird die geleistete direkte und indirekte Pflegearbeit transparent und für alle am Pflegeprozess beteiligten Personen bzw. für den zur Einsichtnahme der Dokumentation berechtigten Personenkreis, wie z. B. Qualitätsprüfer, aber auch befugte Angehörige, nachvollziehbar.

Hierzu allerdings ist es unabdingbar, dass alle am Pflegeprozess beteiligten Kräfte, d. h. auch die Mitarbeiter in den Assistenzfunktionen der Pflege (Pflegehelfer, Schwesternhelferinnen, Zivildienstleistende u. a.), sich der Bedeutung und des Ablaufes eben dieses Pflegeprozesses bewusst sind. Nur so kann die aktive Beteiligung dieser Personen gesichert werden.

Vielfach, so zeigt die Erfahrung vor allem in der stationären Altenhilfe, sind andere Berufsgruppen einer Einrichtung über das Wesen der Pflege und des Pflegeprozesses nicht einmal ansatzweise informiert. Da der Erfolg des Pflegeprozesses auch von der funktionierenden Vernetzung z. B. mit der Hauswirtschaft oder der Küche abhängig ist, führt auch an der Aufklärung dieser Funktionsbereiche und weiterer Berufsgruppen kein Weg vorbei.

Selbst manche Fachkräfte geraten gelegentlich in Erklärungsnotstand und sind sich der Bedeutung ihrer geleisteten Arbeit nicht bewusst. Dennoch handeln sie kraft ihrer Ausbildung und ihrer beruflichen Auffassung richtig. Ihr Pflegeprozess spielt sich bereits im Kopf ab, oft bevor sie überhaupt eine konkrete Pflegehandlung unternehmen:

↦

Beispiele

Die Altenpflegerin Brigitte erfährt bei Dienstbeginn zur Spätschicht in der Übergabe, dass am Vormittag ein neuer Bewohner aufgenommen wurde. Sie erfragt bei ihrer Kollegin, deren Bereich sie übernimmt, die Einzelheiten. Anschließend begibt sie sich in das Bewohnerzimmer und versucht, von dem neu eingezogenen Herrn weitere Informationen zu erhalten.
(Siehe 3.1 unten, Schritt 1)

Sie bemerkt, dass sich der Bewohner nicht verständigen kann, sich nicht selbstständig zu bewegen vermag und einen sehr geschwächten Eindruck macht. Sofort wird ihr klar, dass sie gegen einen möglichen Dekubitus etwas unternehmen muss.
(Siehe 3.1 unten, Schritt 2)

Ihr berufliches Interesse und ihr Stolz verbieten es ihr, tatenlos zuzusehen. Sie nimmt sich fest vor, dass dieser Bewohner keinen Dekubitus erleidet.
(Siehe 3.1 unten, Schritt 3)

Sofort ruft sie im Gedächtnis ihr Fachwissen ab und entscheidet für sich, dass hier regelmäßige Lagerungen, eine korrekte Hautpflege und eine ausreichende Flüssigkeitszufuhr angebracht sind.
(Siehe 3.1 unten, Schritt 4)

Brigitte holt aus dem Stationszimmer eine Hautpflegelotion, zwei Lagerungskissen und einen Becher Tee. Sie reibt den Bewohner am Rücken und im Kreuzbeinbereich mit der Lotion ein, bietet ihm etwas zu trinken an und lagert ihn anschließend in 30° auf die rechte Seite. (Siehe 3.1 unten, Schritt 5)

Im weiteren Verlauf des Nachmittags sieht Brigitte wiederholt nach dem Bewohner, lagert ihn jedes Mal neu und achtet stets auf die Flüssigkeitszufuhr. Bei ihrem letzten Besuch am Abend inspiziert sie die Haut und stellt mit großer Befriedigung fest, dass der Bewohner an den gefährdeten Hautpartien keine Rötung oder eine andere Auffälligkeit aufweist.
(Siehe 3.1 unten, Schritt 6)

Die im obigen Beispiel genannte Altenpflegerin hat sich also fachlich einwandfrei verhalten und Schaden vom Bewohner abgewendet. Dabei ging sie schrittweise und prozesshaft vor, der von ihr gestaltete Pflegeprozess verlief – zumindest in diesem kurzen Zeitabschnitt – erfolgreich.

Nun allerdings stellt sich die Frage, ob der Erfolg auch dann weiter anhält, wenn am nächsten Tag eine andere Pflegekraft für den neuen Bewohner zuständig ist. Handelt auch diese Altenpflegerin nach den gleichen Maßstäben und Grundsätzen, die Brigitte für sich in Anspruch genommen hat? Garantiert diese Pflegekraft dieselben Maßnahmen in derselben Art und Weise und in der erforderlichen Häufigkeit? Wenn hier nun keine klaren Arbeitsstrukturen in Form der Dokumentation vorgegeben sind, ist der weitere Erfolg der Pflege potenziell gefährdet.

Eine Beobachtung während eines Tagesablaufs eines Bewohners in einem Seniorenheim ergab hinsichtlich der angewendeten Maßnahmen zur Dekubitusprophylaxe ein sehr unterschiedliches Pflegemuster. Während eine Mitarbeiterin zur Hautpflege eine zinkhaltige Salbe verwendete, nutzte eine weitere eine einfache w/o-Lotion, während eine dritte Melkfett bevorzugte. Ein einheitliches Vorgehen war nicht erkennbar.

Würden sich die Pflegekräfte jetzt im Rahmen eines Pflegeplanungsgespräches auf eine einheitliche Pflegemaßnahme einigen, hätten sie die Anforderungen an eine fachliche Pflegeprozesssteuerung erfüllt.

Aufgaben

1. Knüpfen Sie an Ihre persönlichen Praxiserfahrungen an: Haben Sie ähnliche Situationen mit unterschiedlichen Handlungsweisen zu einem Pflegeproblem schon erlebt? Schildern Sie Ihre Erfahrungen.

2. Auf welche Weise würden Sie sicherstellen, dass Pflegehandlungen einheitlich und von allen Beteiligten auf die gleiche Art durchgeführt werden?

3. Versuchen Sie, die Schritte, die Altenpflegerin Brigitte im ersten Fallbeispiel unternommen hat, nachvollziehbar zu skizzieren. Geben Sie jedem Schritt eine Bezeichnung.

3.1 Der Pflegeprozess in der Übersicht

Definition

Der **Pflegeprozess** bezeichnet ein systematisches Vorgehen, das auf das Ziel einer pflegerischen Problemlösung ausgerichtet ist.

Diese kurze Definition erlaubt naturgemäß viele Auslegungsmöglichkeiten. Sie benennt aber klar, worauf es im Pflegeprozess ankommt: systematisches Vorgehen und Zielausrichtung. Ein systematisches Vorgehen kann in der Regel keine Interpretationsmöglichkeiten erlauben, was bedeutet, dass ein professionell handelndes Pflegeteam sich nicht nur über seine Vorgehensweise abstimmen muss, sondern auch seine Ziele eindeutig und gemeinsam festlegt. Das Ziel kann allerdings nur benannt werden, wenn das Ausgangsproblem bekannt ist, welches wiederum „systematisch" erfasst wird. Der Pflegeprozess kann sich also nur in zwingenden, logischen Abläufen gestalten.

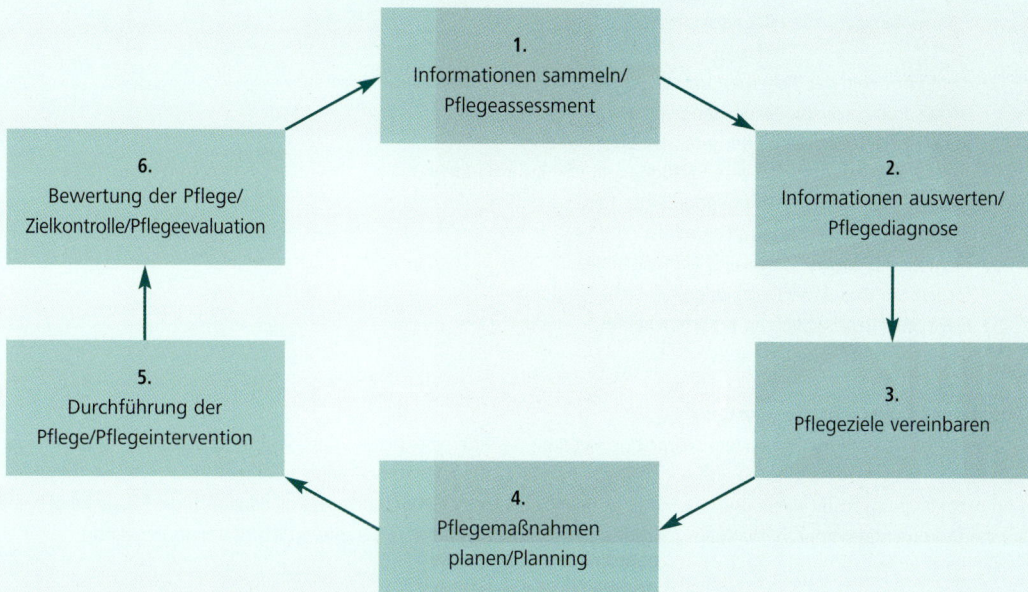

Regelkreis des Pflegeprozesses

Die oben dargestellte Übersicht des Regelkreis-Modells findet im deutschsprachigen Raum die häufigste Verwendung. Wir greifen daher auf dieses Prozessmodell im Rahmen dieses Buches zurück und führen Sie damit Schritt für Schritt durch die Pflegedokumentation.

Andere Pflegeprozessmodelle reduzieren sich auf vier bzw. fünf Phasen anstelle der hier angeführten sechs Schritte, beschreiben aber im Grunde eine identische Prozessabfolge. Den Pflegeprozess nach der WHO, wie er im Rahmen der effizienzgesteigerten Pflegedokumentation Anwendung findet, können Sie in Kapitel 3.8 finden. Den Berufsanfängern in der Pflege kommt man mit dem sechsstufigen Regelkreis-Modell am meisten entgegen, zumal hier die Schritte logisch ineinandergreifen und sie nicht zu allzu großen Gedankensprüngen zwingen.

Aufgabe

Vergleichen Sie das obige Regelkreis-Modell einmal mit Ihrem privaten Alltag und setzen Sie es zur strukturierten Problembewältigung ein. Mögliche Probleme lassen sich so systematisch und zielgerichtet angehen, besonders wenn mehrere Personen beteiligt sind und viele Meinungen berücksichtigt werden müssen.

Üben Sie dies einmal anhand folgender Situation: Eine Gruppe (vielleicht Ihre Klasse?) organisiert einen Ausflug. Probleme, Ziele, Maßnahmen in Hülle und Fülle …

Die einzelnen Schritte des Pflegeprozesses bauen aufeinander auf und bedingen sich so gegenseitig. In der praktischen Anwendung bedeutet dies, dass der einzelne Prozessschritt nur so gut gelingen kann wie sein vorhergehender bzw. Fehler in einem der Schritte sich wie ein roter Faden durch den nachfolgenden Pflegeprozess ziehen!

Demzufolge will also jeder Teil des Pflegeprozesses „systematisch", wie es die Definition vorsieht, angegangen werden. Diese Systematik ist nicht durch die alleinige verbale Kommunikation der Pflegenden untereinander herstellbar, da zu viele einzelne Wahrnehmungen, Meinungen und Verhaltensmuster einströmen. Erforderlich ist ein Instrument, das die einzelnen Prozessvorgänge in allen Abschnitten für alle durchschaubar, nachvollziehbar und verständlich darstellt, also ein Instrument mit System:

Das Dokumentationssystem

Ein Dokumentationssystem ermöglicht die lückenlose Präsentation des Pflegegeschehens in Bezug auf den einzelnen Bewohner bzw. Patienten.

Eine moderne fachgerechte Pflegedokumentation

- dient vorrangig der Sicherheit und Gesundheit von Bewohnern und Patienten,
- ist Ausdruck professionellen Handelns,
- sichert zuverlässig die Weitergabe von Informationen,
- spart Zeit durch die schnellere Verfügbarkeit von Informationen,
- gibt dadurch auch den Pflegenden Sicherheit,
- macht alle Pflegeschritte transparent,
- dient als Arbeitsgrundlage und Planungshilfe,
- fördert die Qualitätsentwicklung und -sicherung und
- dient der interdisziplinären Kommunikation.

Aufbau des Dokumentationssystems

Das moderne Dokumentationssystem spiegelt den Verlauf des Pflegeprozesses wider, wobei zu beachten ist, die Pflegedokumentation von der ärztlichen und administrativen (Verwaltungs)Dokumentation zu unterscheiden. Jeder Aufgaben- und Arbeitsbereich ist für die Führung seiner Dokumentation selbst verantwortlich. Das bedeutet, die Pflege kann nicht für die Dokumentation der Verwaltung, z. B. hinsichtlich der Buchführung, verantwortlich sein und umgekehrt.

Viele Pflegende verwenden den Ausdruck Dokumentation gleichbedeutend für den Pflegebericht, was nicht korrekt ist. Zur Vermeidung von Missverständnissen sei hier klargestellt:

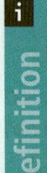

i

Definition

Unter der **Pflegedokumentation** versteht man die schriftliche Darstellung aller pflegerelevanten Daten, Fakten, Tätigkeiten und Ergebnisse.

Das Dokumentationssystem[1] sollte in einer strapazierfähigen Außenhülle verpackt sein, die auch Einschubmöglichkeiten für Versichertenkarte, Arztberichte, Überleitungsbögen und andere Dokumente bietet. Ob es als Hängeregister oder Planette Anwendung findet, hängt von Vorlieben bzw. Stationsgegebenheiten und nicht selten natürlich auch von den finanziellen Möglichkeiten einer Einrichtung ab. Zur Dokumentation mit EDV siehe Kapitel 5.

---

[1] Wir wollen an dieser Stelle erklären, dass wir aus Neutralitätsgründen sowohl von negativen als auch positiven Bewertungen/Empfehlungen für ein bestimmtes System ausdrücklich Abstand nehmen!

Die Dokumentation gliedert sich gemäß dem Pflegeprozess folgendermaßen:

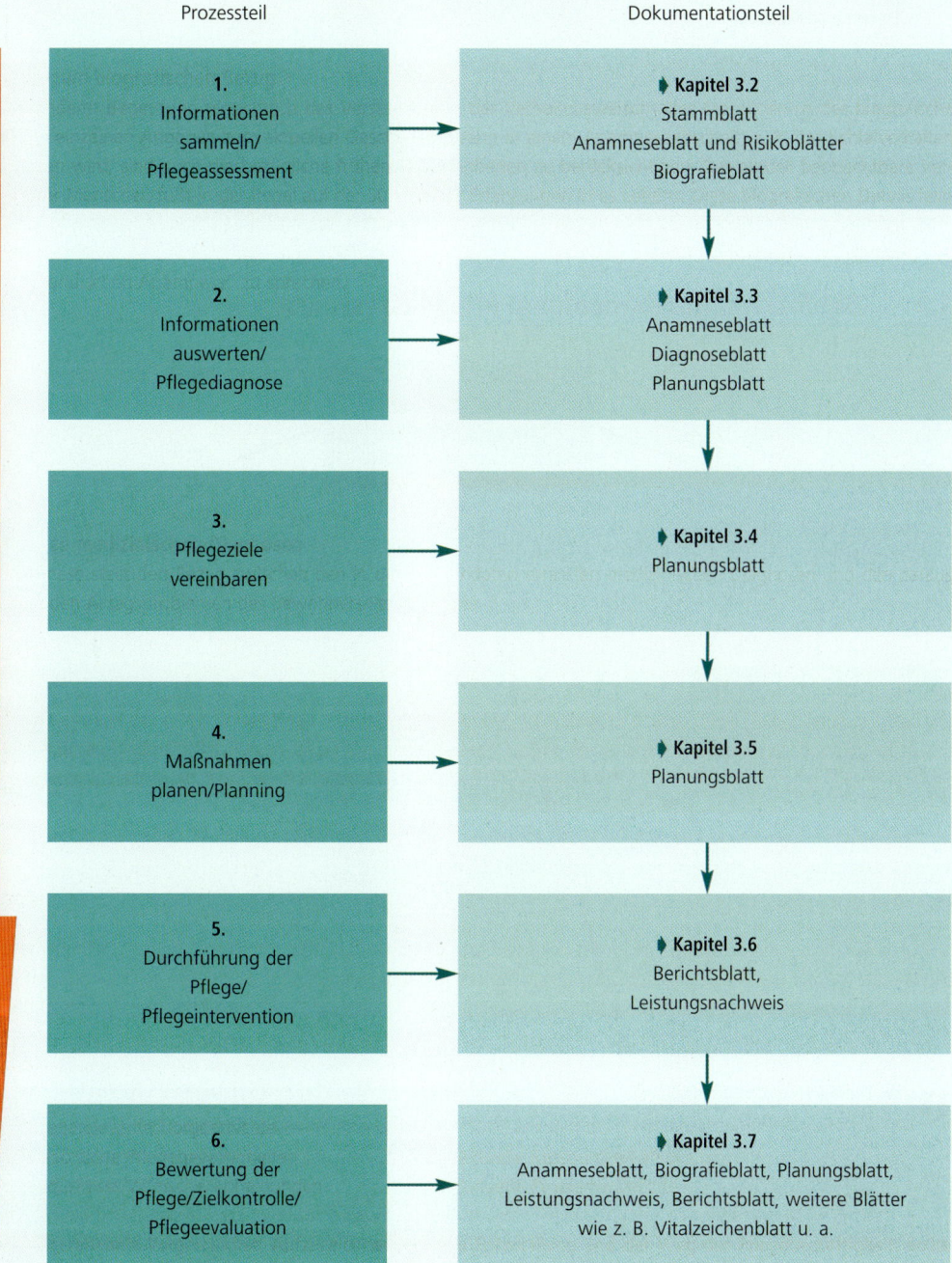

Die Dokumentation im Pflegeprozess
Was wird wo dokumentiert?

Prozessteil	Dokumentationsteil
1. Informationen sammeln/ Pflegeassessment	**▶ Kapitel 3.2** Stammblatt Anamneseblatt und Risikoblätter Biografieblatt
2. Informationen auswerten/ Pflegediagnose	**▶ Kapitel 3.3** Anamneseblatt Diagnoseblatt Planungsblatt
3. Pflegeziele vereinbaren	**▶ Kapitel 3.4** Planungsblatt
4. Maßnahmen planen/Planning	**▶ Kapitel 3.5** Planungsblatt
5. Durchführung der Pflege/ Pflegeintervention	**▶ Kapitel 3.6** Berichtsblatt, Leistungsnachweis
6. Bewertung der Pflege/Zielkontrolle/ Pflegeevaluation	**▶ Kapitel 3.7** Anamneseblatt, Biografieblatt, Planungsblatt, Leistungsnachweis, Berichtsblatt, weitere Blätter wie z. B. Vitalzeichenblatt u. a.

Die Dokumentation im Pflegeprozess

Ein Dokumentationssystem muss gemäß der MDK-Prüfanleitung (2009) folgende Angaben ermöglichen bzw. beinhalten:

- Stammdaten
- Pflegeanamnese/Informationssammlung
- Biografie
- Bedürfnisse, Probleme und Fähigkeiten, Ziele und geplante Maßnahmen sowie die Evaluation der Ergebnisse
- Verordnete medizinische Behandlungspflege
- Gabe verordneter Medikamente
- Durchführungsnachweis
- Pflegebericht
- Bewegungs- und Lagerungsplan

- Trink-/Bilanzierungsplan
- Ernährungsplan
- Überleitungsbogen
- Wunddokumentation
- Dekubitusrisiko
- Dekubitusrisikoskala

- Fixierung
- Gewichtsverlauf
- Miktionsprotokoll
- Sturzrisiko
- Sonstiges

Alle Begebenheiten, Daten und Fakten, die in einem bestimmten Bezug zur pflegerischen Versorgung eines Bewohners/Patienten stehen, müssen systematisch erfasst werden. Hierzu ist ein modernes Dokumentationssystem zu führen, welches die einzelnen Prozessschritte nachvollziehbar darstellen lässt.

3.2 Die Informationssammlung: Pflegeassessment

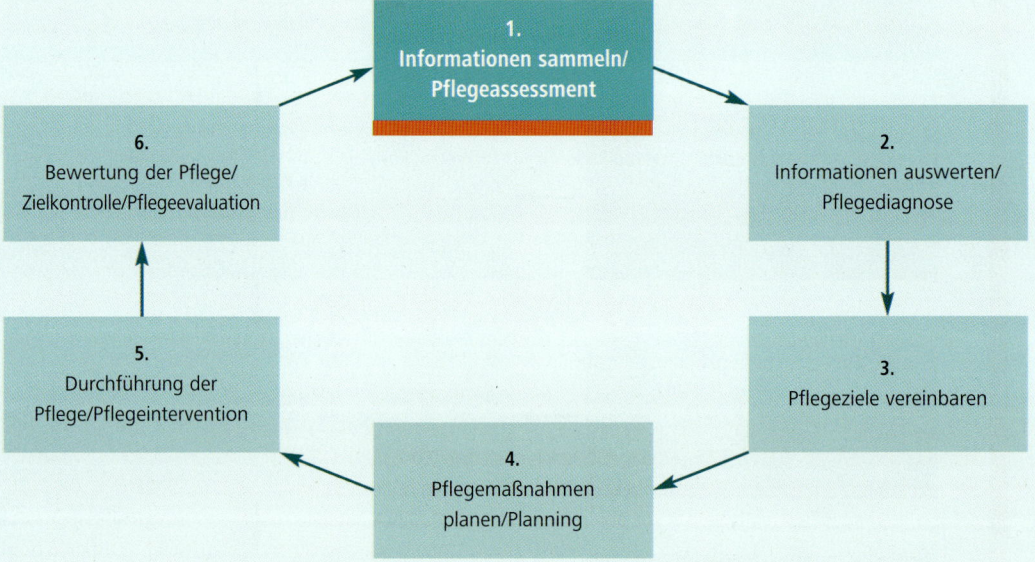

Der erste Schritt der Pflegedokumentation ist der wichtigste und bedeutsamste. Von dieser „Initial"-Dokumentation ist der weitere Verlauf der Pflegeprozessgestaltung wesentlich abhängig. Wer hier nicht die erforderliche Sorgfalt walten lässt, trägt gegebenenfalls entscheidende Mitverantwortung für das Scheitern der nachfolgenden Prozessschritte, vor allem hinsichtlich der Planung.

Der gesamte Pflegeprozess steht und fällt mit der Qualität der Informationssammlung!

Die Informationssammlung umfasst alle Daten, die
- die Person eines Pflegebedürftigen betreffen (Name, Alter, Familienstand, Angehörige usw.),
- versicherungstechnisch nötig sind (Kranken- und Pflegeversicherung, Pflegestufe usw.),
- rechtlich wichtig sind (Betreuungsbeschluss, Patiententestament usw.),
- Auskunft über die zur Verfügung stehenden bzw. benötigten Hilfsmittel geben (Rollstuhl, Antidekubitusmatratze, Brille usw.),
- eine Übersicht über die an der Versorgung beteiligten Berufsgruppen geben (Ärzte, Therapeuten usw.),
- wichtige Informationen über den Gesundheitszustand liefern (Allergien, Herzschrittmacher usw.),

- besondere Wünsche des Bewohners/Patienten bzw. der Angehörigen berücksichtigen,
- die Lebensgeschichte (Biografie) des Pflegebedürftigen nachzeichnen,
- die Fähigkeiten und Ressourcen des Pflegebedürftigen in allen Lebensaktivitäten beschreiben,
- die Defizite und Probleme des Pflegebedürftigen in allen Lebensaktivitäten beschreiben,
- die medizinischen Diagnosen und Therapien aufzeigen,
- den Grad einer Abhängigkeit bzw. die Form und den Umfang der erforderlichen Hilfe belegen.

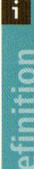

Definition

In jüngster Zeit tritt zunehmend der Begriff des „Pflegeassessments" auf.
Assessment (englisch): Feststellung, Festsetzung, Abschätzung, Einschätzung, Bewertung

Gemeint ist hiermit eine pflegerische Feststellung der gegebenen aktuellen Situation des Pflegebedürftigen. Korrekterweise müsste dieser Begriff auch für den nächsten Schritt des Pflegeprozesses angewendet werden, denn dort wertet das Pflegeteam die Informationen aus, schätzt den Pflegebedarf ein und stellt die Pflegediagnose. Das Pflegeassessment fasst im 4-Phasen-Modell des Pflegeprozesses die ersten beiden Schritte des 6-Phasen-Regelkreises zusammen, d. h. die Sammlung und Auswertung der Informationen mit der Einschätzung des Pflegebedarfs bzw. der Pflegediagnosestellung geschehen in einem Schritt.

Des besseren Verständnisses wegen bleiben wir aber dem 6-Phasen-Regelkreismodell treu, wobei das Pflegeassessment mit dem Begriff der Informationssammlung gleichzusetzen ist.

Die notwendige Informationsfülle erfordert eine weitere Unterteilung der systematisierten Datenerfassung:

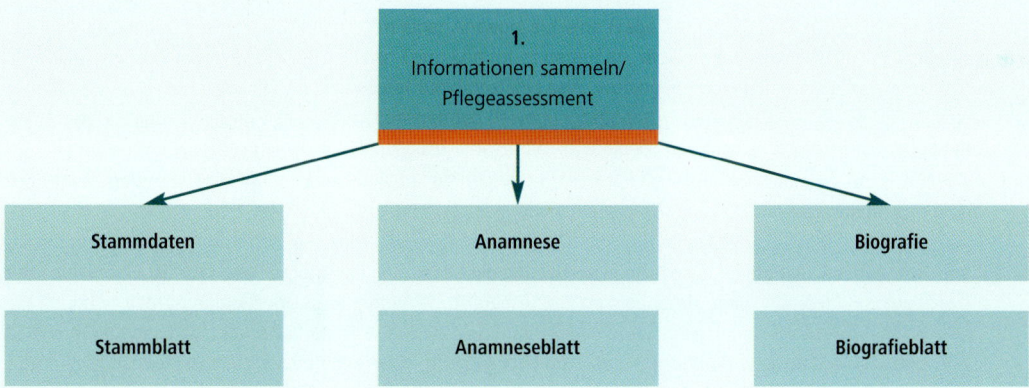

Systematisierte Unterteilung der Informationssammlung

Informationsquellen

Oft grenzt es an detektivische Arbeit, alle Angaben im Informationssammlungsprozess zusammenzutragen. Vor allem bei alleinstehenden und nicht mehr zur Auskunft fähigen Pflegebedürftigen gestaltet sich dies oft äußerst schwierig, weshalb ein Pflegeteam schnell resigniert und auf Details verzichtet. Dennoch müssen sich Pflegekräfte fragen lassen, ob sie alle erdenklichen Informationsquellen ausgeschöpft haben, wobei allerdings auch Datenschutzgründe und Schweigepflichten unüberwindliche Hindernisse darstellen (vgl. Kap. 4 Rechtliche Relevanzen).

Es kann sehr spannend sein, aus verschiedenen Puzzleteilen ein ganzheitliches Bewohner-/Patientenbild zu erstellen. Als Quellen möglicher wichtiger Informationen bieten sich – *neben den eigenen Beobachtungen* – an:

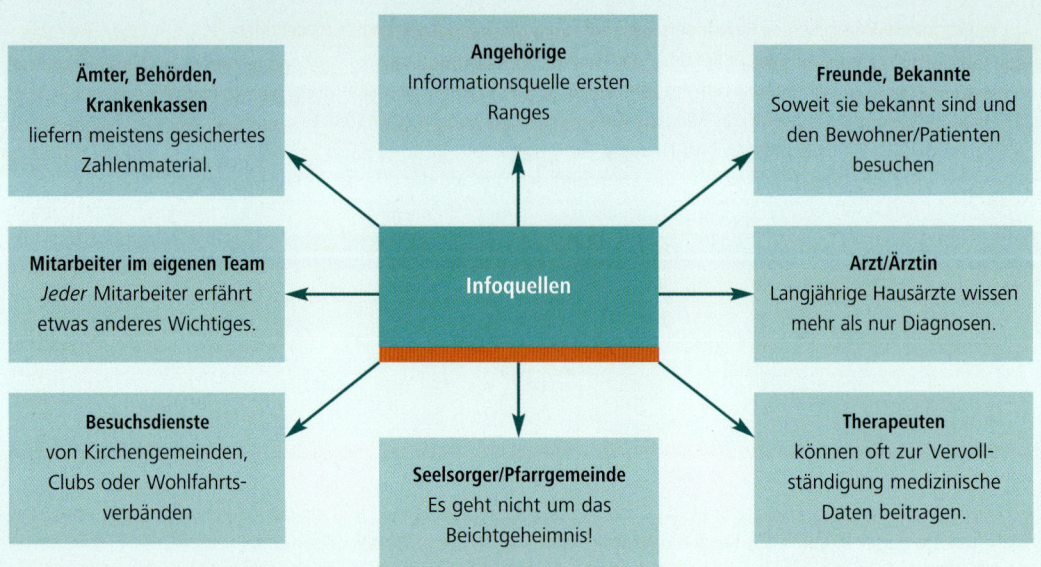

Die Informationsquellen im Pflegeprozess

Zum Umgang mit Informationsquellen

Es gibt kaum eine rechtliche Handhabe für das Pflegepersonal, von obigen Informationsquellen Auskünfte zu erzwingen. Da die konstruktive Pflegeprozessgestaltung aber wesentlich von Informationen abhängig ist, sind zeitweise viel Diplomatie und Geschick in der Gesprächsführung nötig.

Einige Tipps:

- Suchen Sie Ihre Gesprächspartner persönlich auf. Das persönliche Auftreten ist entscheidender als das telefonische.
- Wenn Sie das Gespräch im Heimbereich führen, sorgen Sie für eine angenehme und vor allem ungestörte Gesprächsatmosphäre.
- Vermitteln Sie Ihrem Gesprächspartner sachlich die Notwendigkeit der Daten- bzw. Informationssammlung. Erläutern Sie ihm dabei den Ablauf des Pflegeprozesses und die Bedeutung der Informationen für die Ganzheitlichkeit. Das zeugt von Professionalität. Besonders im Prozessbereich der Biografie ist Überzeugungsarbeit nötig, da hier sehr persönliche Lebensangelegenheiten zur Sprache kommen. Diese Fakten sind aber unabdingbar, wenn Sie z. B. später eine stimulierende Pflege planen, Sterbebegleitung vorbereiten oder Krisenintervention leisten müssen.
- Sichern Sie den Schutz der Daten vor unberechtigten Einsichtnahmen zu.
- Verstecken Sie sich nicht hinter Vorschriften o. a. („Der MDK verlangt, dass …"). Das wirkt plump, wenig überzeugend und unprofessionell.
- Machen Sie ruhig auch betroffen: „Sie wollen doch auch, dass …"

3.2.1   Die Stammdaten

Einige Grundlagen

Viele Pflegende sind geneigt, diesen Part der Informationssammlung mit einem Lächeln abzutun und seine Bedeutung zu unterschätzen. Folglich kann es bereits jetzt zum Auftreten von Fehlerquellen kommen, die sich zwar im Pflegeprozess noch nicht zwingend als schwerwiegend herausstellen mögen, jedoch zu einem nicht unerheblichen Zeitverlust oder anderen Umständlichkeiten führen, wenn wichtige Informationen auf Abruf nicht vorhanden sind und erst aufwendig erforscht werden müssen.

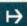

Beispiele

Die Krankenkasse einer verstorbenen Bewohnerin forderte vom Heim die an die Bewohnerin entliehene Ernährungspumpe zurück. Diese Tatsache war nirgends schriftlich vermerkt, die Pumpe nicht mehr auffindbar. Das Pflegeteam verlor zusammengerechnet sechs Stunden Arbeitszeit bis zur Klärung des Sachverhalts …

Eine alleinstehende Bewohnerin verstarb an einem Freitagnachmittag. Die Heimleitung und Verwaltungsangestellten waren nicht erreichbar. In den Unterlagen hatte man den Namen und die Anschrift des zuständigen Amtsbetreuers übersehen zu notieren und konnte somit die Bestattung nicht klären. Etliche Telefonate und Nachforschungen waren die Folge. Der Leichnam der Verstorbenen musste im Hochsommer ohne Kühlung bis Montagvormittag aufgebahrt bleiben …

In der Tat gehen manche Mitarbeiter der Pflege mit den Stammdaten nachlässig um oder verlassen sich auf die Datensammlung, die seitens der Verwaltung erfolgte. Doch diese ahnt nicht, in welche Bedrängnis sie das Pflegeteam bei fehlenden Angaben bringen kann. Es bleibt also nur dem Pflegebereich überlassen, die Richtigkeit und Vollständigkeit der Stammdaten zu erfassen, zu überprüfen und zu sichern.

Die Sammlung der Stammdaten beinhaltet mehr als nur die rein persönlichen Angaben eines Pflegebedürftigen. Stammdaten berücksichtigen das gesamte rechtliche, medizinische und versicherungstechnische Umfeld.

Leider geht die aktuelle Version der MDK-Anleitung zur Prüfung der Qualität nicht mehr auf die Detailinhalte der Dokumentation ein. In einer früheren Version gab es noch den folgenden Hinweis zu den Stammdaten:

Wurden alle Stammdaten in der Pflegedokumentation erfasst?

a) Angaben zur Person und ggf. Konfession
b) Versicherungsdaten, Kostenübernahmenregelungen, Pflegestufe nach SGB XI
c) Datum des Einzugs, ggf. Umzugs im Haus
d) Pflegebegründende Diagnosen
e) Informationen zu Allergien
f) Kostform
g) Medizinische/therapeutische Versorgungssituation (Hausarzt, Rehabilitation, Krankenhausaufenthalte etc.)
h) Soziale Versorgungssituation
i) Informationen zu Patientenverfügungen

Zur medizinisch/therapeutischen Versorgungssituation zählen u. a.:
• Haus- und ggf. Fachärzte
• Krankengymnastik, Ergotherapie
• Versorgung mit Hilfsmitteln, Schrittmacher
• Rehabilitationen
• Krankenhausaufenthalte

Zur sozialen Versorgungssituation zählen u. a.:
• Bezugspersonen
• Vollmachten
• Ggf. gesetzlicher Betreuer mit Wirkungskreis, ggf. Seelsorger

Das Stammblatt muss der aktuellen Situation entsprechen.
Zu der genannten Aufzählung a) bis i) muss immer eine Aussage in der Pflegedokumentation vorhanden sein, damit das Kriterium mit „Ja" beantwortet werden kann. Mit „Nein" muss geantwortet werden, wenn eine Information fehlt (z. B. auch die Aussage, dass keine Allergie oder dass keine Patientenverfügung vorliegt).

Zur Beantwortung dieser Fragen ist es völlig unerheblich, welches Dokumentationssystem welchen Herstellers verwendet wird. Ein kommerzielles System garantiert noch nicht die Vollständigkeit, auf die es letztendlich ankommt. Die aufnehmende Pflegekraft bzw. das Team muss sich über die geforderten Angaben im Klaren sein und kann sich nicht hinter möglichen Unzulänglichkeiten eines Dokumentationssystems verstecken.

> **!** **Merke**
>
> Ein Dokumentationssystem ist stets auf seine Vollständigkeit und Aktualität – auch der möglichen Angaben zu den Stammdaten – zu überprüfen, unabhängig davon, ob es käuflich erworben oder selbst erstellt wurde.

Genauso wenig ist es im Gegensatz dazu statthaft, Felder eines Dokumentationssystems nicht zu bearbeiten bzw. ohne Vermerk freizulassen. Wenn z. B. keine Betreuung notwendig ist, keine weiteren therapeutischen Dienste beteiligt sind oder ein Bewohner keine Hilfsmittel benötigt, so ist dies mit einem entsprechenden Hinweis zu vermerken.

> **↦ Beispiele**
>
> „Patient hat keine Konsiliarärzte."
> „Bewohner nimmt keine weiteren therapeutischen Dienste in Anspruch."
> „Bewohner hat keinen Betreuer."
> „Patient benötigt keine Hilfsmittel."

> **!** **Merke**
>
> Nicht bearbeitete Felder in einer Pflegedokumentation erwecken den Eindruck, nicht hinterfragt worden zu sein.
> Dieser Grundsatz trifft auf *alle* Bestandteile der Pflegedokumentation zu.
> Ein freies Feld im Dokumentationssystem einfach durchzustreichen ist ebenso unzulässig!

Um die Wichtigkeit der Vollständigkeit der Stammdaten auch gedanklich zu erfassen, bietet es sich an, bereits an dieser Stelle der Dokumentation auf das einer Pflegeeinrichtung zugrunde liegende Pflegekonzept und Pflegemodell zurückzugreifen.

Der Mensch in der Dokumentation ...

... als Person

... als Versicherter   **... als Angehöriger**

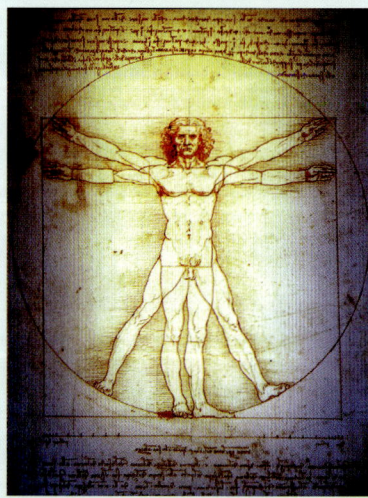

... als Betreuer   **... als Patient**

... als gläsernes Wesen?

Der Mensch in der Dokumentation: Ganzheitliches Interesse statt gläsernes Wesen

Bei aller Notwendigkeit der exakten und vollständigen Datensammlung darf nicht übersehen werden, dass jeder Mensch auch seine Privatsphäre hat, die er unter Umständen nicht gerne preisgibt. Dies trifft ebenso auf seine Angehörigen zu.

Damit kommen Pflegende in einen scheinbar vordergründig gesetzlichen Konflikt: Dokumentationspflicht kontra Privatsphäre. Das höhere Rechtsgut ist zweifelsohne die Privatsphäre, daher gilt ihr Schutz für die Stammdaten und alle weiteren Punkte der Informationssammlung:

! Merke

Angaben in der Informationssammlung lassen sich nicht erzwingen.
Eine Auskunftsverweigerung muss akzeptiert werden.

Doch entbindet dieser Grundsatz die Pflegekraft immer noch nicht von ihrer Dokumentationspflicht. Denn genau dieser Umstand der Auskunftsverweigerung ist nun dokumentationswürdig, etwa in Form des Eintrages *„Bew. möchte über …
keine Auskunft geben"* oder *„Tochter möchte keine Angaben zu … machen"*. Somit ist der Sachverhalt nachvollziehbar.
Zur rechtlichen Absicherung kann man sich diesen Eintrag vom Bewohner oder der Angehörigen gegenzeichnen lassen.

! Merke

Formulieren Sie die Dokumentation einer Auskunftsverweigerung, die gegengezeichnet werden soll, nicht negativ. Vermeiden Sie Ausdrücke wie „verweigert" oder „lehnt ab". Diese Aussagen drängen Bewohner bzw. Angehörige in eine Angeklagtenrolle hinein; der Informationsfluss wird dadurch noch mehr erschwert.

Inhalte des Stammblattes[1]

Die vorherige Abbildung deutet bereits an, welche Bereiche des Menschen für die Stammdaten relevant sind.

Der Mensch als Person: Persönliche Daten	
Name:	Geburtsdatum:
Vorname(n):	Geburtsort u. ggf. -land:
Geburtsname:	Familienstand:
Staatsangehörigkeit:	Konfession:
Beruf:	Zuletzt wohnhaft in (Anschrift): (nicht in der ambulanten Pflege)
Mitgebrachtes Eigentum: (nicht in der ambulanten Pflege)	Dokumente: Wo hinterlegt:
Schlüssel für: Anzahl: (nicht in der stationären Pflege)	Wo hinterlegt:

Obwohl dieser Abschnitt der Stammdaten auf den ersten Blick unkompliziert scheint, schlägt in der Praxis dennoch der Fehlerteufel zu:

• Durch Übertragungsfehler oder unleserliche Schrift wird das Geburtsdatum verändert.
• Bei nicht deutschen Geburtsorten erfolgt keine Landesangabe.

Besonders im Todesfall ergeben sich dadurch hohe bürokratische Hürden, die erst zeitaufwendig überwunden werden müssen.

---

[1] Bemerkung: Die Fülle der auf dem Markt befindlichen Dokumentationssysteme lässt es leider nicht zu, hier einzelne Dokumentationsblätter im Detail abzubilden, ohne andere Hersteller zu benachteiligen. Die in diesem Buch dargestellten Tabellen sind den gängigen Systemen nachempfunden und wahren so die Neutralität. Die Fotos dienen nur als Beispiel.

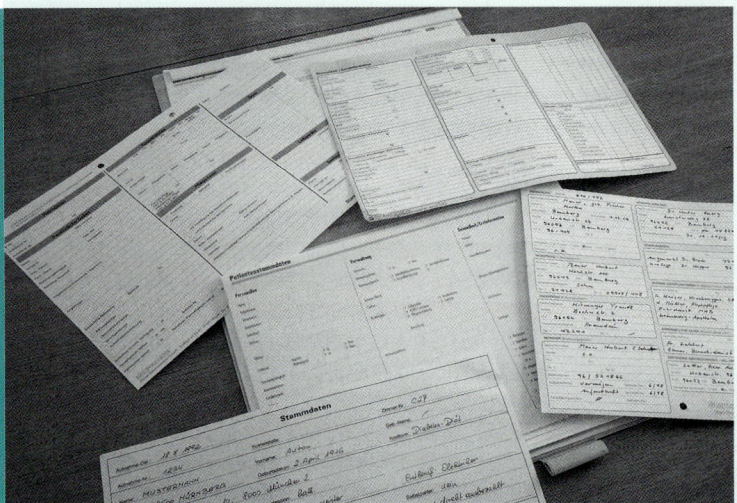

Stammblätter verschiedener Hersteller

- Der Berufsbezeichnung und der Anschrift der Wohnung vor einem Heimeinzug kommt oft nicht die angemessene Bedeutung zu, sie werden schlichtweg übersehen. Erste Anknüpfungspunkte, vor allem auch im Hinblick auf die spätere Biografiearbeit, bleiben ungenutzt und müssen nacherfragt werden.
- Das mitgebrachte Eigentum eines Heimbewohners wird oft zu allgemein bezeichnet, z. B. als TV-Gerät, Wäschekommode oder Beistelltischchen. Es empfiehlt sich hier, auf eine Inventarliste zu verweisen, die direkt am Einzugstag erstellt wird und Einzelstücke genau beschreibt, z. B. ein Philips-Farb-TV-Gerät, eine Wäschekommode: ein Meter breit mit drei Schubläden etc. Die Liste wird vom Heimbewohner bzw. den Angehörigen sowie der aufnehmenden Pflegekraft unterschrieben.

Der Mensch als Angehöriger: Angehörigendaten	
Angehörige 1 Name, Vorname:	**Angehörige 2** Name, Vorname:
Verwandtschaftsgrad:	**Verwandtschaftsgrad:**
Vorname:	Vorname:
Anschrift:	Anschrift:
Tel. privat: Tel. dienstlich: Tel. mobil: E-Mail: Am besten erreichbar:	Tel. privat: Tel. dienstlich: Tel. mobil: E-Mail: Am besten erreichbar:

- In den Angehörigendaten sollten, soweit vorhanden, mindestens zwei Angehörige oder Bezugspersonen benannt werden. Zu oft schon geschah es, dass aufgrund eines Zwischenfalls ein(e) Angehörige(r) verständigt werden musste und nicht erreichbar war.
- Der Verwandtschaftsgrad dient nicht nur der Ansprache, sondern auch der Klarheit in der sozialen Beziehungsarbeit mit und zum Bewohner.
- Oftmals findet sich in den Angehörigendaten nur die Telefonnummer. Auch die Anschrift ist nicht nur des Briefverkehrs wegen von großer Wichtigkeit. Pflegende können so besser abschätzen, wie schnell im Notfall ein Angehöriger vor Ort sein kann.
- Alle verfügbaren Telefonnummern bedürfen aus oben genannten Gründen der Notierung. Die Bemerkung „am besten erreichbar" bezieht sich sowohl auf einzelne Telefonnummern als auch auf Zeit- oder Ortsangaben, z. B. „zwischen 9:00 und 17:00 Uhr dienstlich".

Der Mensch als Patient: Medizinische und pflegerische Daten			
Hausarzt	**Konsiliararzt** **Fachbereich:**	**Konsiliararzt** **Fachbereich:**	**weitere therapeutische Dienste:** ....
Name:	Name:	Name:	Name:
Anschrift Praxis:	Anschrift Praxis:	Anschrift Praxis:	Anschrift Praxis:
Tel. Praxis: Tel. privat: Tel. mobil: Fax: E-Mail:	Tel. Praxis: Tel. privat: Tel. mobil: Fax: E-Mail:	Tel. Praxis: Tel. privat: Tel. mobil: Fax: E-Mail:	Tel. Praxis: Tel. privat: Tel. mobil: Fax: E-Mail:
Regelmäßige Besuchszeit:	Regelmäßige Besuchszeit:	Regelmäßige Besuchszeit:	Regelmäßige Besuchszeit:

Die medizinischen und pflegerischen Daten beginnen mit den Kontaktinformationen aller benötigten Ärzte, Konsiliarärzte und weiterer therapeutischer Dienste, wie z. B. Physiotherapie, Fußpflege etc.

Die häufigsten Fehler
- Bei Konsiliarärzten wird oft der entsprechende Fachbereich vergessen. Woher weiß ich, ob z. B. ein Dr. Müller ein Zahnarzt oder ein Orthopäde ist?
- Bei therapeutischen Diensten wird oft kein Name genannt: Fußpflege Tel. 897645.
- Nur in wenigen Fällen ist auch die Anschrift einer Praxis vermerkt. Diese ist allerdings notwendig, wenn es gilt, eilige Rezepte abzuholen oder den Schriftverkehr abzuwickeln.
- Die detaillierten Angaben der Telekommunikation fehlen. Oft ist nur eine Praxisnummer angegeben. Selbstredend geschieht die Herausgabe der Privatnummer(n) seitens der Ärzte oder Therapeuten auf freiwilliger Basis, sie sichert jedoch auch die Erreichbarkeit in dringenden Notfällen außerhalb der Praxiszeiten.
- Nur in wenigen Fällen erachten Pflegende die Angabe einer regelmäßigen Besuchszeit (Hausbesuch/Visite) für notwendig. Dieser Vermerk ermöglicht es, sich auf einen Arztbesuch und ein entsprechendes persönliches Gespräch gezielt vorzubereiten.

Die medizinischen Daten setzen sich fort mit der Angabe der ärztlichen Diagnosen. Im Sinne der „physischen" Biografiearbeit sollten nach Möglichkeit auch ältere, nicht aktuell pflegerelevante Diagnosen wie z. B. verheilte Frakturen und frühere Operationen mit aufgenommen werden. Demzufolge sind auch Hinweise auf frühere Krankenhausaufenthalte hilfreich.

Aktuelle med. Diagnosen:		
Frühere med. Diagnosen und Operationen:	Jahr:	
Krankenhausaufenthalt in:	von ... bis ...	wegen:

Durch diese Details lassen sich Rückschlüsse auf das Verhalten und Erleben eines Menschen in früheren Krisensituationen ziehen und der Pflegeprozess lässt sich darauf abstimmen.

Im weiteren Verlauf der medizinischen Datensammlung sind noch bestehende Medikationen, Therapien und Besonderheiten zu erfassen:

Medikamente bei Aufnahme	Form	morgens	mittags	abends	nachts
	(Tbl., Kps., supp.)				
Bei Bedarf: Bedarfsgrund: Höchstdosis:					

Die Medikation bei Aufnahme hat auch die Dosierung zu berücksichtigen. Nach Möglichkeit ist ferner anzugeben, seit wann ein Medikament eingenommen wird.

In der Bedarfsmedikation ist der genaue Grund wichtig. Es reicht z. B. nicht aus „bei Schmerzen 1 Tbl. Paracetamol" zu notieren, sondern „bei Kopfschmerzen 1 Tbl. Paracetamol – höchstens 3 x tgl." wäre korrekt.

! **Merke**

Ändert sich nach Rücksprache mit dem behandelnden Arzt die Medikation zum Zeitpunkt der Aufnahme nicht mehr, ist sie in das Medikamentenblatt des Dokumentationssystems (siehe Kap. 3.6) zu übertragen und vom Arzt abzeichnen zu lassen.

Bestehende Therapien zum Zeitpunkt des Pflegebeginns werden wie folgt dokumentiert:

Therapieform:	seit:	Häufigkeit:	Therapeut:
Besonderheiten:			

Mit den Therapieformen sind beispielsweise gemeint:
- Physiotherapie
- Ergotherapie
- Logotherapie etc.

Hilfreich ist die Angabe, seit wann die Therapie durchgeführt wird. Die Häufigkeit bezieht sich in der Regel auf die wöchentlichen Termine. Der Therapeut wird mit Namen benannt.

Ein Hinweis zu Besonderheiten kann alle im Zusammenhang mit Diagnosen, Medikation und Therapien stehenden Begebenheiten umfassen, z. B. „Physiotherapie jeweils vor der Ergotherapie durchführen".

Zu den pflegerischen Eckdaten im Stammblatt gehören Informationen über den Gesundheits- bzw. Pflegezustand, die für eine schnelle Gesamterfassung der Situation notwendig sind.

Wichtige Informationen über den Gesundheitszustand, Unverträglichkeiten oder Allergien:		
Besondere Kost- und Diätformen:		
Hilfsmittel:	Eigentum von:	Ggf. ausgeliehen am:
Freiheitsentziehende Maßnahmen:		

Die wichtigen Informationen über den Gesundheitszustand beinhalten:

- Unverträglichkeiten, z. B. gegenüber Medikamenten, Nahrungsstoffen …
- Allergien, z. B. gegen bestimmte Pflaster, Pflegemittel oder Medikamente
- Spezielle Umstände, die eine besondere Aufmerksamkeit bzw. spezielle Umgangsformen bedingen, z. B. Herzschrittmacher, Insulinpflicht, Ertaubung/Erblindung, Marcumar-/Heparinpatient …

! **Merke**

Diese Kurzinformationen sind dann von besonderer Tragweite, wenn ein Notarzt sich in der Kürze der Zeit einen Überblick verschaffen oder eine Pflegekraft kurzfristig Kollegen vertreten muss.

Die Kost- und Diätformen berücksichtigen insbesondere die Art, z. B. Reduktionskost, fettarme Kost, Aufbaukost, Diabetes-Diät, Sondenkost etc. Besondere Bilanzierungen oder Kilojoule-/Kalorienangaben finden sich dann im jeweiligen Dokumentationsabschnitt der Pflegeanamnese.

Die in den Kurzinformationen enthaltenen Hilfsmittel geben neben den Eigentumsverhältnissen auch erste Aufschlüsse über individuelle Probleme eines Bewohners/Patienten:

- Brille/Kontaktlinsen, andere Sehhilfen, Hörgerät, Kommunikationshilfen
- Arm- oder Beinprothesen, Gehhilfen (Gehstock, Rollator), Rollstuhl, Drehteller, Aufrichthilfe
- Antidekubitus-Hilfsmittel (Schaumstoffmatratze, Wechseldruckmatratze etc.)
- Inkontinenzhilfsmittel, Stomaartikel, Toilettensitzerhöhung, Toilettenstuhl
- Sondenpumpe, Esshilfen u. v. m.

In den Eigentumsverhältnissen wird beschrieben, wem das Hilfsmittel gehört bzw. wann es von wem ausgeliehen wurde.

Zu den ggf. erforderlichen freiheitsentziehenden Maßnahmen muss angeführt werden,

- welche Art von freiheitsentziehender Maßnahme angewendet wird: beschützende Station, einschließen, Fixierung, Bettgitter, Psychopharmaka und
- welche Genehmigung hierfür vorliegt: Einwilligung des Bewohners/Patienten, Zustimmung des Betreuers, Entscheidung des Gerichts (hier das Aktenzeichen [AZ] des Gerichtsbeschlusses angeben).

Der Mensch als Betreuer: Betreuungsdaten

Zur rechtlichen Absicherung dienen die Angaben gemäß Betreuungsgesetz. Auch sie erfordern Gewissenhaftigkeit, da der Betreuer je nach Betreuungsbereich maßgebliche Entscheidungen mitzutragen hat.

Name des Betreuers:	Anschrift und Telefon:
Aufgabenbereiche: Personensorge Gesundheitsfürsorge Vermögenssorge Aufenthaltsbestimmung Weitere:	Bemerkungen:
Einwilligungsvorbehalt:	

Neben dem Namen und der vollständigen Anschrift (auch hier: alle Telefonnummern) des Betreuers interessiert auch die Stellung des Betreuers (Privatbetreuer, Amtsbetreuer, Vereinsbetreuer), seine Aufgabenbereiche und evtl. wichtige Bemerkungen oder Einschränkungen. Auch Gerichtsanordnungen können mit entsprechenden Aktenzeichen vermerkt werden.

Patientenverfügung, Betreuungsverfügung und Vorsorgevollmacht

Einen hohen Stellenwert besitzt die Patientenverfügung, weitgehend auch bekannt als „Patiententestament". In ihr verfügt der Bewohner/Patient seinen Willen hinsichtlich der gesundheitlichen Versorgung. An die Patientenverfügung müssen sich Ärzte, Therapeuten, Angehörige und auch die Betreuer halten. Es ist daher unabdingbar, bereits an exponierter Stelle darauf hinzuweisen, wo sie hinterlegt ist.

In der Betreuungsvollmacht verfügt ein Bewohner/Patient, wer für ihn im Falle seiner Entscheidungsunfähigkeit seine Interessen als Betreuer in welchen Bereichen vertreten soll.

In der Vorsorgevollmacht vollzieht sich eine ähnliche Vertretungsübertragung auf eine andere Person des Vertrauens wie in der Betreuungsverfügung. Allerdings ist die Bestellung eines Betreuers durch das Gericht hierbei entbehrlich.

Patientenverfügung	☐ vorhanden	☐ nicht vorhanden
	hinterlegt bei:	
Betreuungsverfügung	☐ vorhanden	☐ nicht vorhanden
	hinterlegt bei:	
Vorsorgevollmacht	☐ vorhanden	☐ nicht vorhanden
	hinterlegt bei:	

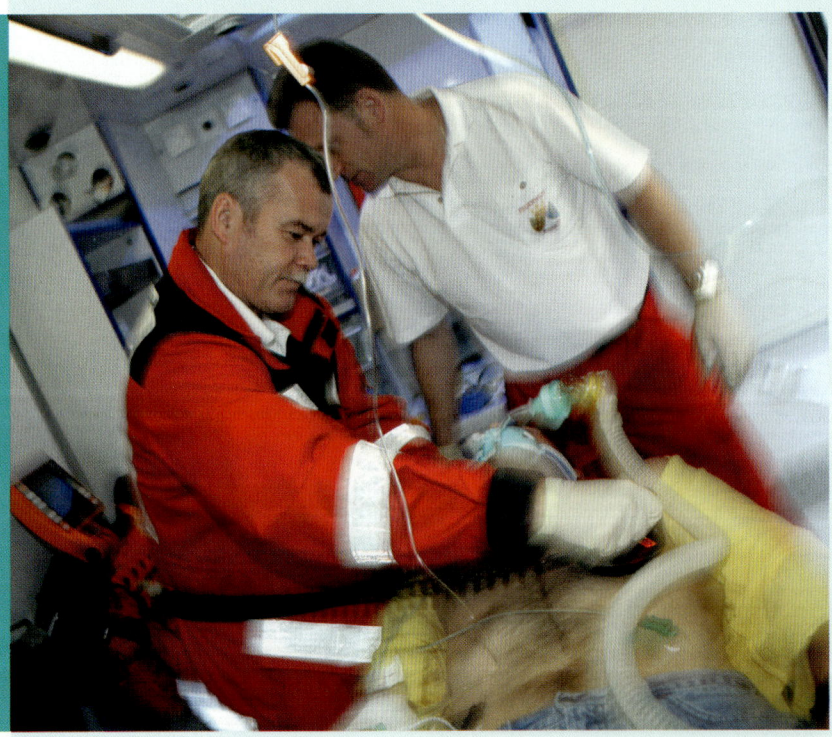

Im Falle der eigenen Entscheidungsunfähigkeit sind Vollmachten und/oder Verfügungen unentbehrlich. Sollten diese vorliegen, ist auf eine entsprechende Eintragung in der Dokumentation zu achten.

Da ein Großteil der Betreuungen im Zusammenhang mit der Vermögenssorge stehen, empfiehlt sich an dieser Stelle, die finanzielle Situation des Bewohners/Patienten klarzustellen:

Finanzielle Situation:	Bemerkungen:
Barbetrag zur persönlichen Verfügung:	
Befreiung von der Rezeptgebühr:	
Befreiung von Fahrtkosten:	
Befreiung von Rundfunk-/Fernsehgebühr:	
Sonstiges:	

Der Mensch als Versicherter: Versicherungsdaten

Die Versicherungsdaten umfassen alle Angaben zur Kranken- und Pflegeversicherung. Auch weitere Kostenträger sind anzugeben.

Kranken- und Pflegekasse:		Anschrift und Telefonnummer:
Krankenversicherungsnr.:		Pflegeversicherungsnr.:
Pflegestufe	festgestellt am:	durch:
Pflegestufe	festgestellt am:	durch:
Pflegestufe	festgestellt am:	durch:
Weitere Kostenträger:		

Oftmals ist eine Kontaktaufnahme zur Kranken- oder Pflegekasse unerlässlich, daher bedürfen diese Daten der Sicherung. Die Angaben der Pflegestufe sowie die Feststellungsdaten dienen einerseits der ersten Grobeinschätzung des zeitlichen Pflegebedarfs, andererseits der Rückfragemöglichkeit beim zuständigen MDK-Mitarbeiter, der hier mit Namen und Telefonnummer vermerkt wird. Die Daten werden auch für die Vorbereitung zu einer evtl. Höherstufung benötigt.
Als weitere Kostenträger kommen Sozialhilfeträger, private Zusatzversicherungen oder der Bewohner/Patient als Selbstzahler in Betracht.

Weitere Stammdaten

Heimdaten

Die Heimdaten haben in erster Linie Verwaltungscharakter. Sie können, je nach Träger und Größe, mit verschiedenen Identifikations- und Verwaltungsnummern belegt sein.

Personen-ID-Nr.:	Aufnahme-Nr.:
Aufnahme-/Einzugstag:	Aufenthalt bis

Versorgungsunterbrechung

Eine Unterbrechung der Versorgung liegt vor bei Krankenhausaufenthalten oder Urlaub des Heimbewohners/Patienten. Diese Zeiten sind zu dokumentieren.

Krankenhaus – Grund der Einweisung/Urlaub	von	bis	Angehörige verständigt?	Wen?	Hdz.

Seelsorgedaten

Die Seelsorge ist für alte Menschen oft von großer Bedeutung. Umso wichtiger sollte der Pflegedienst die seelsorgerische Betreuung nehmen und auch weiterhin sicherstellen.

Ist der Bewohner/Patient an seelsorgerischer Betreuung interessiert?	Zuständige Kirchengemeinde/Pfarramt/ Religionsgemeinschaft:
Name des Seelsorgers:	Informiert am:
Angebote der Kirchengemeinde/Pfarramt/ Religionsgemeinschaft:	Sonstiges:

Unter den Angeboten der Kirchengemeinde/Pfarramt/Religionsgemeinschaft sind beispielsweise Altenclubs, Altennachmittage oder Besuchsdienste zu verstehen.

Besondere Wünsche

Auch besondere Wünsche des Bewohners/Patienten oder seiner Angehörigen, die von großer Wichtigkeit sind, bedürfen der schriftlichen Fixierung. Diese können sein:

- Bestattungswünsche, Bestattungsinstitut
- Hinweis auf Patiententestament oder Erbtestament
- Hinweis auf Vorsorgevollmacht oder Betreuungsverfügung
- Benachrichtigungswünsche
- Getroffene Vereinbarungen etc.

Bezugpflegepersonen

Das Pflegesystem der Bezugspflege macht eine klare Zuteilung von Pflegekräften und Verantwortlichkeiten für den Bewohner/Patienten nötig.

Name der Pflegekraft:	von	bis
Name der Pflegekraft:	von	bis
Name der Pflegekraft:	von	bis

Verantwortlichkeit der Stammdatenerfassung

Die Erfassung der Stammdaten endet mit einer Angabe zur aufnehmenden Pflegekraft und deren Unterschrift bzw. Handzeichen und Datum (vgl. Kap. 4.4 Rechtliche Relevanzen).

Erstellt am:	Von Pflegefachkraft:	Unterschrift/Hdz.:

! **Merke**

Änderungen, die sich im Laufe des Pflegeprozesses in den Stammdaten ergeben, müssen nicht zwangsläufig zu einer gesamten Neuerstellung führen.

Die Änderungen können mit einer anderen Farbe eingetragen oder mit Textmarker hervorgehoben werden und müssen ebenso mit Datum und Handzeichen versehen sein. Dies trifft selbstverständlich auch auf eine generelle Aktualisierung des Gesamtdokuments zu.

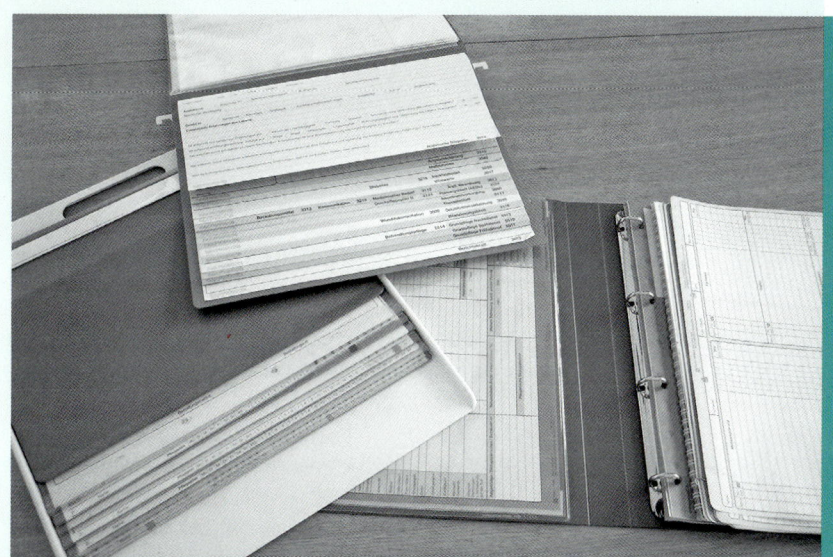

Moderne Dokumentationssysteme als Planette (links), Hängedatei (Mitte) und Ringbuchsystem (rechts)

3.2.2   Die Pflegeanamnese

„**Anamnese** (gr. ἀνάμνοις Erinnerung), f: (engl., anamnesis); Krankengeschichte; Art, Beginn u. Verlauf der aktuellen Beschwerden, die im ärztl. Gespräch mit dem Pat. (Eigenanamnese) u./od. dessen Angehörigen (Fremdanamnese) erfragt werden; zusammen mit der klin. Untersuchung werden durch die A. 70 % der Diagnosen gestellt. Die A. vermittelt Informationen über die akuten Sympt. u. frühere Erkrankungen, die i. R. anat., physiologischer u. biochem. Zusammenhänge zu interpretieren sind. Die A. umfasst 10 einzelne Interviewschritte: 1. Vorstellung u. Begrüßung zur Herstellung einer Vertrauenssituation; 2. Gestalten einer ruhigen u. ungestörten Atmosphäre, Wahrnehmen der nonverbalen Äußerungen (u. a. Sprechtempo, Lautstärke, Sitzposition, Blickkontakt); 3. Landkarte der Beschwerden, bio-psycho-soziale Lage des Pat. beachten; 4. Erfassen der jetzigen Beschwerden/akuten Sympt. in Hinblick auf zeitliches Auftreten, Qualität, Intensität, Lokalisation u. evtl. Ausstrahlung, Begleitzeichen, Umstände, die das Symptom verschlimmern, u. Gegebenheiten, bei denen es auftritt; 5. Eigenanamnese; 6. Familienanamnese; 7. psych. Entwicklung; 8. Sozialanamnese (5.–8. als Einheit erfassen); 9. Systemanamnese, präzisierende Fragen zu bestehenden Sympt. u. Thematisierung anderer Organsysteme; 10. Gelegenheit für Pat., Fragen zu stellen; patientengemäße Adaptierung des Behandlungsplans."
(Pschyrembel, 2007, S. 79)

„**Pflegeanamnese** (Anamnese*), f: (engl., nursing anamnesis); Informationssammlung über den Pat. als Grundlage für die Pflegeplanung; umfasst die Feststellung von 1. Personalien, 2. Diag. u. Ther. sowie entspr. Verordnungen, 3. körperl. Zustand, 4. individuellen Bedürfnissen des Pat. (u. evtl. seiner Angehörigen bzw. Freunde), 5. Ausmaß der Pflegebedürftigkeit, 6. Fähigkeit zur Mitarbeit (vorhandene Kompetenzen zur Selbstpflege), 7. Defiziten, die durch professionelle Pflege zu ersetzen sind."
(Pschyrembel, 2007, S. 1480)

Der Begriff der Pflegeanamnese leitet sich gemäß obiger Definitionen aus der medizinischen Anamnese ab und dient als Grundlage zur Pflegeplanung.

Die Pflegeanamnese ist das Kernstück der Informationssammlung.

Von ihr gehen alle Pflegebemühungen aus, unabhängig davon, ob es zu einer Beschreibung einzelner Pflegeprobleme im Rahmen der späteren Pflegeplanung kommt oder feststehende Pflegemaßnahmen, wie z. B. die tägliche Ganzkörperwaschung, durchgeführt werden.

 Fehler und Unvollständigkeiten in der Pflegeanamnese ziehen sich durch alle folgenden Schritte des Pflegeprozesses!

Aufbau der Pflegeanamnese

In Deutschland hat sich in den Dokumentationssystemen die Gebundenheit an ein Pflegemodell etabliert. Das hat zur Folge, dass die in der obigen Definition zur Pflegeanamnese genannten Punkte *3. körperlicher Zustand* bis hin zu *7. Defizite, die durch professionelle Pflege zu ersetzen sind,* in die Strukturen der jeweiligen Pflegemodelle integriert sind.

So zeigt Monika Krohwinkel beispielsweise in ihrem Modell der fördernden Prozesspflege 13 Aktivitäten, Beziehungen und existenzielle Erfahrungen des Lebens auf (ABEDL®, vgl. Kap. 1 Pflegemodelle). Die Situation des Bewohners/Patienten wird somit in 13 verschiedenen Bereichen dargestellt, die sich wiederum ganzheitlich gegenseitig beeinflussen. Die Pflegeanamnese einer Pflegeeinrichtung, die sich das Krohwinkel, sche, Modell zur Grundlage ihres Konzeptes erkoren hat, umfasst demnach mindestens 13 Dokumentationsfelder.

 Merke

Die Pflegeanamnese gliedert sich nach dem jeweils angewendeten Pflegemodell, d. h., gerade durch die Pflegeanamnese wird das Pflegemodell ersichtlich.

Das verwendete Dokumentationssystem, insbesondere der Anamnesebogen, muss demnach eine klare Struktur erkennen lassen, die eindeutige Schlüsse auf das Pflegemodell zulässt.

Das Pflegemodell nach Krohwinkel gilt als Weiterentwicklung der ATL nach Juchli respektive Roper u. a. und stellte sich gerade für den Altenpflegebereich infolge der biografisch orientierten Sichtweise als besonders geeignet heraus. Weiterhin betont das Modell vorhandene Fähigkeiten und Ressourcen eines Pflegebedürftigen, die sich auch in der Pflegeanamnese niederschlagen.

 Die in diesem Buch dargestellte Anamneseerfassung stützt sich deshalb auf die ABEDL®, lässt sich in den Details aber problemlos auf andere Modelle übertragen.

Hinweise zur gerontopsychiatrischen Erfassung

Ein besonderes Problem der Anamnese stellt sich in der Erfassung gerontopsychiatrischer Sachverhalte. Gemeint sind hiermit besondere Verhaltensmuster von Bewohnern/Patienten im Sinne der gerontopsychiatrischen Erkrankungsformen, wie z. B. Demenz vom Alzheimertyp, Wahnideen oder Depressionen.
Diese können einerseits in einem gesonderten Anamneseblatt erfasst werden, andererseits auch direkt in die einzelnen ABEDL®-Bereiche integriert werden. Verschiedene Hersteller von Dokumentationssystemen bieten diese Zusatzformulare oder spezifische gerontopsychiatrische Assessmentinstrumente an.

Wir als Autoren vertreten hier die Auffassung, dass diese Besonderheiten generell in der Pflegeanamnese Aufnahme finden müssen, zumal die statistisch nachgewiesene Häufigkeit psychiatrischer Erkrankungen oder psychischer Einschränkungen im Alter signifikant hoch ist bzw. deren Auftreten und Zunahme bei länger andauernder Pflegebedürftigkeit mit hoher Wahrscheinlichkeit zu erwarten ist.
Wir bemühen uns daher, auch diese komplexen Inhalte im Folgenden zu berücksichtigen.

Merke

Gerontopsychiatrische Erscheinungen müssen in der Anamnese beschrieben werden.

Hinweise zum biografischen Bezug

Von besonderer Bedeutung hinsichtlich des Verständnisses der Verhaltensweisen alter Menschen ist der biografische Bezug der einzelnen Angaben zum aktuellen Geschehen. Wenn in einem Anamneseabschnitt z. B. das Schlafverhalten beschrieben wird, sind auch diesbezügliche frühere Gewohnheiten zu berücksichtigen. Das aktuell beobachtbare Verhalten alter Menschen fußt in der Regel auf der Summe der Erfahrungen ihres Lebens. Diese biografischen Details festzuhalten, ist ebenso Absicht der Anamnese. In Verbindung mit dem Biografieblatt (vgl. Kap. 3.2.3) lassen sich dann gezielte stimulierende Elemente der Pflege planen und durchführen. In diesem Sinne wäre es auch nicht verkehrt, von einer „biografischen Anamnese" zu sprechen.

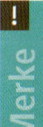

Merke

Eine Pflegeanamnese sollte auch biografisch orientiert sein.

Hinweise zu medizinischen Diagnosen

Die Anamnese stellt den Bezug zwischen den in den Stammdaten erfassten medizinischen Diagnosen und den daraus resultierenden Alltagsproblemen des Bewohners/Patienten her.

Beispiel

Ein Patient erleidet einen Schlaganfall mit Halbseitenlähmung und Sprachstörung. Diese Diagnose ist aus den Stammdaten bekannt. Die Folgen dieser Diagnose müssen nun in der Anamnese auftauchen: Mobilitätseinschränkung, Essstörung, Kommunikationsprobleme etc.

Merke

Die Pflegeanamnese muss auf die Folgen einer medizinischen Diagnose hinweisen und auf diese Diagnose eingehen.

Eine Pflegeanamnese umfasst ferner:

a) Pflegerelevante Vorgeschichte
b) Persönliche Pflegegewohnheiten
c) Bedürfnisse/Wünsche/Abneigungen

d) Aktuelle Ressourcen/Fähigkeiten
e) Aktuelle Probleme/Defizite

Zu a): **Pflegerelevante Vorgeschichte**: Aufzuzeichnen sind die Entwicklung und der Weg der Pflegebedürftigkeit. Sollte kein entsprechendes Feld im Dokumentationssystem vorgesehen sein, lässt sich dies auch in der ABEDL® 13 nachvollziehbar dokumentieren.

Zu b): Die **Gewohnheiten** sind möglichst den einzelnen ABEDL® zuzuordnen.

Zu c): Die **Bedürfnisse/Wünsche und Abneigungen** können ebenso den ABEDL® zugeordnet werden.

Zu d) und e): Was sind **Ressourcen/Fähigkeiten** bzw. **Probleme/Defizite**?

Krohwinkel (2007) ordnet die Ressourcen und Defizite der Umgebung/Umwelt zu, die Fähigkeiten und Probleme dem Menschen/der Person.

Alles, was der Mensch noch an Tätigkeiten ausführen, steuern und entscheiden kann, wird als Fähigkeit bezeichnet. Gibt es diesbezügliche Einbußen und/oder Beeinträchtigungen, spricht man von einem Problem.

Zur Erfüllung seiner Fähigkeiten benötigt der Mensch oft Ressourcen, wie z. B. das Hilfsmittel Rollator zum Gehen. Steht dieses Hilfsmittel in der Umgebung zur Verfügung, gilt es als Ressource; fehlt es, spricht man von Defizit. Diese Definition hat sich in den letzten Jahren allerdings nicht eindeutig durchgesetzt, sodass auch weiterhin in diesem Buch die Begriffe Fähigkeiten und Ressourcen synonym verwendet werden.

Inhalte der Pflegeanamnese

Die Anamneseinhalte gliedern sich gemäß dem Pflegemodell nach Krohwinkel in 13 ABEDL® auf (vgl. Kap. 1). Ein käuflich erworbenes Dokumentationssystem muss auf dem Anamneseblatt demnach genügend Platz bieten, will es die Darstellung aller relevanten Daten anschaulich und übersichtlich ermöglichen. Viele Systeme stoßen hier sehr schnell an ihre Grenzen und lassen kaum Details zu. In Kapitel 5 werden wir genauer auf dieses Problem eingehen.

Es kommt im Zuge der Faktensammlung nun weniger auf die Reihenfolge, als vielmehr auf die Vollständigkeit an, wenngleich es sich empfiehlt, dem Modell zu folgen.

> **Hinweis:**
>
> Die im Folgenden dargestellten Bereiche und die entsprechenden Hinweise dienen der Übersicht und als Richtlinie für Detailinhalte. Die Tatsache, dass sie in manchen Dokumentationssystemen nicht vorzufinden sind, entbindet die Pflegefachkraft nicht von der Pflicht, gerade auch diese Inhalte zu hinterfragen und individuell zu dokumentieren. Dafür können auch ganz einfache Beiblätter angelegt werden, auf die an entsprechender Stelle verwiesen wird.
>
> Selbstverständlich kann nicht bei allen Bewohnern/Patienten die Anamnese so ausführlich und detailreich ausfallen, wie nachfolgend geschildert. Die zuständige Pflegefachkraft hat zu entscheiden, in welchem Umfang bei welchen Bewohnern/Patienten welche Details jeweils individuell zu erheben sind. Dies ist maßgeblich von der jeweiligen Schwere der Pflegebedürftigkeit und den sozialen und medizinischen Umständen abhängig.

Ein besonderes Augenmerk legt Krohwinkel (2007) auf die drei ABEDL® „Kommunizieren können", „Sich bewegen können" sowie „Vitale Funktionen aufrechterhalten können". Gerade diese verursachen prioritär im Umfang von 68–87 % aller Fälle Pflegeprobleme in den anderen ABEDL®. Aus diesem Grunde sollte bereits bei der Anamnese die Aufmerksam besonders darauf gelegt werden.

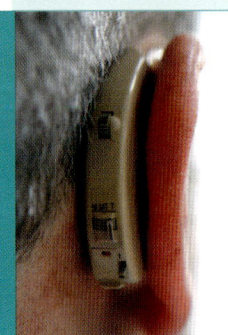
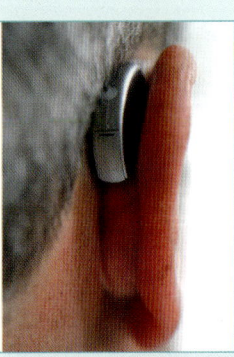

1. Bereich: Kommunikation

Pflege heißt in erster Linie kommunizieren: In jedem Augenblick der Pflege, in dem eine Begegnung unter Menschen stattfindet, ergibt sich zwangsläufig eine Kommunikation. Diese kann unterschiedliche Ausprägungen und Formen annehmen und von Beziehungen, der Umgebung und vielen weiteren Faktoren positiv oder negativ beeinflusst werden.

Hörhilfen als Grundhilfsmittel zur Kommunikation

Kommunikation hängt ab von		
Wahrnehmung Sehen Hören Tasten/Fühlen Riechen Schmecken	**Verarbeitung der Wahrnehmung/Reize** + **Vorbereitung zur Rückmeldung** = **Kognitive Kompetenz**	**Rückmeldung** **Verbal:** Artikulation Tonfall/Höhe Sprachmotorik **Nonverbal:** Mimik Gestik Körpersprache

Kommunikation in Abhängigkeit von Wahrnehmung, Reizverarbeitung und Rückmeldung

Der Vorgang einer Kommunikation an sich ist im Wesentlichen abhängig von der Wahrnehmung der von einem Sender ausgehenden Nachricht. Um diese Nachricht korrekt empfangen und anschließend auch verarbeiten zu können, bedarf es zunächst intakter Wahrnehmungskanäle, wie z. B. einem weitgehend intakten Gehör.

Das Gehörte wird im Gehirn verarbeitet, indem es mit dem Gedächtnis/Wortschatz, den bisher erlebten Erfahrungen und subjektiven Empfindungen abgeglichen wird. Dazu wiederum ist eine weitgehend unbeeinträchtigte Funktion des Gehirns nötig, auch um die entsprechende zielgerichtete Rückmeldung bewusst vorzubereiten. Man spricht in diesem Zusammenhang von der *kognitiven Kompetenz*. Gerade Menschen mit Defiziten in diesem Bereich, z. B. bei Demenz, tun sich deshalb in der Kommunikation schwer.

Die Rückmeldung, die beispielsweise in Form einer Antwort auf eine Frage erfolgt, kann sich nun verbal oder nonverbal darstellen. In der verbalen, gesprochenen Form kommt es darauf an, die Sprache entsprechend zu artikulieren und zu modulieren. Hierzu muss der Sprechapparat funktionsfähig sein, wohingegen die nonverbale Antwort durch Handzeichen oder Kopfbewegung den gut funktionierenden Bewegungsapparat voraussetzt.

Um nun den Bezug zur Anamnese herzustellen, muss die Pflegekraft das Kommunikationsvermögen ihres Bewohners/Patienten einschätzen und beurteilen können.

!

Merke

Kommunizieren umfasst in der Anamnese die Bereiche der Wahrnehmung, der kognitiven Kompetenz und die Fähigkeit zur Rückmeldung.

Wahrnehmungsbereiche

Wie oben erwähnt, können wichtige Informationen nicht zur Verarbeitung gelangen, wenn falsche Wahrnehmungskanäle benutzt werden oder die vorgesehenen nicht intakt sind. Es ist demzufolge primär abzuklären, wie es um die Wahrnehmungskanäle bestellt ist. Diese Feststellungen dienen im Nachhinein der zielgerichteten Pflege, wenn stimulierende Maßnahmen in der Pflegeplanung Berücksichtigung finden sollen.

Die Wahrnehmungskanäle gliedern sich in:

- Sehvermögen/Sehsinn; visuelle Wahrnehmung
- Hörvermögen/Hörsinn; auditive Wahrnehmung
- Tastsinn/Gleichgewichtssinn/Empfindung; taktil-haptische und sensorische Wahrnehmung
- Geruchssinn; olfaktorielle Wahrnehmung
- Geschmackssinn; gustatorische Wahrnehmung

Verständlicherweise taucht die Frage auf, welche Bedeutung denn Geruch und Geschmack in der Kommunikation spielen und weshalb sie in der Anamnese berücksichtigt werden sollten. Wie schon genannt, können sie sich in der späteren Folge des Pflegeprozesses als Ressourcen, vor allem z. B. hinsichtlich des Konzeptes der Basalen Stimulation®, erweisen. Es wäre demgegenüber auch richtig, Geruch und Geschmack in der ABEDL® Essen und trinken können aufzuführen.

Folgende Leitfragen sollen zur Anamneseerstellung hilfreich sein:

Kommunizieren: Leitfragen zur Wahrnehmung	
Bereich visuelle Wahrnehmung/ Sehvermögen	Liegt eine Sehstörung vor? Welcher Art? Liegt ein bestimmter Grund vor (Glaukom, Katarakt o. Ä.)? Benötigt der Bewohner eine Brille o. a. Sehhilfe? Welcher Art (Lesebrille, Fernbrille)? Wann wurde das Sehvermögen zum letzten Mal getestet? Wann wurde die Sehhilfe zum letzten Mal angepasst? Gibt es besondere biografische Hinweise, z. B. Empfindlichkeiten, häufige Bindehautentzündungen …?
Bereich auditive Wahrnehmung/ Hörvermögen	Ist das Hörvermögen eingeschränkt? Grund der Einschränkung? Wie hoch ist der Grad der Einschränkung? Wurde ein Hörtest durchgeführt? Trägt der Bewohner ein Hörgerät? Wenn ja, an welchem Ohr? Welche Art von Hörgerät? Ist das Hörgerät exakt eingestellt? Warum lehnt der Bewohner das Hörgerät ab? Wann wurden die Hörorgane das letzte Mal untersucht bzw. das Hörgerät angepasst? Gibt es besondere biografische Hinweise, z. B. frühere Probleme mit den Ohren …?
Bereich Tastsinn/Gleichgewicht/ Empfindung	Wie reagiert der Bewohner auf nonverbale Kommunikationsangebote? Sind die sensorischen Wahrnehmungskanäle intakt oder liegen punktuelle Störungen vor? Art der Störungen (z. B. Sensibilitätsstörungen oder Neglect durch Hemiplegie)? Lässt sich die Basale Stimulation (z. B. bei Waschungen) einsetzen? Welche Berührungen akzeptiert oder bevorzugt der Kunde, welche lehnt er ab? Gibt es besondere biografische Hinweise, z. B. typische berufliche Berührungsmuster …?
Bereich olfaktorielle Wahrnehmung/ Geruchsinn (ggf. auch möglich in ABEDL® Essen und trinken können)	Ist der Geruchsinn intakt? Welche Störungen liegen vor? Können Geruchsreize eingesetzt werden? Welche Gerüche werden bevorzugt, welche abgelehnt? Gibt es besondere biografische Hinweise, z. B. Arbeit in der Werkstatt mit Ölgeruch …?
Bereich gustatorische Wahrnehmung/ Geschmackssinn (ggf. auch möglich in ABEDL® Essen und trinken können)	Ist der Geschmackssinn intakt? Welche Einschränkungen liegen vor und aus welchem Grund? Welche Geschmacksrichtungen werden bevorzugt, welche abgelehnt? Können Geschmacksreize gezielt eingesetzt werden? Gibt es besondere biografische Hinweise, z. B. Gewohnheiten, frühere berufliche Tätigkeiten im Küchenbereich oder Haushalt …?

Kognitive Kompetenz

Nach der Abklärung der Funktionalität der Wahrnehmungskanäle steht die Ermittlung des kognitiven Zustandes im Vordergrund. An dieser Stelle können die Ausformungen der evtl. gegebenen psychiatrischen Erkrankungen bzw. der psychischen Beeinträchtigungen ihren Niederschlag finden, da hierin viele Reaktionsmuster gerade hinsichtlich der Kommunikation begründet sind, die für die gerontopsychiatrische Pflege eine enorme Bedeutung haben.

 Die Beschreibung der kognitiven Kompetenz und des Bewusstseinszustandes ist für die gerontopsychiatrische Pflege unerlässlich.

Wichtig ist in der Anamneseerfassung in diesen und folgenden Abschnitten, dass seelisch-geistige Erkrankungen nicht als medizinische Diagnose, sondern insbesondere deren Erscheinungsbilder und deren Folgen und Auswirkungen im Alltag und in den restlichen ABEDL® anschaulich benannt werden. Siehe hierzu die exemplarische Darstellung am Ende von Kapitel 3. Die medizinischen Diagnosen wurden ja bereits an anderer Stelle der Pflegedokumentation aufgelistet. Im weiten Sinne ist die Erfassung der kognitiven Kompetenzen mit der „Beobachtung des Bewusstseins" gleichzusetzen. Die Gesamtheit der Beobachtung des Bewusstseins beschreibt letztendlich die Erscheinungsform – das Aussehen – einer zugrunde liegenden Erkrankung oder Behinderung und ermöglicht detaillierte Aussagen über Fähigkeiten, Ressourcen sowie Defizite und Probleme eines Pflegebedürftigen.

> **i** **Definition**
>
> **Bewusstsein:** „Gesamtheit aller psychischen Vorgänge (Gedanken, Gefühle, Wahrnehmungen), verbunden mit dem Wissen um das eigene ‚Ich' und die Subjektivität dieser Vorgänge. Bei einer Bewusstseinsstörung ist diese Gesamtheit gestört."
> *(Bazlen u. a., 2002, S. 1379)*

Unter dem Begriff *Bewusstsein* ist also mehr als das weitläufig gebräuchliche Verständnis vom bewussten oder bewusstlosen, vom wachen oder komatösen Menschen zu verstehen. Diese Definition hilft uns, den inhaltlichen Aufbau einer Anamnese im Sinne der kognitiven Kompetenzen nachzuvollziehen und umfasst:

1. Bewusstsein/Wachheit
2. Wahrnehmungsstörungen
3. Aufmerksamkeit und Konzentration
4. Orientierung
5. Gedächtnis
6. Denken
7. Affekt
8. Antrieb
9. Ich-Erleben
10. Befürchtungen und Zwänge

Zu 1: Bewusstseinsstörungen
Unterschieden werden
- quantitative Bewusstseinsstörungen mit Minderung der Wachheit und
- qualitative Bewusstseinsstörungen mit veränderten Bewusstseinsinhalten.

Mögliche Anamneseinhalte:

Kommunizieren: Leitfragen zur Situation des Bewusstseins	
Quantitatives Bewusstsein	Ist der Bewohner klar ansprechbar und wach? Öffnet er die Augen spontan, nach dem Ansprechen oder nach äußeren Reizen (Schmerzreiz)? Reagiert der Bewohner orientiert mit klaren verbalen Äußerungen oder verwirrt, unzusammenhängend, unverständlich, gar nicht? Kann der Bewohner Anleitungen befolgen? Zeigt er gezielte, ungezielte oder gar keine Abwehrbewegungen oder motorische Reaktionen? Ist der Bewohner schläfrig/somnolent und wie ist seine Weckbarkeit?
Qualitatives Bewusstsein	Kann der Bewohner seine Situation klar einschätzen? Wirkt er entrückt, fasziniert, ekstatisch?

Zu 2: Wahrnehmungsstörungen
Eine unmittelbare Verbindung zwischen den bereits oben behandelten Wahrnehmungsgebieten und dem Bewusstsein zeigt sich im Bereich der geistigen Wahrnehmungsstörungen. Diese treten bei Halluzinationen, Schizophrenien, Wahn, Demenz u. a. auf.

Zu 3: Aufmerksamkeits- und Konzentrationsstörungen

Hinweise in diesem Bewusstseinsbereich sind sehr hilfreich, wenn es im Rahmen der Tagesgestaltung um ein Beschäftigungsangebot oder im rehabilitativen Aspekt um das Wiedererlernen von Fähigkeiten zur Alltagsbewältigung geht. Viel wertvolle Pflegezeit wurde schon vergeudet, weil man sich nicht vorher über das Konzentrationsvermögen informiert hatte.

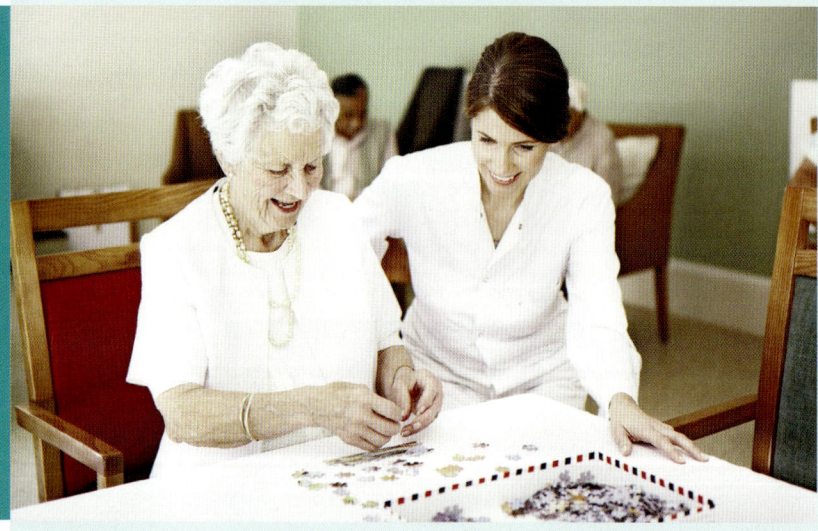

Konzentration – bei Beschäftigungsangeboten erforderlich

Zu 4: Orientierungsstörungen

Die Orientierungsstörungen sind jene Formen der Bewusstseinsstörungen, mit denen die Pflegekräfte in der Altenpflege am häufigsten in Berührung kommen. Von ihrer genauen Beobachtung und Beschreibung hängt sehr viel ab, vor allem, da viele Pflegebedürftige bereits bei kleinen Defiziten fälschlicherweise als desorientiert bezeichnet und somit stigmatisiert werden.

Bei den Orientierungsstörungen unterscheidet man

- die zeitliche Orientierungsstörung,
- die örtliche Orientierungsstörung,
- die situative Orientierungsstörung,
- die persönliche Orientierungsstörung.

Kommunizieren: Leitfragen zu Orientierungsstörungen	
Zeitliche Orientierung	Kann der Bewohner das Jahr, die Jahreszeit, den Monat, den Tag, die Tageszeit und die Uhrzeit richtig einordnen und benennen? Braucht er Hilfestellung? Macht der Einsatz von zeitlichen Orientierungshilfen (Kalender, Uhr) Sinn? Kann der Bewohner jahreszeitliche Erscheinungen (Christbaum = Weihnachtszeit) zuordnen?
Örtliche Orientierung	Kann der Bewohner seinen derzeitigen Aufenthaltsort benennen? Kennt er das Haus, das Stockwerk, in dem er lebt? Findet er die Toilette, das Bad o. a. auf? Gelingt dies mit Hinweisen oder muss er geleitet werden? Macht der Einsatz von räumlichen Orientierungshilfen (Toilettenbeschriftung, Zimmernummer ...) Sinn bzw. wie sollten sie beschaffen sein?
Situative Orientierung	Kann der Bewohner jeweils die aktuelle Situation einschätzen (z. B. dass er bei bestimmten Verrichtungen der Hilfe bedarf ...)? Weiß er, was (mit ihm) geschieht? Hat er einen Bezug zur Realität? Kennt er seine Rolle als Heimbewohner/Patient?
Persönliche Orientierung	Kann der Bewohner richtige Auskünfte über sich selbst geben (Namen, Geburtsdaten usw.)? Erkennt er nahestehende Angehörige, bekannte und vertraute Personen (auch Pflegekräfte) wieder?
Allgemein	Gibt es evtl. Auslöser der Orientierungsstörung? Tritt sie zu bestimmten Tageszeiten vermehrt auf? Ist der Grund der Desorientierung bekannt? Reduzieren vielleicht Medikamente die Orientierung? Auf welche anderen ABEDL® wirkt sich diese Störung aus?

Orientierungsstörungen treten der Erfahrung nach gemäß der oben angeführten Reihenfolge auf und geben so auch Auskunft über den Verlauf und die Schwere einer geistigen Erkrankung.

Zu 5: Gedächtnisstörungen

Von Gedächtnisstörungen spricht man, wenn Personen sich Wahrnehmungen und Empfindungen nicht merken bzw. sich später daran nicht erinnern können. Gedächtnisstörungen treten im Alter sehr häufig auf, wobei die Grenze zwischen einer „normalen" Vergesslichkeit und einer Störung des Gedächtnisses nicht mit Bestimmtheit festgelegt werden kann. Auch hier ist die genaue – und wiederholte – Beobachtung unerlässlich, will man vorschnelle Beurteilungen und falsche Einschätzungen vermeiden. Oft zu voreilig wird ein Pflegebedürftiger z. B. als dement angesehen, nur weil er sich in einigen Momenten nicht an etwas zeitlich nahe Zurückliegendes erinnern kann. Das passiert uns schließlich auch immer wieder.

Zur Unterscheidung:

- Störungen der Merkfähigkeit: Neu Aufgenommenes wird nach wenigen Minuten wieder vergessen.
- Störungen des Kurzzeitgedächtnisses: Neu Aufgenommenes kann nach einigen Minuten bis zu wenigen Stunden später nicht mehr abgerufen werden.
- Störungen des Langzeitgedächtnisses: Inhalte, die Monate und Jahre zurückliegen sind nicht mehr abrufbar.
- Unter Umständen kommt es im Zuge von Gedächtnisstörungen zu Konfabulationen: Der Betroffene füllt seine Gedächtnislücken mit teilweise spontanen Einfällen auf und hält diese für reale Erinnerungen.
- Amnesien: Zeitlich oder inhaltlich begrenzte Gedächtnislücken aufgrund eines einmalig/wiederholt auftretenden schädlichen Ereignisses, wie z. B. Gehirnerschütterung, Medikamenten- oder Alkoholvergiftung.

Kommunizieren: Leitfragen zu Gedächtnisstörungen	
Merkfähigkeit	Kann der Bewohner Anleitungen zu einer Verrichtung (z. B. zur Körperpflege) auch wenige Minuten später noch ausführen? Erinnert er sich an Informationen, die er vor wenigen Minuten erhalten hat?
Kurzzeitgedächtnis	Kann der Bewohner sich am Nachmittag noch an das Mittagessen erinnern? Weiß er am Abend noch, ob er nachmittags Besuch hatte und wer es war? Kann er generell Tagesereignisse am Abend wiedergeben? Sind evtl. Gedächtnisstützen einsetzbar bzw. kann der Bewohner mit Gedächtnisstützen umgehen, z. B. Notizzettel?

Langzeitgedächtnis	Wie ausgeprägt ist das Erinnerungsvermögen an Ereignisse, die • wenige Wochen, • wenige Monate, • wenige Jahre, • einige Jahre zurückliegen? Sind Erinnerungshilfen, z. B. Fotos, Musik, Gegenstände u. a., einsetzbar?
Konfabulationen	Gibt der Bewohner wiederholt Aussagen wieder, die nachweisbar nicht der Realität entsprechen können?
Amnesien	Kommt es wiederholt zu Amnesien oder kam es in der Vergangenheit wiederholt dazu?
Allgemein	Treten die Gedächtnisstörungen zu bestimmten Zeiten, in bestimmten Situationen oder generell auf? Sind andere Auslöser bekannt oder werden sie vermutet? Können Drogen oder Medikamente eine Rolle spielen? Auf welche anderen ABEDL® wirkt sich diese Störung aus?

Zu 6: Denkstörungen

Denkstörungen werden unterteilt in

• formale Denkstörungen: Störungen des Gedanken*gang*s, mit veränderter Geschwindigkeit und Fluss der Gedanken und
• inhaltliche Denkstörungen: Störungen des Gedanken*inhalt*s, der sich krankhaft in Form von Wahn äußern kann, Urteilsfähigkeit ist beeinträchtigt. Wahnkranke erleben ihre Wahnideen sehr intensiv und mit ganzer Überzeugung.

Die Erfassung der Denkstörungen ist relativ kompliziert und wird in der Regel von Psychiatern übernommen. Daher ist es ausreichend, sich im Rahmen der Pflegeanamnese auf die wesentlichen Eckpunkte zu beschränken. Sowohl für die Pflege als auch für die ärztliche Therapie erbringen die Beobachtungen, die Pflegekräfte machen können, dennoch wertvolle Hinweise.

Kommunizieren: Leitfragen zu Denkstörungen	
Formale Denkstörungen	• Klagt der Bewohner darüber, dass er nicht mehr denken kann, zu keinem Ergebnis kommt? (Denkhemmung) • Spricht der Bewohner sehr langsam? Ist seine Wortwahl einfach, sein Wortschatz gering? Kann er mitdenken oder fällt ihm dies sichtlich schwer? (Denkverlangsamung) • Kann der Bewohner Wichtiges und Unwichtiges trennen oder bleibt er an Kleinigkeiten hängen? (Umständliches Denken) • Beschäftigen den Bewohner oft unangenehme Gedanken? Sind diese negativen Gedanken alltagsbestimmend? (Grübeln/Perseveration) • Ist der Bewohner in seinem Denkumfang flexibel oder nur auf wenige bis sehr wenige Themen begrenzt? Kehrt er immer wieder zu einem Thema zurück? (Einengung des Denkens) • Wechselt der Bewohner das Thema, springt er hin und her, ohne ein Thema zu Ende zu denken? (Ideenflucht) • Bricht der Bewohner mitten im Gespräch ein Thema ab? Wirkt er dadurch irritiert und setzt er das Gespräch mit einem ganz anderen Thema fort? (Gedankensperre) • Spricht der Bewohner völlig zerrissen und zusammenhangslos, ohne einen Satz klar und deutlich zu formulieren? Reiht er Wörter ohne Zusammenhang aneinander? (Zerfahrenes Denken)
Inhaltliche Denkstörungen/Wahn	• Bezieht der Bewohner (fast) alle Geschehnisse um ihn herum auf sich? Äußert er, dieses oder jenes sei nur seinetwegen geschehen? (Beziehungswahn) • Ist der Bewohner der Überzeugung, dass ganze Geschehen oder Teile davon gegen ihn gerichtet seien? Hat er diesbezüglich große Angst vor bestimmten Menschen, Dingen, Ereignissen, die aus Sicht der Pflegekraft völlig harmlos sind? (Verfolgungswahn) • Sieht sich der Bewohner stets vom finanziellen Ruin bedroht? Hortet er Bargeld in großen Mengen in seinem Zimmer? (Verarmungswahn)

	• Leidet der Bewohner an unrealistischer Selbstüberschätzung, hält er sich für den Klügsten, den Größten? Plant er Dinge, die völlig unrealistisch sind oder fühlt er sich als Einstein, Jesus o. a.? (Größenwahn)
	• Verhält sich der Bewohner, als habe er große Schuld auf sich geladen, obwohl dies nicht der Realität entspricht? Spricht er oft von „Gottes Strafe" oder von der Polizei u. Ä.? (Schuldwahn)
	• Sieht der Bewohner in normalen Ereignissen und Dingen eine Bedrohung für seine Gesundheit? Reagiert er auf harmlose körperliche Einschränkungen mit völlig übersteigerten Ängsten? Fühlt er sich stets krank und vom Tode bedroht? Sucht er an sich ständig Krankheitsmerkmale? (Hypochondrischer Wahn)
	• Versteckt der Bewohner Gegenstände, die er dann nicht mehr findet? Beschuldigt er schnell andere Personen des Diebstahls? Macht er beim Betreten des Zimmers durch eine andere Person einen gehetzten und verheimlichenden Eindruck? (Bestehlungswahn)
	• Verweigert der Bewohner die Nahrung, weil er sie für vergiftet hält? Fasst er Gegenstände nicht mit bloßen Händen an? Hält er unvermittelt den Atem an oder weigert er sich, einen bestimmten Raum zu betreten? (Vergiftungswahn)
Allgemein	Treten die Denkstörungen zu bestimmten Zeiten, in bestimmten Situationen oder generell auf? Sind andere Auslöser bekannt oder werden sie vermutet? Können Drogen oder Medikamente eine Rolle spielen? Auf welche anderen ABEDL® wirkt sich diese Störung aus?

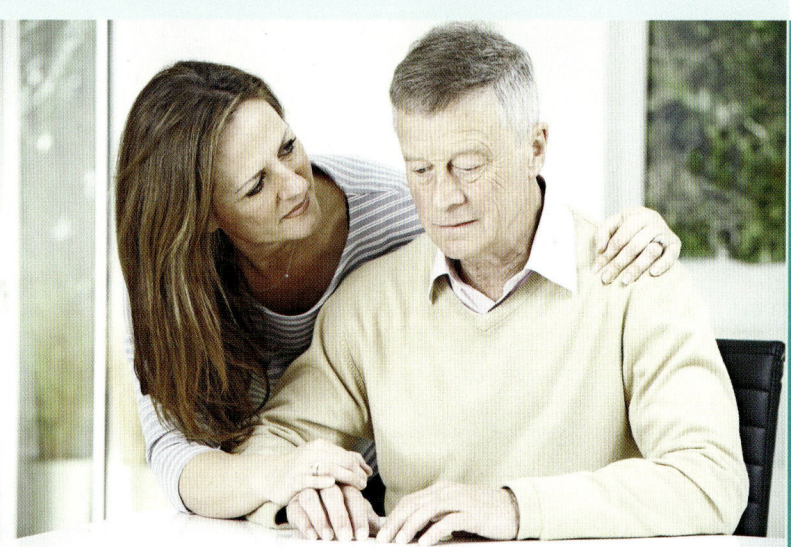

Der Wahnkranke benötigt ganz besondere Umgangsformen.

Zu 7: Affektstörungen

Mit Affektstörungen sind Auffälligkeiten im emotionalen Bereich der Gefühle und Stimmungen gemeint, die sich von der „Norm" abheben. Affektstörungen exakt zu definieren, fällt angesichts der Bandbreite und der verwaschenen Abgrenzung zwischen Norm und Individualität schwer. Zudem beeinflussen unterschiedliche kulturelle und gesellschaftliche Einflüsse und Bedingungen die Festlegung.

Affektstörungen können vielschichtige Erscheinungsformen vorweisen. Sie alle in einer Pflegeanamnese zu bestimmen, würde den Rahmen sprengen.

Der Auftrag an die Pflegenden lautet daher, die Grundstimmungslagen des Bewohners/Patienten zu eruieren und etwaige Schwankungen und Ausprägungen in der Anamnese schriftlich zu fixieren.

Kommunizieren: Leitfragen zu Affektstörungen

Negative Stimmungslagen	• Treten gelegentlich/häufig/überwiegend depressive Stimmungslagen/Nieder-geschlagenheit auf? Empfindet der Bewohner noch über etwas Freude oder über-wiegt die Freudlosigkeit? (Depression) • Sieht der Bewohner gelegentlich/häufig/überwiegend ohne Perspektiven in die Zukunft? Ist seine Stimmung von Hoffnungslosigkeit geprägt? • Zeigt der Bewohner gelegentlich/häufig/überwiegend Ängstlichkeit? • Klagt der Bewohner gelegentlich/häufig/überwiegend über die eigene Gefühllosig-keit, eine innere Leere, ein Gefühl des inneren Abgestorbenseins? • Spricht der Bewohner gelegentlich/häufig/überwiegend über Gefühle der Wertlosig-keit? • Zeigt sich eine dysphorische/missmutige Grundstimmung? • Tun sich andere negative Gefühlslagen auf?
Positive Stimmungslagen	• Wirkt der Bewohner gelegentlich/häufig/überwiegend ausgesprochen euphorisch? • Weist der Bewohner eine freudige/gut gelaunte Grundstimmung auf? • Strahlt der Bewohner Zuversicht und Hoffnung aus? Wirkt er motiviert und koopera-tiv? • Zeigt der Bewohner ein „gesundes" Selbstwertgefühl?
Stabilität/Labilität (Stimmungs-schwankung)	• Sind die Stimmungslagen sehr wechselhaft oder eher stabil? • Springen sie extrem zwischen positiv und negativ? • Zeigt der Bewohner eine generelle Affektarmut, kann er seine Gefühle überhaupt zum Ausdruck bringen? • Besteht ein Widerspruch zwischen den gezeigten Emotionen und den realen Erleb-nissen (trauriger Anlass – positive Stimmung). • Treten mitunter widersprüchliche Gefühle zugleich auf?
Allgemein	Treten die Affektstörungen zu bestimmten Zeiten, Tageszeiten oder Anlässen auf (z. B. auch nach Besuchen von Angehörigen)? Sind weitere auslösende Faktoren bekannt (z. B. Medikamente)? Auf welche anderen ABEDL® wirkt sich diese Störung aus?

Zu 8: Antriebsstörung

Eine Antriebsstörung liegt vor, wenn die innere Kraft, die den Menschen zur Aktivität antreibt, sehr erhöht oder vermin-dert ist. Beide Ausschläge sind auf Dauer für den Gesamtorganismus schädlich, weshalb auch diese Merkmale Aufnah-me in die Pflegeanamnese finden müssen. Alternativ eignet sich auch der Bereich Bewegung.

Man unterscheidet zwischen:

• Antriebsarmut: Dem Betroffenen fehlt der Ansporn, die Initiative und innere Energie, Aktivitäten von sich aus zu beginnen und zu vollenden (Bewohner beginnt zögerlich sich zu waschen und lässt sich dann „hängen").
• Stupor: Schwerste Form der Antriebsstörung mit völligem Erliegen der motorischen Beweglichkeit. Stupor und Antriebsarmut zeigen sich typischerweise im Krankheitsverlauf von Depressionen, können natürlicherweise auch zeitlich begrenzt aus einem aktuellen, traurigen Anlass entstehen.
• Antriebssteigerung: Der Betroffene scheint in seinem Tatendrang nicht aufzuhalten zu sein, er strotzt vor Energie, befindet sich in ständiger Bewegung. In einer Pflegeplanung müssen Maßnahmen zur sinnvollen Umlenkung die-ser Energie gefunden werden. Die Antriebssteigerung tritt in der Regel im Rahmen der Manie auf.

Kommunizieren: Leitfragen zu Antriebsstörungen

Antriebsarmut	Zeigt der Bewohner von sich aus Initiativen zu einer Alltagsverrichtung? Muss er wie-derholt zu einer Tätigkeit aufgefordert werden? Ist er insgesamt motivierbar? In wel-chen Aktivitäten bedarf es besonders großer Motivationsarbeit? Auf welche besonde-ren Angebote hin ist der Bewohner zu motivieren? Drückt seine Körperhaltung die Antriebsschwäche aus?
Stupor	Wie äußert sich der Stupor, in welcher Körperhaltung? Nimmt der Bewohner diese Haltung immer ein? Wie lange verharrt der Bewohner in dieser Stellung? Sind körper-liche Folgeschäden (Dekubitus, Kontraktur …) zu befürchten?

Antriebssteigerung	Zeigt sich die Bewegungsunruhe nur in bestimmten Handlungen oder generell? Kann der Bewohner noch ausreichend Distanz zu anderen Menschen halten oder „überfährt" er sie? Zeichnen sich Erschöpfungszustände ab? Kann der Bewohner seine Energie mithilfe des Pflegepersonals in andere Aktivitäten umleiten? Drohen körperliche Folgeschäden (Kreislaufüberlastung, Atmungsinsuffizienz …)?
Allgemein	Zu welchen Zeitpunkten oder Anlässen treten die Antriebsstörungen auf? Können Medikamente das Antriebsbild verändern? Gibt es andere Einflussfaktoren, die fördernd oder hindernd auf den Antrieb wirken? Auf welche anderen ABEDL® wirkt sich diese Störung aus?

Zu 9: Störungen des Ich-Erlebens

Die eigene Persönlichkeit, das eigene „Ich" wird als gestört erlebt. Dadurch kommt es auch zu Störungen der Abgrenzung gegenüber der Umwelt. Ich-Störungen gehen mit vielen Ängsten einher, nehmen immensen Einfluss auf das tägliche Leben des Betroffenen und verlangen von den Pflegenden neben viel Empathie auch eine gezielte Tagesplanung. Die Störungen treten insbesondere bei Schizophrenien auf.

Auch hier kann die Anamnese nur einen Teil beleuchten, vorrangig die Störungen, die sich im Alltag am schwerwiegendsten auswirken.

Kommunizieren: Leitfragen zu Störungen des Ich-Erlebens	
Derealisation	Klagt der Bewohner über eine veränderte Umgebung? Erscheint sie ihm unvertraut? Wirkt sie fremd auf ihn? (Wurden z. B. in der Vorstellung des Bewohners die Möbel verstellt, die Wände gestrichen?)
Depersonalisation	Hat der Bewohner Probleme, seine eigene Persönlichkeit wiederzuerkennen, anzunehmen? Kommt er sich selbst fremd und unwirklich vor? Stellt er selbst die Frage nach dem eigenen Ich? Hat er Probleme beim Blick in den Spiegel?
Gedankenausbreitung	Ängstigt sich der Bewohner, dass andere seine Gedanken lesen könnten? Äußert er, die anderen wüssten, was er denke?
Gedankenentzug	Beschwert sich der Bewohner des Öfteren, dass andere ihm seine Gedanken „stehlen" würden, dass seine Gedanken plötzlich weg wären?
Gedankeneingebung	Teilt der Bewohner öfters mit, er denke eigentlich ganz anders, doch ihm werde es eingegeben, von anderen als Gedanken „implantiert"?
Fremdbeeinflussungserlebnisse	Klagt der Bewohner über fremdartige Einflüsse, die ihn zu bestimmten Handlungen verleiten? Sagt er, er wolle etwas gar nicht, müsse es aber tun?
Allgemein	Treten die Störungen mit einem zeitlichen Schwerpunkt auf? Gehen sie mit Wahrnehmungsstörungen einher? Sind auslösende Faktoren bekannt? Gibt es biografische Hinweise, z. B. auf frühere Störungen oder Erlebnisse? Gibt es Ablenkungsmöglichkeiten? Auf welche anderen ABEDL® wirkt sich diese Störung aus?

Zu 10: Befürchtungen und Zwänge

- Befürchtungen gegenüber bestimmten Situationen oder Menschen gelten als normal, solange sie berechtigt sind und als angemessen angesehen werden. Krankmachend wirken sie jedoch bei übersteigerten Befürchtungen, die von der Gesellschaft als unangemessen oder als Unsinn bezeichnet werden und das tägliche Erleben und Handeln bestimmend beeinflussen.
- Phobien sind ausgeprägte Ängste gegenüber Situationen, Tieren (z. B. Spinnen) oder Dingen, wobei dem Betroffenen verstandesmäßig durchaus die Unbegründetheit dieser Ängste klar ist. Starke Phobien wirken sich im Alltag des Menschen sehr einschränkend aus.
- Zwänge veranlassen den Betroffenen zu immer wiederkehrenden und gleichbleibenden Handlungen, Ideen und Vorstellungen, die nicht nur von der Umwelt, sondern auch von ihm selbst als quälend sinnlos wahrgenommen werden, denen er aber nicht ausweichen kann. Zwänge kommen im Krankheitsbild der Zwangskrankheit vor, zeigen sich aber auch bei Depressionen und Schizophrenien.

Kommunizieren: Leitfragen zu Befürchtungen und Zwängen	
Befürchtungen	Zeigt der Bewohner eine deutliche Furcht vor Personen, Dingen oder Situationen, die nicht nachvollziehbar ist? Kann der Bewohner diese Befürchtungen benennen und begründen? Ist die Befürchtung berechtigt? Zeigen sich biografische Hinweise?
Phobien	Tauchen Phobien gegenüber bestimmten Situationen, Dingen oder anderen Erscheinungen auf? Kann der Bewohner die übersteigerte Angst benennen? Leidet er darunter? Spielt eine biografische Erfahrung eine Rolle? In welchen Lebensbereichen ist der Bewohner durch die Phobie eingeschränkt?
Zwänge	Unterliegt der Bewohner einem Zwang, bestimmte Handlungen auszuführen, die er eigentlich nicht vornehmen will? Kann er den Zwang äußern? Wie weit schränkt der Zwang den Bewohner im Alltag ein? Ist eine Ablenkung möglich?
Allgemein	Zeigen sich die Ängste und Zwänge zu bestimmten Tageszeiten? Seit wann bestehen die Ängste oder Zwänge?

Merke

Bei allen Beobachtungen des Bewusstseins und dessen Störungen ist stets auch die Entwicklung im biografischen Zusammenhang zu hinterfragen.

Sicher mag nach der Beschreibung aller Bewusstseinsbeobachtungen die Frage auftauchen, ob es denn wirklich nötig ist, all diese Einzelheiten zu erfragen und zu dokumentieren. Es ist in der Tat umfangreich und verlangt von allen Pflegekräften eine hohe Beobachtungsgabe und Engagement.

Dennoch kann gerade im gerontopsychiatrischen Pflegesektor dann nicht darauf verzichtet werden, wenn sich in einem der Bewusstseinsbereiche auch nur der Verdacht einer Störung zeigt oder diese bereits bekannt ist.

Bei einem insgesamt unauffälligen Verhalten eines Pflegebedürftigen bedarf es dieser Detailanamnese aller Bewusstseinsbereiche nicht zwingend, hier genügen in aller Regel die Beschreibungen des Gedächtnisses, der Orientierung und des Bewusstseins-/Wachheitszustandes. Doch die Übergänge sind fließend, die Pflegefachkraft hat von Fall zu Fall zu entscheiden.

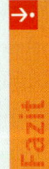

Fazit

Die Beschreibung der kognitiven Kompetenz im Bereich Kommunikation erlaubt erste Grundaussagen über den geistig-seelischen Zustand eines Bewohners/Patienten. Da die kognitive Kompetenz eine Voraussetzung zur erfolgreichen Kommunikation ist, werden die einzelnen Erscheinungsformen der Bewusstseinszustände und -formen an dieser Stelle erfasst.

Verbale und nonverbale Kommunikation

Gemäß dem gängigen Kommunikationsmodell verläuft Kommunikation dann erfolgreich, wenn sie nach dem Empfang einer Nachricht und der Verarbeitung der Inhalte wieder rückgemeldet wird, der Empfänger seinerseits also zum Sender wird. Dazu bedarf es nicht zwingend einer sprachlichen oder schriftlichen Nachricht (verbal), sie kann ebenso durch Zeichen, Körperhaltung, Gestik und Mimik ausgedrückt werden (nonverbal).

Die verbale Kommunikation setzt demzufolge ein intaktes Sprechvermögen voraus, die nonverbale Kommunikation die entsprechenden motorischen Fähigkeiten. Beide Formen zu beschreiben, ist Aufgabe der Pflegeanamnese mit dem Hintergrund, dass alle am Pflegeprozess Beteiligten sich dem Bewohner/Patienten mit dem entsprechenden Kommunikationsweg zuwenden können und seine Möglichkeiten der Verständigung kennen.

Kommunizieren: Leitfragen zur verbalen Verständigung

Sprache	Welche Muttersprache, welchen Dialekt spricht der Bewohner/Patient? Wird er mit dieser Muttersprache verstanden? Wenn nicht, kann jemand für den Bewohner dolmetschen?
Artikulation/ Modulation	Spricht der Bewohner klar und deutlich oder lallend, verwaschen, unverständlich? Spricht er laut/leise? Wie ist der Tonfall? Klingt die Sprache monoton? Kommt die Sprache fließend oder stockend?
Sprachstörungen	Liegt eine Sprachstörung vor? Welcher Art (Aphasie/Dysarthrie …/nach Broca oder Wernicke …)? Ist auch das Sprachverständnis geschädigt? Kann er mit „Ja"/„Nein" antworten? Kann sich der Bewohner schriftlich oder mit anderen Kommunikationshilfen verständlich machen (Tafeln, Schreibgerät, Sprechkanüle …)? Ist der Leidensdruck für den Bewohner sehr hoch? Ist logopädische Therapie einsetzbar? Können mit dem Betroffenen einfache Signale/Handzeichen vereinbart werden?
Allgemein	Ist der Grund der Sprachstörung bekannt? Seit wann besteht die Störung? Gibt es bestimmte Reizworte/Schlüsselworte, auf die der Bewohner reagiert? Ist die Sprachstörung dauerhaft oder situationsabhängig/vorübergehend?

▶ **Insbesondere bei diagnostizierten Sprachstörungen ist eine genaue Abklärung der Ressourcen des Betroffenen von besonderer Bedeutung.**

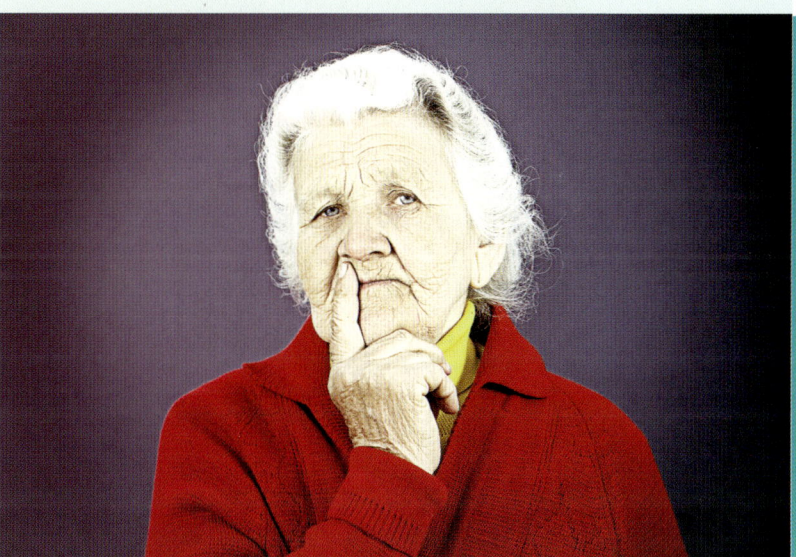

Die Körpersprache als nonverbale Kommunikation sagt viel aus.

Kommunizieren: Leitfragen zur nonverbalen Verständigung

Körpersprache	Kann sich der Bewohner über die Körpersprache ausdrücken oder ist seine Motorik verarmt? Ist der Körperausdruck mit dem sprachlichen Ausdruck identisch? Zeigt er sich verkrampft oder locker, offen oder geschlossen? Drückt die Körperhaltung seelische oder körperliche Schmerzen aus, wirkt sie depressiv, gebeugt?
Mimik	Kann der Bewohner über seine Mimik Empfindungen ausdrücken oder wirkt sein Gesicht maskenhaft/erstarrt? Kann der Bewohner Blickkontakt aufbauen und halten? Kann er „mit den Augen sprechen", mit Augenaufschlag kommunizieren? Sind Mimik und wörtliche Aussage identisch? Wie ist der mimische Gesamteindruck?

Gestik	Kann der Bewohner seine Hände zur Gestik einsetzen? Ist seine Gestik aussagekräftig? Kann er gezielt Zeichen geben, diese mit den Pflegenden vereinbaren? Ist seine Gestik missdeutbar? Ist die Gestik verarmt? Hat er typische, individuelle Gesten?
Berührung	Wie reagiert der Bewohner auf Berührungen? Gibt es Berührungsablehnung allgemein oder an bestimmten Körperstellen? Liegen biografische Hinweise bei Berührungsablehnung auf z. B. Gewalterlebnisse vor? Wo liegen bei dem Bewohner die öffentlichen Zonen? Können Initialberührungen eingesetzt werden? Sind typische Bewegungs- und Berührungsmuster, z. B. auch aus seinem ehemaligen Berufsfeld, bekannt?

Kommunizieren: Bezugsperson und Umgebung	
Ressourcen	Welche entsprechenden Hilfsmittel stehen dem Bewohner/Patienten zur Verfügung? Welche Bezugspersonen können positiv beitragen bzw. wie können sie für den Bewohner fördernd eingesetzt werden?
Defizite	Welche Defizite im Sinne fehlender Hilfsmittel, sächlicher bzw. räumlicher Ausstattung oder personeller Unterstützung bestehen? Können diese Defizite unter Berücksichtigung der Bedürfnisse und Wünsche des Bewohners ausgeglichen werden?

→•

fazit

Der Bereich Kommunikation bildet die Grundlagen des zwischenmenschlichen Miteinanders und hat daher in der Pflegeanamnese einen breiten Raum einzunehmen. Er spiegelt das Ausgangsbild des Bewohners/Patienten wider und macht bereits an dieser exponierten Stelle Verhalten vorhersehbarer.

2. Bereich: Bewegung

Die Bewegung ist ein elementares Grundbedürfnis des Menschen. Einschränkungen oder gar Immobilität wirken sich langfristig destruktiv auf die menschliche Ganzheit aus. Ziel der Pflege ist die Erhaltung bzw. Wiederherstellung des Ganzheitsgefühls, somit die Förderung der Motorik des Bewohners/Patienten. Im Gesamtzusammenhang dient die Bewegungsunterstützung der Verdauung, der Ausscheidung, der Atmungs- und Kreislaufstabilisation, dem Schlaf sowie dem gesamten geistig-seelischen Befinden.

Eine Pflegeanamnese zur Bewegung sollte folgende Bewegungselemente berücksichtigen:

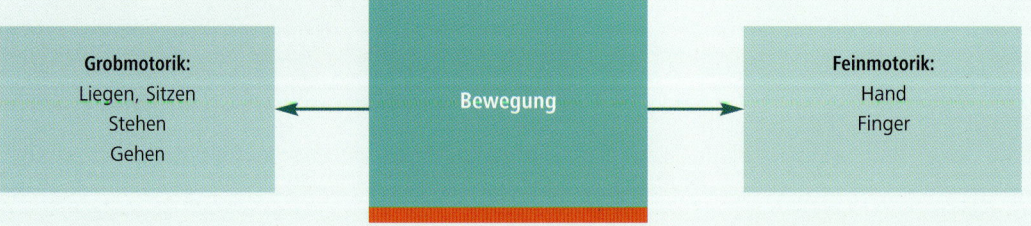

Grobmotorik:
Liegen, Sitzen
Stehen
Gehen

Bewegung

Feinmotorik:
Hand
Finger

Der häufigste Fehler, der in Bewegungsanamnesen vorzufinden ist, liegt in der meist nicht vorhandenen Beschreibung der feinmotorischen Fähigkeiten. Sehr häufig wird in der Pflegeplanung die Zielformulierung „Bewohner isst selbstständig" genannt, obwohl die Fähigkeit des Greifens und Tastens der Hand und der Finger nicht konkret als Ressource erfragt wurde. Für neue Kollegen oder Außenstehende, zur Einsichtnahme berechtigter Personen ist das Ziel oder die spätere Maßnahme nicht nachvollziehbar, die Planung unscharf.

Inhalte zum Bewegungsbereich

Bewegung: Leitfragen zur Grobmotorik	
Liegen	Ist der Bewohner an das Bett gebunden, bettlägerig? Kann er im Liegen seine Lage aktiv verändern oder muss er gelagert werden? Welche Lagerungen sind anzuwenden? In welchem Zeitintervall? Ist ein Bewegungsplan/Lagerungsplan erstellt worden? Welche Hilfsmittel stehen zur Lagerung bereit und wie werden sie eingesetzt? Zeigt der Bewohner Spontan- oder Mikrobewegungen? Hat er bestimmte Einschränkungen auf einer Liegeseite? Hat der Bewohner eine bevorzugte Seite? Akzeptiert er die Lagerungen oder lehnt er sie ab? Verändert sich der Muskeltonus vor, während oder nach der Lagerung?
Sitzen	Ist der Bewohner in der Lage, selbstständig, stabil und sicher auf einem einfachen Stuhl zu sitzen? Braucht er seitliche Unterstützung oder Rückenunterstützung? Wie lange kann er sitzen?
Stehen	Ist der Bewohner zum Stehen fähig? Ist das selbstständige Aufstehen möglich? Braucht er personelle Unterstützung oder Hilfsmittel, in welcher Form? Wie geschieht der Transfer? Kann er sich festhalten? Steht er sicher/unsicher – stabil/instabil? Ist er beim Stehen sturzgefährdet? Welche Gründe liegen für die Unsicherheit vor (Lähmung, Akinese, Ataxie …)?
Gehen	Wie ausgeprägt ist das Gehvermögen? Welche Wegstrecke kann der Bewohner selbstständig zurücklegen? Wie sieht das Gangbild aus (schlurfend, trippelnd, hinkend, schleppend …)? Liegen Einschränkungen vor, welche? Benötigt der Bewohner Hilfe, in welcher Form? Kann der Bewohner eine Gehhilfe (Rollator, Gehstöcke …) selbstständig benutzen oder die Benutzung erlernen? Benötigt der Bewohner einen Rollstuhl? Kann er diesen selbstständig bewegen? Wurde der Rollstuhl angepasst?
Mobilisation	Wie ist der Muskeltonus (erhöht bis spastisch/erniedrigt bis schlaff)? Ist die Motivation und Kooperation zur Mobilisierung vorhanden? Gibt es biografische Hinweise auf ähnliche Situationen, die der Bewohner überstanden hat? Welche Bewegungsübungen kann der Bewohner durchführen bzw. lässt er durchführen? Gelingt der Transfer vom bzw. in das Bett selbstständig? Wenn nein, welche Unterstützung ist nötig und wie kann diese aussehen?
Allgemein	Schränken andere akute oder chronische Erkrankungen die Grobmotorik ein? Wie ist der Bewegungsdrang? Liegt ggf. eine Akinese, eine Parese, eine Plegie vor? Biografie: Frühere Bewegungsmuster, Sport? Frühere Verletzungen des Bewegungsapparates? Wie sehr leidet der Bewohner evtl. unter seiner Bewegungseinschränkung?

Bewegung: Leitfragen zur Feinmotorik	
Hand- und Fingerfertigkeit	Kann der Bewohner Gegenstände greifen und festhalten, z. B. Glas, Tasse, Besteck, Kamm etc.? Hat er ein Gefühl für die Feinbewegung? Kann er Oberflächen ertasten und unterscheiden? Ist seine Hand- bzw. Fingerbewegung koordiniert oder gestört? Liegt ein Tremor vor, wie stark?
Allgemein	Welche Erkrankungen oder Verletzungen schränken die Feinmotorik ein? Seit wann besteht die feinmotorische Störung? Was wurde bislang dagegen unternommen? Kann eine feinmotorische Mobilisation erfolgen, wie?

Bewegung: Bezugsperson und Umgebung	
Ressourcen	Welche entsprechenden Hilfsmittel stehen dem Bewohner/Patienten zur Verfügung? Welche Bezugspersonen können positiv beitragen bzw. wie können sie für den Bewohner fördernd eingesetzt werden?
Defizite	Welche Defizite im Sinne fehlender Hilfsmittel, sächlicher bzw. räumlicher Ausstattung oder personeller Unterstützung bestehen? Können diese Defizite unter Berücksichtigung der Bedürfnisse und Wünsche des Bewohners ausgeglichen werden?

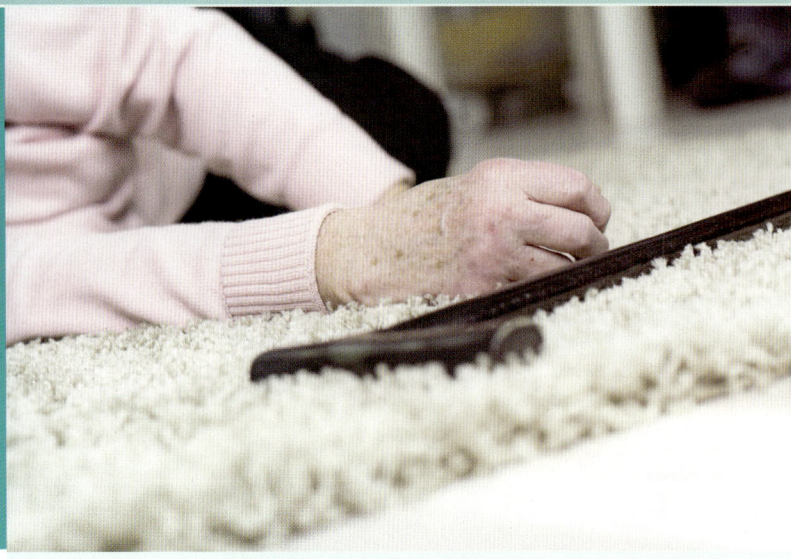

Sturz und Sturzgefahr – die Risiken sind eindeutig zu erheben.

Bewegung: Risikobereiche

▶ Die nationalen Expertenstandards des Deutschen Netzwerks für Qualitätssicherung in der Pflege (DNQP) zur Dekubitus- und Sturzprophylaxe umfassen bei der Risikoermittlung zwar mehrere Alltagsaktivitäten, können aber im Rahmen der Anamnese dem Bereich Bewegung zugeordnet werden. Eine ganzheitliche Sichtweise und Verbindung zu den anderen Bereichen darf jedoch nicht unterbleiben.

Dekubitusgefahr	Die Anwendung einer entsprechenden Skala zur Ermittlung der Dekubitusgefahr ist nicht mehr vorgeschrieben. Ausschlaggebend bei der Risikobewertung ist die Fachkompetenz der Pflegekraft und nicht die Verwendung einer Skala. Die Skalen können unterstützend angewendet werden bei allen Bewohnern/Patienten, bei denen ein Dekubitusrisiko nicht ausgeschlossen werden kann. Sie sind in individuellen Abständen zu aktualisieren. Die am häufigsten verwendete Skala ist die Braden-Skala. Der in der Skala ermittelte Punktwert zum Dekubitusrisiko und die Interpretation der Gefahrenhöhe (gering-mittel-hoch-sehr hoch) kann in der Anamnese erwähnt werden. Eine spätere Pflegeplanung ist unerlässlich.
Sturzgefahr	Im Expertenstandard Sturzprophylaxe konnte keine der gängigen Skalen zur Ermittlung des Sturzrisikos ausdrücklich empfohlen werden. Die Expertenkommission einigte sich auf folgende unbedingt zu beachtende Risikofaktoren:

A. Personenbezogene Risikofaktoren
- Beeinträchtigung funktioneller Fähigkeiten
- Beeinträchtigung sensomotorischer Funktionen und/oder der Balance
- Depression
- Gesundheitsstörungen, die mit Schwindel, kurzzeitigem Bewusstseinsverlust oder ausgeprägter körperlicher Schwäche einhergehen
- Kognitive Beeinträchtigungen (akut und/oder chronisch)
- Kontinenzprobleme
- Sehbeeinträchtigungen
- Sturzangst
- Stürze in der Vorgeschichte

B. Medikamentenbezogene Risikofaktoren
- Antihypertensiva
- Psychotrope Medikamente:
  - Antidepressiva
  - Sedativa (Beruhigungsmittel)
  - Hypnotika (Schlafmittel)
  - Anxiolytika (angstlösende Mittel)
  - Benzodiazepine (beruhigend und angstlösend – Tranquilizer)
  - Neuroleptika (wirken antipsychotisch, dabei oft sedierend und die Bewegung beeinflussend)

- Polypharmazie: Von Polypharmazie spricht man, wenn regelmäßig mehr als drei Medikamente eingenommen werden, die sich in ihrer Wirkung gegenseitig auch verstärkend oder vermindernd beeinflussen können.

C. Umgebungsbezogene Risikofaktoren

- Freiheitsentziehende Maßnahmen (FEM)
- Gefahren in der Umgebung:
  - Hindernisse auf dem Boden: Teppiche, Absätze, Kabel usw.
  - Zu schwache Kontraste
  - Geringe Beleuchtung
- Inadäquates Schuhwerk

Die Dokumentation zielt nunmehr auf das Vorhandensein der o. g. Risikofaktoren ab. Es wird festgestellt, ob dieses und/oder jenes Risiko vorliegt. Ist dies der Fall, wird dem Risiko weiter nachgegangen, z. B. bei Sehbeeinträchtigungen muss hinterfragt werden, ob und wie diese gelindert werden können. Im weiteren Pflegeprozessablauf werden diejenigen Risikofaktoren verfolgt, die durch pflegerische und/oder therapeutische Maßnahmen verändert werden können.

Kontrakturgefahr	Kontrakturgefahr ist nicht auszuschließen, wenn eine der folgenden Fragen mit „Ja" beantwortet wird: • Besteht ein allgemeiner Bewegungsmangel (auch durch Psychopharmaka)? • Besteht Bettlägerigkeit? • Gibt es eine Ortsfixierung (Bewohner/Patient verbleibt überwiegend an einem Ort in einer Position, z. B. sitzend im Rollstuhl)? • Bestehen degenerative oder akut-entzündliche Gelenkerkrankungen und rheumatische Erkrankungen? • Bestehen Nervenlähmungen (z. B. bei Apoplex, MS …)? • Liegt eine Parkinson-erkrankung vor? • Liegen Frakturen vor? Ruhigstellung? Sind alle Gelenke frei beweglich oder bestehen Bewegungseinschränkungen? Wenn ja, an welchen Gelenken in welchem Ausmaß (z. B. „Ellenbogen kann nur noch halb abgebogen werden.")? Die Kontrakturgefahr ist in der Dokumentation unbedingt zu vermerken.

Fazit

Der Bereich Bewegung beeinflusst wesentlich das Gesamtbefinden des Menschen und bedarf einer detailreichen Betrachtung der vorhandenen und auch verlorenen Ressourcen, will man gezielte Maßnahmen zur Verbesserung der Situation oder zur Verhinderung von Folgeerkrankungen einsetzen. Eine besondere Gewichtung besitzt die Einschätzung der Risikobereiche.

3. Bereich: Vitalfunktionen

Diese ABEDL® beschreibt die beobachtbaren und messbaren Funktionen des inneren Organismus und die Fähigkeit des Bewohners/Patienten, diese selbst zu beeinflussen. Dazu benötigt der Mensch auch die Fähigkeit, seine Vitalzeichen und -funktionen zu erkennen und zu regeln.

Gelingt ihm dies nicht mehr, liegt es in der Aufgabe der Pflegenden, diese Zeichen zu erkennen und in der Anamnese aufzunehmen. Nur mit der systematischen Erfassung aller relevanten Vitalzeichen und -daten und der daraus resultierenden Zusammenschau lässt sich eine zuverlässige Aussage über die mögliche Pflegetherapie treffen.

Hierbei kommt es auf die Kunst der Krankenbeobachtung bei der Ermittlung der Vitalwerte an, aber ebenso auch darauf, diese Beobachtungen in eine Beziehung zueinander zu setzen. Nicht nur dem Hausarzt kommen so wichtige Informationen zu, auch die Grundlagen zu einzelnen Bereichen der Anamnese werden dokumentarisch fixiert.

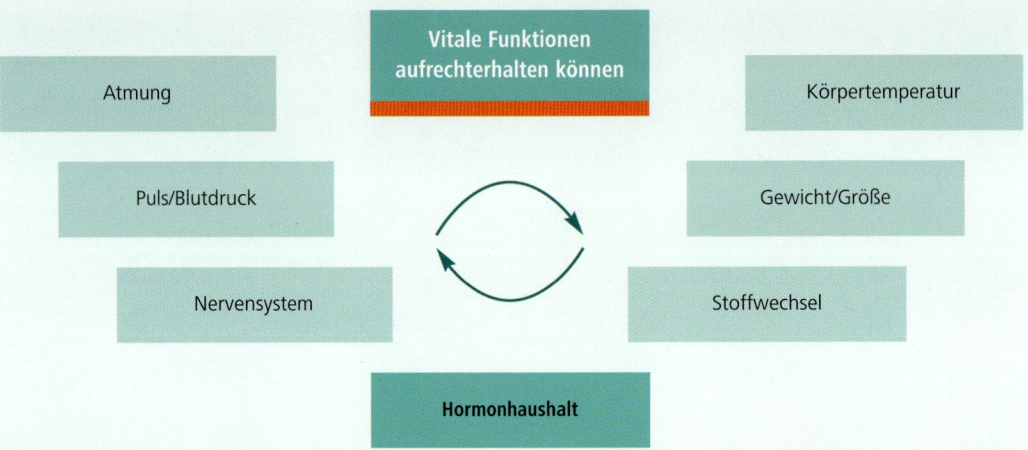

Die vitalen Funktionen: Grundlage weiterer Alltagsaktivitäten

Wichtig sind die vitalen Funktionen insbesondere im Kontext von beabsichtigten Pflegemaßnahmen, die möglicherweise kreislaufbelastend sind wie Gehübungen oder die bei adipösen Bewohnern/Patienten eine Gewichtsreduktion vorsehen.

Bei den Vitalfunktionen werden berücksichtigt:

Vitalfunktionen: Leitfragen zu den vitalen Funktionen	
Atmung	Liegen Atemstörungen vor? Welcher Art? Welche Ursache? Biografisch beruflich bedingt? Wie sind Atemtyp, Atemrhythmus, Atemfrequenz, Atemgeräusche, Atemgeruch? Neigt der Bewohner zur Hyperventilation? Pneumonieprophylaxe bzw. Thromboseprophylaxe erforderlich (s. u. Risikobereiche)? Wenn ja wie, womit, wann? Gab es bereits Pneumonien, Thrombosen? Sind atemerleichternde Lagerungen nötig oder möglich (z. B. VATI-Lagerungen)? Sind Einreibungen (ASE), Sauerstoffgabe, Inhalation oder Absaugung als atemunterstützende Maßnahme angezeigt/verordnet? Wie oft und wie? Gibt es Besonderheiten der Atmungssituation, z. B. Asthma, Tracheostoma …? Was ist bei der Versorgung des Tracheostomas zu beachten?
Puls	Frequenz? Wann und zu welcher Zeit überprüft? Erfahrungswerte? Liegt eine Tachykardie/Bradykardie vor? Pulsqualität? Pulsrhythmus? Treten Arrhythmien oder Extrasystolen auf? Bekannte Erkrankungen des Herz-Kreislauf-Systems mit welchen Auswirkungen?
Blutdruck	Aktuelle Werte? Wann und in welchen Situationen (in Ruhe, nach dem Aufstehen, nach Anstrengung) gemessen? Liegt eine Hyper-/Hypotonie vor? Siehe Puls: bekannte Herz-Kreislauf-Erkrankungen? Medikation? RR-Kontrolle wie oft erforderlich? Treten häufig Schwankungen in den Werten auf? Wie hoch ist die Blutdruckamplitude? Klagt der Bewohner über Schwindel o. a. Kreislaufbeschwerden?
Nervensystem	Sind Erkrankungen/Einschränkungen des Nervensystems bekannt und welche Symptomatik zeigt sich?
Hormonhaushalt	Sind Erkrankungen/Besonderheiten des hormonellen Systems bekannt und wie äußern sich diese?
Stoffwechsel	Wie hoch ist der BZ-Spiegel nüchtern und nach den Mahlzeiten, über einen längeren Zeitraum? Ist ein Diabetes mellitus medizinisch bekannt? Ist der Bewohner über die Diabeteserkrankung informiert? Kann er sich an die Diät halten, ist er einsichtig? Gibt es bereits D. m.-Folgeschäden (Angiopathie, Nephropathie etc. – den ABEDL® zuordnen!) Liegen andere Stoffwechselerkrankungen vor und welche Symptomatik zeigt sich?

Gewicht und Körpergröße (auch möglich bei Essen und Trinken)	Wie hoch ist das Körpergewicht des Bewohners bei welcher Körpergröße? Gab es in letzter Zeit eine signifikante Zu- oder Abnahme des Gewichts? Wie hoch ist der Body-Mass-Index? Wie ist der Ernährungszustand zu bewerten?
Körpertemperatur	Liegt eine bestimmte Empfindlichkeit gegen Wärme oder Kälte vor, schwitzt oder friert der Bewohner leicht? Welche Temperaturbereiche bevorzugt der Bewohner? Neigt der Bewohner zu erhöhter Körpertemperatur/Fieber? Wodurch wird die Fieberneigung ausgelöst?
Allgemein	Wie haben sich die Vitalwerte biografisch entwickelt? Waren die Werte schon immer erhöht/erniedrigt? Was wurde bisher unternommen? Wann werden die Vitalzeichen in der Regel ermittelt? Ist die Ermittlung ärztlich angeordnet? Bestehen Anfallsleiden?

Vitalfunktionen: Bezugsperson und Umgebung	
Ressourcen	Welche entsprechenden Hilfsmittel stehen dem Bewohner/Patienten zur Erfüllung dieser ABEDL® zur Verfügung? Welche Bezugspersonen können zur Erfüllung dieser ABEDL® positiv beitragen bzw. wie können sie für den Bewohner fördernd eingesetzt werden?
Defizite	Welche Defizite im Sinne fehlender Hilfsmittel, sächlicher bzw. räumlicher Ausstattung oder personeller Unterstützung bestehen? Können diese Defizite unter Berücksichtigung der Bedürfnisse und Wünsche des Bewohners ausgeglichen werden?

Vitalfunktionen: Risikobereiche	
Pneumoniegefahr	Sind Pneumonieerkrankungen aus der Vergangenheit bekannt? Es empfiehlt sich, die *Atemskala nach Bienstein* als Einschätzungsinstrument zur Pneumoniegefährdung anzuwenden. Das Ergebnis ist in der Anamnese zu vermerken und weitere Maßnahmen in der Pflegeplanung zu fixieren.
Thrombosegefahr	Sind Thrombosen aus der Vergangenheit bekannt? Es empfiehlt sich, die *Frohwein-Skala* als Einschätzungsinstrument zur Thrombosegefährdung anzuwenden. Das Ergebnis ist in der Anamnese zu vermerken und weitere Maßnahmen in der Pflegeplanung zu fixieren.

Fazit

Die Anamnese im Bereich Vitalfunktionen beschreibt die organische Grundsituation des Bewohners/Patienten. Sie gibt Aufschluss über die mögliche Belastbarkeit und zeigt bereits an dieser Stelle wichtige planungsrelevante Ausgangswerte. Ursachen für Pflegebedürftigkeit liegen oft in diesem Bereich begründet.

4. Bereich: Körperpflege

Die Tätigkeiten der täglichen Körperpflege nehmen einen beträchtlichen Zeitumfang des Arbeitstages einer Pflegekraft ein. Demgegenüber steht das Bedürfnis des Bewohners/Patienten nach Individualität, das angesichts der Hetze des Pflegealltages oftmals vernachlässigt wird.

Die Anamnese in diesem Bereich hat sich nun ganz gezielt an den Vorlieben, Gewohnheiten und Fähigkeiten des Bewohners/Patienten zu orientieren und kann bei sachgemäßer Ausführung auch für die einzelne Pflegekraft neue Aspekte der individuellen Körperpflege eröffnen und selbst Chancen zu therapeutischen Ansätzen, beispielsweise in der Ganzkörperwaschung, bieten. Eine besondere Beziehung stellt die Anamnese hinsichtlich der Pflegeplanung her, indem bereits deutliche Pflegeziele absehbar werden bzw. bei genauer Beschreibung der auszuführenden Körperpflegetätigkeiten sich eine weitere Planung erübrigt.

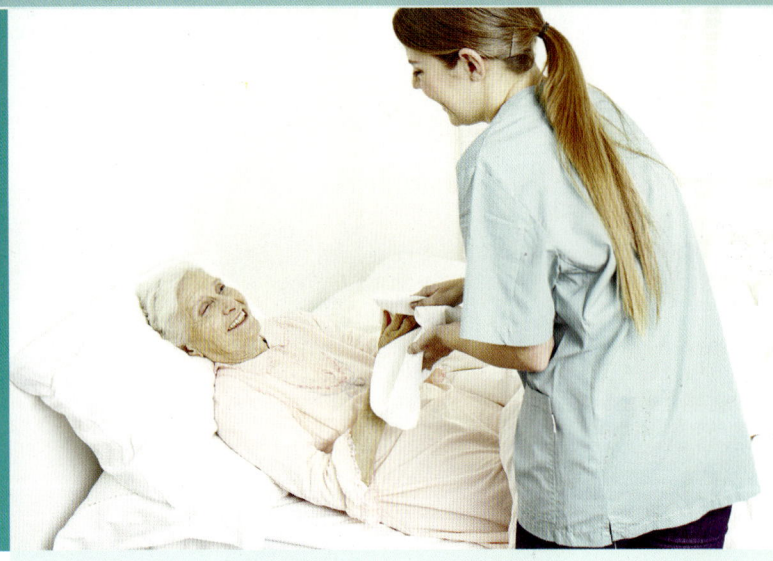

Die Körperpflege eröffnet viele therapeutische Möglichkeiten.

Der Bereich Körperpflege ist umfangreicher als in manchen Dokumentationssystemen dargestellt:

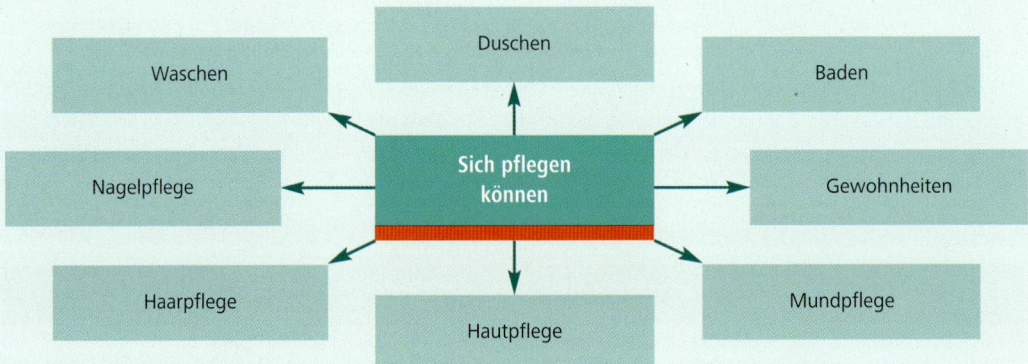

Besonders die Körperpflege unterstreicht die individuellen Gewohnheiten des Bewohners/Patienten

Insbesondere die Individualität des Bewohners/Patienten wird in der Praxis allzu häufig in der Anamnese übersehen. Vielfach finden sich Einträge, wie „Bewohner braucht Hilfe beim Waschen", welcher Art diese Hilfestellung ist, bleibt jedoch unerwähnt. Ebenso wenig finden sich Hinweise auf bevorzugte Rituale oder Zeiten, zu denen sich der Bewohner/Patient seiner Körperpflege gewidmet hat. Gerade diese scheinbaren Kleinigkeiten jedoch bedeuten für die Pflegebedürftigen ein erhebliches Maß an Lebensqualität, die allerdings durch betriebliche Zwänge vielfach unterlaufen wird. Die in vielen Einrichtungen noch üblichen Badetage sprechen hier eine klare Sprache und offenbaren eine institutionsorientierte, aber keineswegs bewohnerorientierte Pflege! Hier ist ein Umdenken nötig und das kann gleich bei der Anamnese beginnen.

Inhalte im Bereich Körperpflege

Leitfragen zur Körperpflege	
Waschen, Duschen, Baden	Was bevorzugt der Bewohner? Was kann er selbst noch übernehmen (siehe auch ABEDL® Feinmotorik!)? Wobei genau benötigt er wann welche Hilfe? Legt der Bewohner Wert auf eine bestimmte Reihenfolge der Waschung? Akzeptiert der Bewohner die Pflege oder wehrt er sich dagegen? Sind zur Durchführung der Pflege zwei Pflegekräfte nötig? Welche Wassertemperatur bevorzugt der Bewohner? Gibt es Besonderheiten zu beachten (z. B. Schmerzen, empfindliche Stellen?) Bevorzugt der Bewohner ein bestimmtes Körperreinigungsmittel (Duschgel, Seife …)? Gibt es therapeutische Ansatzmöglichkeiten (z. B. Waschungen nach der Basalen Stimulation …)? Besteht ein Waschzwang? Zeigen sich Vernachlässigungstendenzen?

Hautpflege	Wie ist der Hautzustand und der Zustand der Hautanhangsorgane? An welchen Stellen treten welche Veränderungen auf? Zeigen sich Auffälligkeiten (Hämatome, Ekzeme …)? Zeigen sich Wunden (Ulcus, Dekubitus …)? Wie sind die Wunden beschaffen (Grad, Durchmesser, Stadium, Belag etc.)? Welche Hautpflegemittel oder medizinischen Produkte sollen angewendet werden bzw. wünscht der Bewohner? Klagt der Bewohner häufig über Juckreiz und kratzt er sich? Liegen Hauterkrankungen vor? Besondere Parfumwünsche?
Haarpflege/Bartpflege	Welche besonderen Wünsche hat der Bewohner bezüglich seiner Frisur? Kann er sich selbst frisieren? Wie oft werden die Haare gewaschen? Womit und wie? Wie ist der Zustand der Kopfhaut? Welche Rasur bevorzugt der Bewohner (trocken/nass)? Benötigt er dazu Hilfe? Erfolgt die Rasur vor oder nach dem Waschen? Legt der Bewohner Wert auf Rasierwasser u. Ä.?
Nagelpflege	In welchem Zustand sind die Finger- und Zehennägel (brüchig, zyanotisch, ungepflegt …)? Kann der Bewohner die Nagelpflege selbst übernehmen? Ist eine spezielle Fußpflege notwendig? Trägt der Bewohner die Fingernägel lieber etwas länger (beispielsweise wegen des besseren Tastgefühls)?
Mundpflege (!) Hinweis: Vernachlässigte Mundpflege und Mundraumerkrankungen führen zu Ernährungsstörungen mit teils schwerwiegenden Folgen!	• Kann der Bewohner die Mund- und Zahnpflege noch selbstständig durchführen? Kann er den Mund ausspülen? Trägt der Bewohner Zahnprothesen? Kann er diese selbst pflegen? Wenn nicht, wie werden sie versorgt? Sitzen die Zahnprothesen noch fest? Sind Prothesenhilfsmittel (Haftcreme o. a.) hilfreich oder ist eine Neuanpassung nötig? Wann war die letzte zahnärztliche Untersuchung? • Ist die Kautätigkeit intakt, beeinträchtigt oder durch Sondenlage vernachlässigt? Ist die Speichelproduktion beeinträchtigt? Wie ist der Zustand der Mundschleimhaut (Beläge, Rhagaden …)? Ist somit eine spezielle Mundpflege oder Soor- u. Parotitisprophylaxe erforderlich? Wie und mit welchen Mitteln wird sie durchgeführt (Mundpflegestäbchen, Kornzange und Pflaumentupfer …)? • Akzeptiert der Bewohner die Mundpflege oder verweigert er sie? Können zur Mundpflege und zur oralen Stimulation spezielle Aromen eingesetzt werden (siehe hierzu ABEDL® Essen und trinken können – bevorzugte Geschmacksrichtungen!)? Besteht eine Schluckstörung mit Aspirationsgefahr? • Bestehen besondere Erkrankungen im Mund-/Rachenraum?
Gewohnheiten	Wann, wie oft und wie hat sich der Bewohner früher gewaschen, geduscht, gebadet? Gab es bestimmte Rituale? Welche besonderen Vorlieben hat der Bewohner entwickelt?
Allgemein	Wie ist Art und Umfang der einzelnen Hilfestellungen genau?

Körperpflege: Bezugsperson und Umgebung	
Ressourcen	Welche entsprechenden Hilfsmittel stehen dem Bewohner/Patienten zur Erfüllung dieser ABEDL® zur Verfügung? Welche Bezugspersonen können zur Erfüllung dieser ABEDL® positiv beitragen bzw. wie können sie für den Bewohner fördernd eingesetzt werden?
Defizite	Welche Defizite im Sinne fehlender Hilfsmittel, sächlicher bzw. räumlicher Ausstattung oder personeller Unterstützung bestehen? Können diese Defizite unter Berücksichtigung der Bedürfnisse und Wünsche des Bewohners ausgeglichen werden?

 Merke

Der Bereich der Körperpflege gestaltet sich sehr individuell und intim. Daher sind in der Anamnese alle Anstrengungen zu unternehmen, um dem Anspruch der individuellen Pflege gerecht zu werden. Je detaillierter die Beschreibung ausfällt, desto einfacher und zielgerichteter gelingt die spätere Pflegeplanung.

5. Bereich: Essen und Trinken

„Essen und Trinken hält Leib und Seele zusammen", sagt der Volksmund und hat auch in Bezug auf die Versorgung von Pflegebedürftigen recht. Die Mahlzeiten gehören im Alltag der pflegebedürftigen Menschen mitunter zu den einzigen Tageshöhepunkten und wenigen Freuden. Umso wichtiger ist der Erhalt der Fähigkeit zur selbstständigen Nahrungsaufnahme, aber ebenso der Erhalt der geschmacklichen Wahrnehmung (siehe Mundpflege oben).

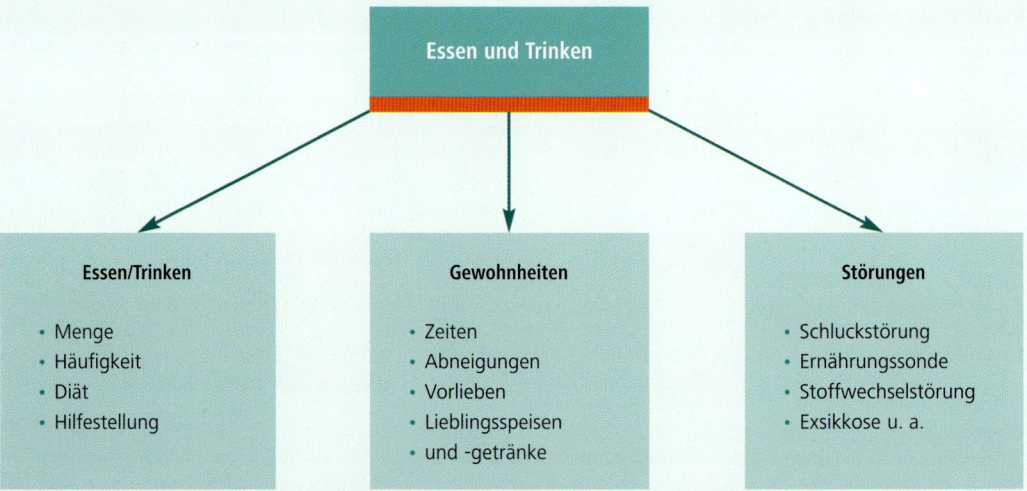

Auch Gewohnheiten und Störungen gehören in die Anamnese.

Essen und Trinken: Leitfragen zur Nahrungs- und Flüssigkeitsaufnahme	
Essen	Wie ist der Ernährungszustand des Bewohners (Adipositas, Kachexie …)? Kann der Bewohner selbstständig essen? Benötigt er Hilfe? In welcher Form? Muss das Essen speziell zubereitet werden (püriert, mundgerecht portioniert …)? Benötigt der Bewohner besondere Hilfsmittel und kann er damit umgehen (spezielle Bestecke, Anti-Rutschunterlage …)? Kann der Bewohner u. U. noch selbst Speisen zubereiten? Wie häufig nimmt der Bewohner Mahlzeiten ein und in wie großen Portionen? Wie ist sein Appetit? Nimmt der Bewohner durch sein Essverhalten evtl. zu wenig oder zu einseitig bestimmte Nährstoffe zu sich, z. B. zu wenig Vitamine, zu wenig Eiweiß? Liegt eine Protein-Energie-Mangelerscheinung vor?
Trinken	Kann der Bewohner selbstständig trinken? Benötigt er Hilfe, in welcher Form? Wie hoch ist seine tägliche Trinkmenge? Ist dies für diesen Bewohner ausreichend? Dehydratationsgefahr? Benötigt der Bewohner besondere Trinkgefäße oder -hilfen (Spezialbecher, Strohhalm …)?
Gewohnheiten	Zu welchen Zeiten hat der Bewohner früher seine Mahlzeiten eingenommen? Welche Speisen bevorzugt der Bewohner, was ist sein Leibgericht? Welche Speisen mag der Bewohner überhaupt nicht bzw. verträgt er nicht? Wie äußern sich die Unverträglichkeiten? Welche Getränke genießt der Bewohner, welche lehnt er ab? Hat der Bewohner besondere Rituale oder Gewohnheiten bei den Mahlzeiten, z. B. besondere Tasse o. a.?
Störungen	• Liegt eine Ernährungsstörung vor? Leidet der Bewohner unter einer Schluckstörung? Kann ein Schlucktraining durchgeführt werden? Von wem? Besteht Aspirationsgefahr/Erstickungsgefahr? Kann der Bewohner die Nahrung hinreichend zerkleinern, besteht eine Kaustörung? • Liegt eine Stoffwechselstörung vor, die eine besondere Diät verlangt (z. B. Diabetes mellitus)? Was ist bei dieser Diät zu beachten (ggf. BE)? Neigt der Bewohner zu Hypo- oder Hyperglykämie? Zeigt der Bewohner Einsicht in diätetische Maßnahmen oder „sündigt" er oft? Falls Diabetes, ist er diätpflichtig, tablettenpflichtig, insulinpflichtig? Was ist hinsichtlich der Insulingabe zu beachten?

	• Ist eine Ernährungssonde „notwendig"? Welcher Art (nasal, PEG, PEJ …)? Wann wurde die Sonde gelegt? Ist demnächst eine Kontrolle nötig? Welche Sondenkost wird in welcher Menge und Flussrate verabreicht? Name der Firma und der Sondenprodukte, auch der Pumpe? Sind bei der Medikamentengabe über die Sonde Besonderheiten zu beachten? • Liegt eine Exsikkose vor?
Allgemein	Welche Aromen bevorzugt der Bewohner generell, welche lehnt er ab? Welche weiteren Besonderheiten sind zu berücksichtigen?

Essen und Trinken: Bezugsperson und Umgebung

Ressourcen	Welche entsprechenden Hilfsmittel stehen dem Bewohner/Patienten zur Verfügung? Welche Bezugspersonen können positiv beitragen bzw. wie können sie für den Bewohner fördernd eingesetzt werden?
Defizite	Welche Defizite im Sinne fehlender Hilfsmittel, sächlicher bzw. räumlicher Ausstattung oder personeller Unterstützung bestehen? Können diese Defizite unter Berücksichtigung der Bedürfnisse und Wünsche des Bewohners ausgeglichen werden?

Essen und Trinken: Risikobereiche

Ernährung	Wie hoch ist der Kalorienbedarf des Bewohners/Patienten und wie viel nimmt der Bewohner/Patient reell zu sich? Wie ist der BMI im Vergleich zu den altersgemäßen BMI-Werten? Sind Maßnahmen erforderlich? Biografie: Hatte der Bewohner/Patient schon immer einen leicht kachektischen bzw. adipösen Ernährungszustand?
PEMU	Erfassung von Mangelernährung und deren Ursachen (Assessmentinstrument zur Erfassung der Ernährungssituation des Expertenstandards Ernährungsmanagements [2009])
Flüssigkeit	Wie hoch ist der individuelle Flüssigkeitsbedarf und der daraus errechnete Trinkbedarf? Gibt es Risikofaktoren zum Flüssigkeitsdefizit durch • Fieber, erhöhter Stoffwechsel, • heiße Umgebung (v. a. Jahreszeit Sommer!), • Medikamente: Diuretika, Sedativa, Opioide …, • Wissensdefizit bezüglich Flüssigkeitsbedarf, • hohes Alter, • körperliche oder psychische Veränderungen, die den Zugang zu Flüssigkeiten, deren Einnahme oder Absorption beeinflussen (körperliche Immobilität, Bewusstlosigkeit), • Gewichtsextreme (sehr hoch oder sehr niedrig), • erhöhte Flüssigkeitsausscheidung auf normalen Weg (z. B. bei Durchfall, Erbrechen), • Flüssigkeitsverlust auf ungewöhnlichen Weg (aufgrund von Drainagen, Sonden, Fisteln)? Gibt es Anzeichen für ein Flüssigkeitsdefizit wie • allgemeine Schwäche, • Durstgefühl, • Mundtrockenheit, • Müdigkeit, • verminderter Haut-/Zungenturgor, • trockene Haut/Schleimhaut, • steigender Puls, verminderter Blutdruck, verminderter Pulsfüllungsdruck, • verminderte Venenfüllung, • veränderter Bewusstseinszustand, • verminderte Harnausscheidung, • zunehmende Harnkonzentration, • zunehmende Körpertemperatur?

6. Bereich: Ausscheiden

Die Ausscheidung spielt im Leben des Menschen eine oft unbewusste Rolle; zumindest solange ihre Funktion unbeeinträchtigt ist. Erst Störungen lassen die existenziell notwendigen Mechanismen – oft physisch schmerzhaft – ins Bewusstsein dringen. Somit wird gerade hier die psychische Komponente der Pflegearbeit deutlich: Defizite in der Ausscheidung bedeuten nicht nur körperliche Beeinträchtigung, sondern infolge der in unserer Gesellschaft vorherrschenden Werte und Normen eine hohe psychische Belastung in Kombination mit Schamgefühl. Pflegende müssen sich dieser Belastung bewusst sein und haben alles zu unternehmen, um sie in Grenzen zu halten. Die Pflegeanamnese bietet den Pflegenden die Möglichkeit, sich gezielt mit den Problemen des Bewohners/Patienten auseinanderzusetzen und konkrete Ziele zum Erhalt oder zur Verbesserung der Situation anzustreben.

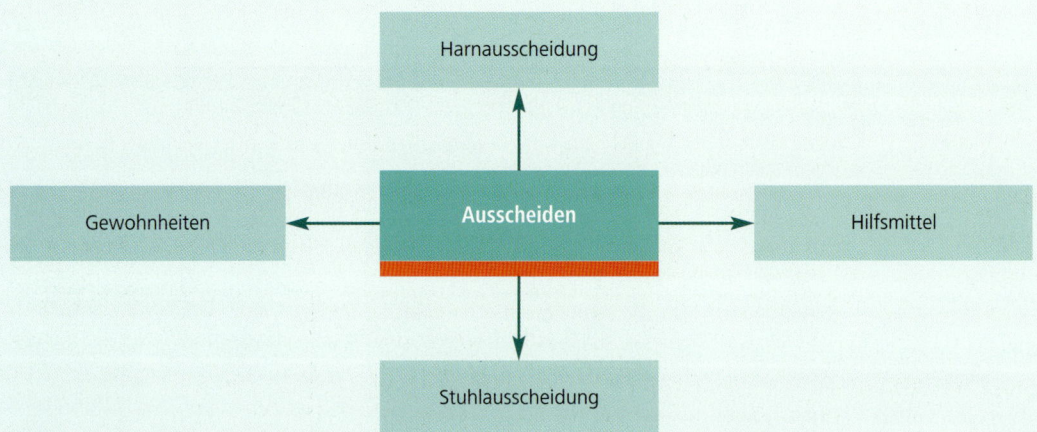

Berücksichtigungspflichtige Komponenten der Ausscheidung

Ausscheiden: Leitfragen zur Ausscheidung	
Harnausscheidung	Spürt der Bewohner noch Harndrang? Kann er die Toilette noch selbstständig aufsuchen? Kann er selbstständig Harn ausscheiden? Ist ein Toilettentraining sinnvoll? Liegt eine Inkontinenz vor? In welcher Form und in welchem Schweregrad? Liegen andere Miktionsstörungen vor? Neigt der Bewohner zu Blaseninfektionen bzw. sind schon öfters Blaseninfektionen aufgetreten? Miktionsprotokoll angelegt?
Stuhlausscheidung	Spürt der Bewohner noch Stuhldrang? Kann er die Toilette zur Defäkation noch selbstständig aufsuchen? Liegt eine Defäkationsstörung vor? Benötigt der Bewohner eine Stomaversorgung? Welche Stomaanlage liegt vor (Kolostomie, Ileostomie …)? Wann wurde das Stoma angelegt? Neigt der Bewohner zu Obstipation oder zu Diarrhö? In welchen Abständen findet die Stuhlentleerung statt? Ist eine spezielle Obstipationsprophylaxe erforderlich?
Hilfsmittel	• Welche Hilfsmittel zur Harnausscheidung benötigt der Bewohner? Welches Inkontinenzprodukt in welcher Stärke und Größe zu welcher Tageszeit? • Ist der Bewohner Katheterträger? Art des Katheters (transurethral oder suprapubisch)? Wann wurde der Katheter gelegt, wann ist der nächste Wechsel erforderlich? Größe des Katheters in Charriere? Wie, womit und wie oft erfolgt der Verbandswechsel bei suprapubischem Katheter?

Ausscheiden: Leitfragen zur Ausscheidung	
	• Welches Stoma-Versorgungssystem findet Anwendung (einteilig, zweiteilig)? Welche Produkte werden verwendet (Hersteller, Produktnummer, Lochgröße)? In welchen Intervallen erfolgt der Wechsel des Stomabeutels? Gibt es Besonderheiten bei der Stomaversorgung (Hautirritationen oder -läsionen, Irrigation …)? Werden weitere Stomahilfsmittel verwendet?
Gewohnheiten Allgemeines	Benutzt der Bewohner ein Abführmittel? Seit wann? Liegt ein Laxantienmissbrauch vor? Zu welcher Tageszeit nimmt/nahm der Bewohner seine Stuhlausscheidung vor? Hat oder hatte er bislang bestimmte Gewohnheiten oder Rituale? Benutzt der Bewohner bestimmte Hausmittel? Wie hoch ist der Leidensdruck des Bewohners durch die Ausscheidungsstörungen? Neigt der Bewohner auch zu Erbrechen? Ist der Grund dafür bekannt?

Ausscheiden: Bezugsperson und Umgebung	
Ressourcen	Welche entsprechenden Hilfsmittel stehen dem Bewohner/Patienten zur Verfügung? Welche Bezugspersonen können positiv beitragen bzw. wie können sie für den Bewohner fördernd eingesetzt werden?
Defizite	Welche Defizite im Sinne fehlender Hilfsmittel, sächlicher bzw. räumlicher Ausstattung oder personeller Unterstützung bestehen? Können diese Defizite unter Berücksichtigung der Bedürfnisse und Wünsche des Bewohners ausgeglichen werden?

 Der nationale Expertenstandard des Deutschen Netzwerks für Qualitätssicherung in der Pflege (DNQP) zur Kontinenzförderung sieht die Einschätzung zur Kontinenzsituation (Kontinenzanamnese) und die Festlegung eines Kontinenzprofils vor. Dafür gibt es bereits eine breite Angebotspalette der Dokumentationssystemhersteller.

Geschlechtsunabhängige Risikofaktoren einer Harninkontinenz

- Zunehmendes Alter
- Geistige und körperliche Einschränkungen
- Erkrankungen, v. a. neurologische Erkrankungen, Demenz, Depressionen, Diabetes
- Einnahme von z. B. Psychopharmaka oder Diuretika
- Übergewicht
- Ggf. Obstipation und Genussmittel
- Harnwegsinfekte
- Ungünstige Umgebungsfaktoren, fehlende Hilfsmittel und/oder unmotivierte, inkompetente Betreuungspersonen

Geschlechtsabhängige Risikofaktoren einer Harninkontinenz

Frauen	Männer
Schwangerschaften und Geburt Hysterektomie Prolaps-OP Menopause Einnahme oraler Östrogene Einnässen in der Kindheit Körperliche Schwer(st)arbeit	Erkrankungen (häufig Adenom) und Operationen der Prostata

Initiales pflegerisches Assessment

- In geschützter, ruhiger Atmosphäre wird einfühlsam nach Symptomen einer Harninkontinenz gefragt. Angehörige werden nur bei Bedarf hinzugezogen.
- Initialfragen:
  - Verlieren Sie (manchmal) ungewollt Urin?
  - Verlieren Sie Urin, wenn Sie husten, lachen oder sich körperlich betätigen?
  - Verlieren Sie auf dem Weg zur Toilette Urin?
  - Können Sie ohne Schwierigkeiten Wasser lassen?
  - Tragen Sie Hilfsmittel, um Urin aufzufangen?
  - Besitzen Sie einen Toilettenstuhl oder eine Bettflasche?
- Eigene Beobachtungen: Riecht der Betroffene nach Urin? Riecht es in der Wohnung nach Urin (Hinweis auf durchnässte Wäsche)? Befinden sich Flecken auf Sitzmöbeln?

Kontinenzprofil	Nach der Kontinenzanamnese ist aus den gewonnenen Daten das Kontinenzprofil zu bestimmen.	
Profil	**Merkmal**	**Beispiel**
Kontinenz	Kein unwillkürlicher Harnverlust Keine personelle Hilfe notwendig Keine Hilfsmittel	
Unabhängig erreichte Kontinenz	Kein unwillkürlicher Harnverlust Keine personelle Unterstützung notwendig Selbstständige Durchführung von Maßnahmen	Z. B. Bewohner/Patienten, die durch eigenständige Medikamenteneinnahme, eigenständigen Gebrauch von mobilen Toilettenhilfen, intermittierenden Selbst-Katheterismus oder Durchführung von Trainingsmaßnahmen (z. B. Blasentraining) keinen unwillkürlichen Urinverlust haben
Abhängig erreichte Kontinenz	Kein unwillkürlicher Harnverlust Personelle Unterstützung bei der Durchführung der Maßnahmen notwendig	Z. B. Bewohner/Patienten mit begleiteten Toilettengängen zu individuellen/festgelegten Zeiten oder bei denen ein Fremd-Katheterismus durchgeführt wird
Unabhängig kompensierte Inkontinenz	Unwillkürlicher Harnverlust Keine personelle Unterstützung bei der Versorgung mit Hilfsmitteln	Es kommt zu einem unwillkürlichen Harnverlust, aber der Umgang mit Inkontinenz-Hilfsmitteln (aufsaugende Hilfsmittel, Kondomurinal, Blasenverweilkatheter) erfolgt selbstständig.
Abhängig kompensierte Inkontinenz	Unwillkürlicher Harnverlust Personelle Unterstützung bei der Inkontinenzversorgung ist notwendig.	Kompensierende Maßnahmen werden von einer dritten Person übernommen.
Nicht kompensierte Inkontinenz	Unwillkürlicher Harnverlust Personelle Unterstützung und therapeutische bzw. Versorgungsmaßnahmen werden nicht in Anspruch genommen.	Dieses Profil trifft beispielsweise auf Betroffene zu, die nicht über ihre Inkontinenz sprechen wollen und deshalb keine personelle Hilfe oder Hilfsmittel in Anspruch nehmen bzw. aufgrund kognitiver Erkrankungen nicht akzeptieren.

Fazit

Die Ausscheidung bedeutet für manche Bewohner und Patienten unter Umständen eine hohe physische und psychische Belastung. Die genaue Kenntnis über die Ausscheidungsgewohnheiten und die Hilfsmittel kann Störungen vermeiden helfen bzw. sie auf ein erträgliches Maß reduzieren.

7. Bereich: Kleidung

Der Bereich *sich Ankleiden* beschreibt auch die Persönlichkeit des Bewohners/Patienten und hat sich daher auf weitaus mehr zu erstrecken als auf die schriftliche Darstellung der witterungsabhängigen Bekleidung. Hierbei ist unter besonderer biografischer Berücksichtigung die typische Kleidungsgewohnheit ebenfalls als ein Orientierungshilfsmittel denkbar, wenn zu besonderen Festtagen oder Ereignissen ein angepasster Kleidungsstil ausgesucht wird. Die Anamnese sollte daher auch das Kleidungsverhalten an Sonn- und Feiertagen hinterfragen bzw. schauen, ob diese Kleidung verfügbar oder durch Angehörige zu beschaffen ist.

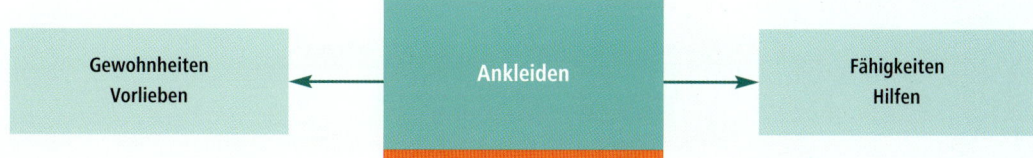

Insbesondere die Kleidung bringt die Persönlichkeit zum Ausdruck.

Ankleiden: Leitfragen zu Kleidungsfähigkeiten und -gewohnheiten.	
Fähigkeiten	Ist der Bewohner zur selbstständigen Kleidungsauswahl in der Lage? Kann der Bewohner die Kleidung gemäß der Witterung angepasst auswählen? Kann der Bewohner sich ganz oder teilweise selbstständig ankleiden?
Hilfen	Sind zum Ankleiden personelle Hilfen oder spezielle Hilfsmittel (z. B. zum Anziehen der Strümpfe) nötig? Welche? Wobei genau benötigt der Bewohner Hilfe?
Gewohnheiten	Welche Kleidungsgewohnheiten hat der Bewohner tagsüber, nachts, an Wochenenden, Sonn- und Feiertagen, im Zimmer/in der Wohnung und außerhalb des Zimmers/der Wohnung? Legt der Bewohner Wert auf ein gepflegtes Erscheinungsbild oder ist ihm die Kleidung gleichgültig? Nimmt der Bewohner das Frühstück oder das Abendessen noch/schon in Nachtkleidung (Morgenmantel …) ein oder besteht er auf komplett angelegter Kleidung? Wie war er früher zu den Mahlzeiten gekleidet? Gibt es besondere Kleidungsstücke, die pflegeerleichternd sind und wie akzeptiert der Bewohner diese? Bei Bettlägerigkeit: Muss der Bewohner mit Flügelhemden versorgt werden oder gibt es persönlichere Alternativen?
Vorlieben	Welche Kleidungsstücke zieht der Bewohner besonders gerne an, welche weniger? Gibt es Kleidungsstücke, die dem Bewohner sehr am Herzen liegen?
Allgemein	Wird die Wäsche oder einzelne Wäschestücke vom Bewohner selbst, von der Einrichtung oder von Angehörigen gewaschen und gepflegt? Wie gut ist der Bewohner mit Kleidung versorgt? Wie ist der Zustand der Kleidung im Allgemeinen? Zeigen sich anhand der Kleidung Vernachlässigungs- oder Verwahrlosungstendenzen?

Ankleiden: Bezugsperson und Umgebung	
Ressourcen	Welche entsprechenden Hilfsmittel stehen dem Bewohner/Patienten zur Verfügung?
	Welche Bezugspersonen können positiv beitragen bzw. wie können sie für den Bewohner fördernd eingesetzt werden?
Defizite	Welche Defizite im Sinne fehlender Hilfsmittel, sächlicher bzw. räumlicher Ausstattung oder personeller Unterstützung bestehen? Können diese Defizite unter Berücksichtigung der Bedürfnisse und Wünsche des Bewohners ausgeglichen werden?

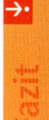

Fazit

Die Angaben im Bereich Kleidung beziehen sich in erster Linie auf den Hilfebedarf zum Ankleiden. Zugleich berücksichtigt sie die Individualität des Bewohners/Patienten in hohem Maße, wenn die individuellen Kleidungsgewohnheiten gezielt hinterfragt werden.

8. Bereich: Ruhe, Schlaf und Entspannung

Der Schlaf sorgt bekanntlich für den physischen und psychischen Ausgleich von den Anstrengungen des Tages. Er kann seine Regenerationsfunktion nur erfüllen, wenn Störungen weitgehend vermieden oder gemindert werden. Für die Pflegenden ist daher die Kenntnis über das Schlafverhalten des Bewohners/Patienten sehr wichtig, zumal sich daraus wieder individuelle Zielsetzungen zur späteren Planung der Tagesgestaltung ergeben können.

Insbesondere bei Demenzerkrankungen ist die Einhaltung eines geordneten Tagesablaufs, der sich an den persönlichen Bedürfnissen und biografischen Gegebenheiten orientiert, unabdingbar. Der allgemein hohe Schlafmittelverbrauch kann durch diese individuelle Berücksichtigung drastisch verringert werden.

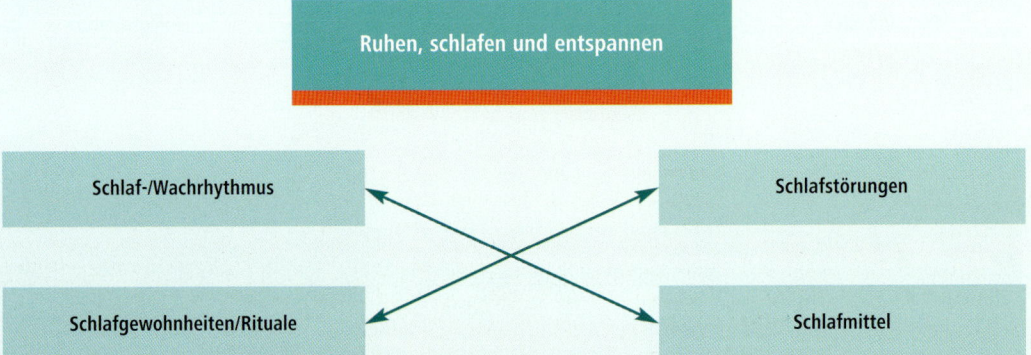

Individualität ist auch in der Anamnese des Schlafverhaltens gefragt.

Ruhen, schlafen und entspannen: Leitfragen zu Schlafgewohnheiten und -störungen	
Schlaf-/ Wachrhythmus	Welche Schlaf- und Ruhezeiten hat der Bewohner? Wie hoch (in Stunden) ist sein tägliches Schlafbedürfnis? Möchte der Bewohner tagsüber Schlafpausen, z. B. einen Mittagsschlaf, einlegen? Wirkt der Bewohner tagsüber ausgeschlafen? Ist der Bewohner tagsüber ausgelastet, kann er natürlich ermüden?
Schlaf- gewohnheiten/ Rituale	Zu welchen Zeiten geht/ging der Bewohner zu Bett? Ist er ein Morgenmensch/Abendmensch? Wann möchte der Bewohner aufstehen? Können die Pflegenden die Pflegezeiten auf die individuellen Ruhezeiten des Bewohners abstimmen? Hat der Bewohner eine bestimmte Einschlafseite oder Einschlafstellung? Können diese in einem evtl. Lagerungsplan berücksichtigt werden? Hat der Bewohner bestimmte Einschlafrituale, z. B. lesen vor dem Einschlafen, fernsehen, Nachttischlampe brennen lassen, Glas Milch trinken …? Ist das Fenster nachts geöffnet oder geschlossen? Hat der Bewohner eine bestimmte Strategie, wenn er nicht einschlafen kann?
Schlafstörungen	Leidet der Bewohner unter einer Einschlaf- oder einer Durchschlafstörung oder unter einer Kombination von beidem? Hat die Schlafstörung ggf. äußere Ursachen (Helligkeit, Lärm, Wecken durch Rundgänge …) bzw. ist sie ggf. auch psychisch bedingt? Seit wann plagen die Schlafstörungen den Bewohner, sind sie schon chronisch? Liegt eine Schlafumkehr vor, macht der Bewohner die Nacht zum Tage? Treten nachts gehäuft Verwirrtheitszustände auf? Leidet der Bewohner unter andauernder Schläfrigkeit? Sind die Schlafstörungen organisch bedingt und medizinisch abgeklärt? Wurden die RR- und BZ-Werte nachts schon einmal überprüft? Schnarcht der Bewohner nachts vernehmlich? Treten Schlafapnoen auf? Ist der Schlaf ruhig oder unruhig? Stöhnt der Bewohner nachts oft? Wie fühlt sich der Bewohner nach dem Erwachen? Zeigt er „Hang-over"-Erscheinungen durch Medikamente?
Schlafmittel	Nimmt der Bewohner Schlafmittel ein? Welche und seit wann? Liegt ggf. eine Schlafmittelabhängigkeit vor? Erfolgt die Einnahme kontrolliert oder selbstständig?
Entspannung	Wann, wo und wie kann sich der Bewohner gut entspannen? Hat er diesbezügliche Gewohnheiten? Bei welchen Methoden entspannt er sich besonders gut? Ist z. B. Snoezelen für ihn geeignet?

Ruhen, schlafen und sich entspannen: Bezugsperson und Umgebung	
Ressourcen	Welche entsprechenden Hilfsmittel stehen dem Bewohner/Patienten zur Verfügung?
	Welche Bezugspersonen können positiv beitragen bzw. wie können sie für den Bewohner fördernd eingesetzt werden?
Defizite	Welche Defizite im Sinne fehlender Hilfsmittel, sächlicher bzw. räumlicher Ausstattung oder personeller Unterstützung bestehen? Können diese Defizite unter Berücksichtigung der Bedürfnisse und Wünsche des Bewohners ausgeglichen werden?

Fazit

Die Anamnese im Bereich Ruhe, Schlaf und Entspannung betrifft vor allem den Nachtdienst, der durch sorgfältige Beobachtung des Schlafes des Bewohners/Patienten wertvolle Informationen zum Schlafverhalten liefert.

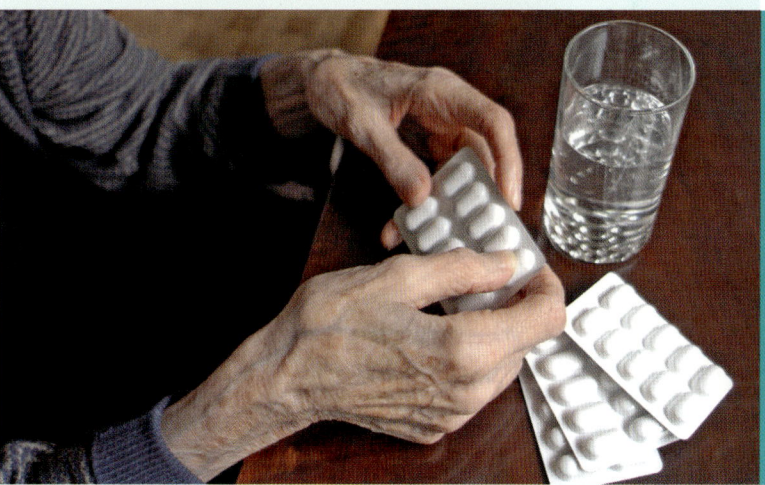

Der häufige Griff zum Schlafmittel – ein oft beobachtbares Verhalten alter Menschen.

9. Bereich: Beschäftigung, Lernen und Entwicklung

Dieser Bereich bezieht sich auf die aktive Tagesgestaltung des Bewohners/Patienten, wiederum unter Berücksichtigung seiner biografisch erworbenen Vorlieben, Gewohnheiten und Interessen. Daneben werden auch die physischen und psychischen Komponenten planvoll mit einbezogen. Insbesondere die Förderung im rehabilitativen Sinne bzw. die Erhaltung von Restfähigkeiten und die Vermeidung weiterer Defizite in anderen Aktivitätsbereichen können durch eine detailreiche Anamnese vorangetrieben werden.

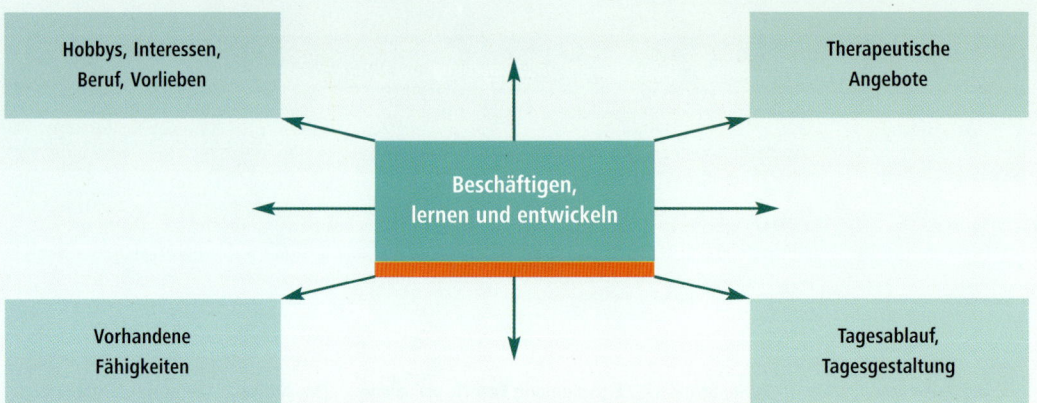

Pflegerelevante Bereiche der Beschäftigung

Beschäftigen, lernen und entwickeln: Leitfragen zur Tagesgestaltung	
Hobbys, Interessen, Beruf, Vorlieben	Hat der Bewohner ein oder mehrere Hobbys (gehabt)? Welche? Gibt oder gab es besondere Interessen? Ist/war der Bewohner in Vereinen, Verbänden, Parteien u. Ä. tätig oder engagiert? Hat er zu diesen noch Kontakte? Welche Zeitungen/Zeitschriften liest der Bewohner? Welche Fernsehsendung/Rundfunksendung, welche Musik interessiert ihn? Zu welchen Themen nimmt der Bewohner gerne Stellung? Welchen/welche Beruf(e) hat der Bewohner ausgeübt? Bestehen zu früheren Arbeitskollegen noch Kontakte? Wie hat der Bewohner seine frühere Freizeit gerne verbracht? Wie ist das Verhältnis des Bewohners zu seiner Religion? Besucht er die Gottesdienste gerne?
Vorhandene Fähigkeiten	Besteht für den Bewohner die Möglichkeit, seinen früheren Hobbys nachzugehen? Was schränkt den Bewohner in seinem Beschäftigungsfeld ein? Wie sind seine motorischen/physischen und psychischen Möglichkeiten? Kann er sich mit Unterstützung beschäftigen?
Tagesablauf, Tagesgestaltung	Wie sieht der Tagesablauf des Bewohners aus? Gibt es feste Termine, die der Bewohner wahrzunehmen hat? Erlebt der Bewohner Höhepunkte des Tages? Ist der Bewohner an Angeboten zur Tagesgestaltung interessiert? Welche nimmt er an, welche verweigert er? Können die (früheren) Interessen, Vorlieben oder Hobbys des Bewohners in der Tagesgestaltung berücksichtigt werden? Stehen ihm aus seinem Interessengebiet Beschäftigungsmöglichkeiten zur Verfügung? Lassen sich aus dem Berufsfeld oder Hobby stimulierende Elemente in der Pflege einsetzen, z. B. zur Zimmergestaltung o. a.?
Therapeutische Angebote	Kann oder sollte der Bewohner teilnehmen an • Gymnastik/Krankengymnastik/Physiotherapie, • Ergotherapie, Musiktherapie, • Wohngruppe, Snoezelenraum …, • anderen Angeboten?
Allgemein	Wie ist das Verhältnis des Bewohners zu Natur, Pflanzen, Tieren? Haben diese in seinem bisherigen Leben eine Rolle gespielt?

Beschäftigen, lernen und entwickeln: Bezugsperson und Umgebung	
Ressourcen	Welche entsprechenden Hilfsmittel stehen dem Bewohner/Patienten zur Verfügung? Welche Bezugspersonen können positiv beitragen bzw. wie können sie für den Bewohner fördernd eingesetzt werden?
Defizite	Welche Defizite im Sinne fehlender Hilfsmittel, sächlicher bzw. räumlicher Ausstattung oder personeller Unterstützung bestehen? Können diese Defizite unter Berücksichtigung der Bedürfnisse und Wünsche des Bewohners ausgeglichen werden?

Fazit
→

Die Informationen im Bereich Beschäftigung, Lernen und Entwicklung zielen auf eine abwechslungsreiche und am Bewohner orientierte Tagesgestaltung ab. Mit der zielorientierten Hinterfragung seiner Vorlieben und Interessen können – auch bei Immobilität – entsprechende stimulierende und mobilisierende Pflegeangebote geplant werden.

10. Bereich: Sexualität

Im Bereich Sexualität begeben sich Pflegende auf ein intimes Terrain, das sowohl von ihren eigenen Verhaltensweisen und/oder Tabuisierungen als auch von den Wertvorstellungen und Normen der alten Menschen bestimmt wird. Mitunter kollidieren hier – auch trägerbezogene – Vorstellungswelten, die nicht selten in kompromittierende Situationen münden und im Ergebnis Sprachlosigkeit und Handlungsunfähigkeit bis hin zu Aggressionen provozieren.

In den gängigen Dokumentationssystemen findet sich kaum eine Anmerkung hinsichtlich des sexuellen Erlebens und Verhaltens. Allenfalls wird die Frage nach der Akzeptanz andersgeschlechtlicher Personen gestellt. Hier tut sich naturgemäß ein ethisch-moralischer Konflikt auf, der schwerlich lösbar und auch mit Richtlinien nicht reglementierbar ist. Die jeweilige Situation, die Individualität und die Beziehung Pflegekraft–Bewohner entscheiden letztendlich über die Notwendigkeit der Dokumentation sexuellen Verhaltens. Als dokumentationswürdig ist jedenfalls auffälliges Verhalten anzusehen, das sowohl auf Mitbewohner/-patienten als auch auf das Pflegepersonal anstößig wirkt und in eine Form der Belästigung ausartet, die nicht mehr duldbar ist.

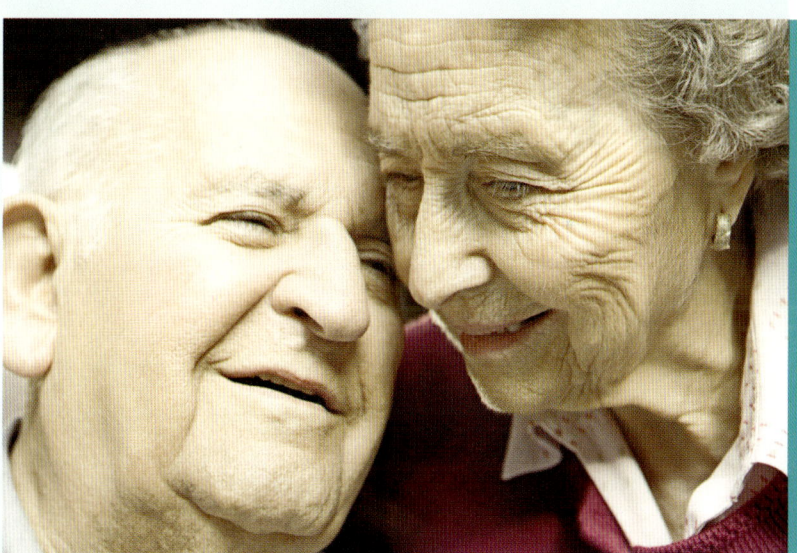

Merke

!

Der Umgang mit diesem Bereich erfordert von den Pflegenden einen hohen Professionalitätsgrad und viel Empathie. Mitarbeiter, die hier in Gekicher und Getratsche verfallen, handeln unprofessionell! Sexualität ist auch im Alter ein vollkommen natürliches Verhalten, das genauso von menschlichen Bedürfnissen durchsetzt ist, wie alle anderen Lebensaktivitäten.

Weitaus wichtiger für die direkte Pflegebeziehung ist jedoch das Rollenverhalten des Bewohners/Patienten, das hier nicht nur geschlechtsspezifisch, sondern als menschliche Rolle insgesamt beschrieben wird.

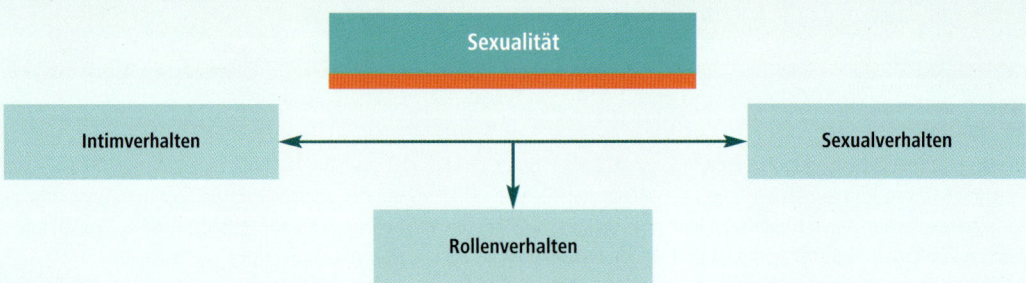

Der Umgang mit der Sexualität verlangt einen hohen Professionalitätsgrad.

Sexualität: Leitfragen zum Rollenverhalten etc.	
Intimverhalten	Ist das natürliche Schamgefühl des Bewohners noch erhalten, ist es sehr stark ausgeprägt? Wünscht der Bewohner gleichgeschlechtliche Pflegepersonen oder akzeptiert er andersgeschlechtliches Pflegepersonal? Zeigt der Bewohner bei der Intimpflege eine ausgeprägte Verweigerungshaltung oder Abwehr?
Rollenverhalten	Zeigt der Bewohner ein erhaltenes Selbstwertgefühl? Kann der Bewohner einem rollentypischen Verhalten nachgehen (z. B. Hausfrauenrolle)? Legt der Bewohner Wert auf ein typisches männliches/weibliches Äußeres (z. B. Bartpflege, Schminken …)? Kann der Bewohner seine Gefühle zeigen und zulassen? Respektiert der Bewohner das andere Geschlecht?
Sexualverhalten	Zeigt der Bewohner ein offenes Bedürfnis nach körperlicher Zuwendung? Macht der Bewohner klare, teils auch anzügliche Bemerkungen gegenüber Mitbewohnern oder Personal? Ist noch ein Ehe- oder Lebenspartner vorhanden oder besteht eine engere Beziehung zu anderen Bewohnern? Wie ist das Verhältnis zu diesen? Besteht eine (Neigung zur) Bisexualität oder Homosexualität? Kommt es öfter zur Selbstbefriedigung?
Allgemein	Gibt es Hinweise auf sehr negative sexuelle Erlebnisse in der Vergangenheit (z. B. Vergewaltigung)? Gibt es Hinweise auf die sexuelle Erziehung/Einstellung zur Sexualität? Bestehen sonstige Auffälligkeiten?

Sexualität: Bezugsperson und Umgebung	
Ressourcen	Welche entsprechenden Hilfsmittel stehen dem Bewohner/Patienten zur Verfügung?
	Welche Bezugspersonen können positiv beitragen bzw. wie können sie für den Bewohner fördernd eingesetzt werden?
Defizite	Welche Defizite im Sinne fehlender Hilfsmittel, sächlicher bzw. räumlicher Ausstattung oder personeller Unterstützung bestehen? Können diese Defizite unter Berücksichtigung der Bedürfnisse und Wünsche des Bewohners ausgeglichen werden?

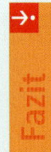

Der Bereich Sexualität beschreibt einen sehr persönlichen Bereich des Menschen. Bei der Dokumentation ist mit der erforderlichen Distanz vorzugehen. Auffälligkeiten sind zum Schutz von Mitbewohnern/Patienten und Personal auf jeden Fall wertfrei zu dokumentieren.

11. Bereich: Sichere und fördernde Umgebung

Der Bereich *sichere und fördernde Umgebung* beschäftigt sich mit dem Grundbedürfnis des Menschen nach Sicherheit und Geborgenheit. Im Sinne der Pflegeanamnese sind alle Faktoren zu eruieren, die der Sicherheit des Bewohners/Patienten zuwiderlaufen können. Hierbei sollte zwischen der aktiven und passiven Sicherheit unterschieden werden:

Aktive Sicherheit: Der Bewohner/Patient handelt eigenverantwortlich und kann seine Sicherheitsaspekte selbst regeln und bestimmen.

Passive Sicherheit: Der Bewohner/Patient ist nicht (mehr) zu eigenverantwortlichem Handeln in der Lage, die Sicherheit muss durch das Pflegepersonal gewährleistet sein.

Es ist daher in der Anamnese primär wichtig, das Maß der Eigenverantwortung des Bewohners/Patienten festzustellen. Somit können auch Konflikte mit dem Selbstbestimmungsrecht des Bewohners/Patienten weitgehend umgangen werden.

Gerade in dieser ABEDL® zeigt das Modell der fördernden Prozesspflege nach Krohwinkel seine sehr engmaschige Vernetzung. Etwaige Defizite in den vorangegangenen ABEDL® summieren sich hier zu grundlegenden Sicherheitsfragen und machen die ggf. notwendigen Maßnahmen zur passiven Sicherheit (z. B. freiheitsentziehende Maßnahmen) plausibel und transparent.

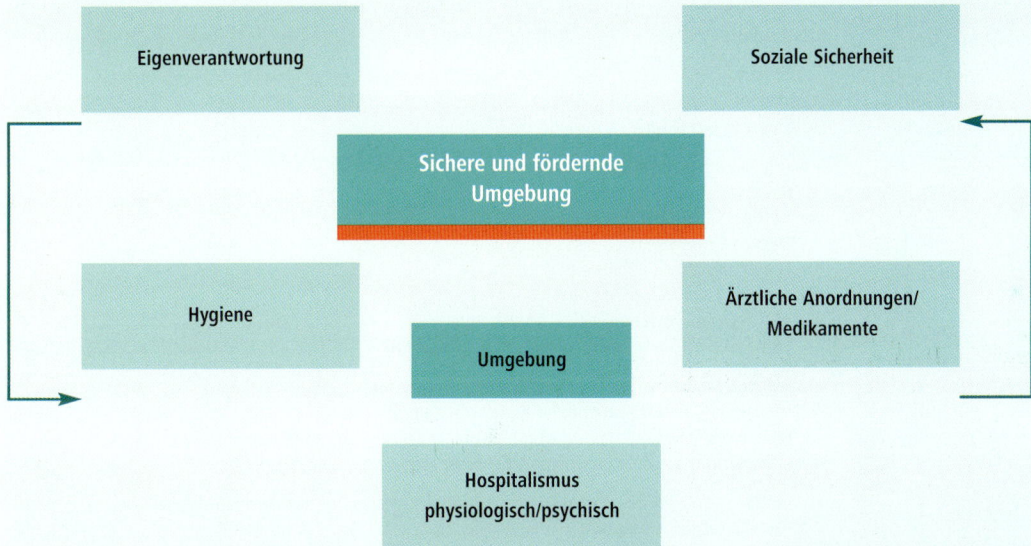

Die Vernetzung erfasst primär die Eigenverantwortung.

Sichere und fördernde Umgebung: Leitfragen zur Sicherheit u. a.	
Eigenver-antwortung	Kann der Bewohner uneingeschränkt Verantwortung für sich selbst übernehmen? In welchen Bereichen ist die Eigenverantwortung eingeschränkt (Gesundheitsfragen, Aufenthaltsbestimmung …)? Steht hierfür ein Betreuer zur Verfügung? Gefährdet der Bewohner sich selbst oder andere? Sind freiheitsentziehende Maßnahmen notwendig und weshalb? Welche, mit welcher Genehmigung (siehe auch Eintrag Stammdaten – Betreuung)? Finden diese freiheitsentziehenden Maßnahmen ständig oder gelegentlich statt? Ist der Bewohner in der Lage, Gefahren zu erkennen und zu beurteilen? Ist der Bewohner fähig, Hilfe anzufordern (Telefon, Lichtrufanlage, Hausnotruf …)? Besitzt der Bewohner eigene Haus-/Zimmerschlüssel? Wo sind diese ggf. aufzufinden?
Soziale und materielle Sicherheit	Kann der Bewohner seine materiellen/finanziellen Angelegenheiten selbst regeln? Wer unterstützt ihn dabei? Steht dem Bewohner Bargeld zur Verfügung? Hat der Bewohner ein Erbtestament hinterlegt und wo? Hat der Bewohner eine Patientenverfügung/ein Patiententestament, eine Vorsorgevollmacht oder eine Betreuungsverfügung hinterlegt und wo? Wann wurde(n) diese zuletzt aktualisiert?

Hygiene/ Infektiöser Hospitalismus	Liegt beim Bewohner eine besondere Infektionsgefahr/Infektionserkrankung (z. B. MRSA) vor? Aufgrund welcher Umstände? Leidet der Bewohner unter einer Immunschwäche bzw. sind in der Vergangenheit wiederholt Infektionen aufgetreten? Sind besondere hygienische Maßnahmen erforderlich? Erkennt der Bewohner die Infektionsgefahr, kann er damit umgehen, sich selbstständig dagegen schützen? Sind Infektionsprophylaxen nötig?
Physiologischer Hospitalismus	Droht dem Bewohner aufgrund seiner Pflegebedürftigkeit oder Erkrankung eine (weitere) körperliche Schädigung? Sind deshalb Prophylaxen erforderlich: • Aspirationsprophylaxe und Pneumonieprophylaxe, • Dehydratations-/Exsikkoseprophylaxe, • Kontrakturprophylaxe, • Obstipationsprophylaxe, • Intertrigoprophylaxe, • Soor- und Parotitisprophylaxe, • Thromboseprophylaxe, • Zystitisprophylaxe …? *(ggf. Verweis auf entsprechende andere Bereiche geben)* Sind in jüngster Vergangenheit vorhandene Fähigkeiten bereits verkümmert? Ist der Bewohner sturzgefährdet und somit auch eine Sturzprophylaxe notwendig? Gibt es im Bewohnerbereich Stolperfallen? Kann der Bewohner die o. g. Prophylaxen teilweise auch selbst durchführen bzw. dazu angeleitet und beraten werden?
Psychischer Hospitalismus	Droht dem Bewohner aufgrund seiner Pflegebedürftigkeit oder Erkrankung eine psychische Gefährdung/ein Deprivationssyndrom: • Neigt der Bewohner zu – Passivität, Apathie, – Vernachlässigung des Äußeren, – Depressionen, – Feindseligkeit, Reizbarkeit, – Nahrungsverweigerung, – regressivem Verhalten, – Einnässen/Einkoten ohne organische Ursachen? • Zeigt der Bewohner Zeichen von Selbststimulation: – monotone Bewegungsmuster (z. B. Schaukeln), – Selbstverstümmelung, Katheter ziehen, Verbände abreißen, sich blutig kratzen …, – sich ständig wiederholendes und monotones Schreien, Lallen, Singen? • Kann dem Bewohner eine angepasste Reizsituation angeboten werden? Auf welche Reize reagiert der Bewohner positiv/negativ?
Ärztliche Anordnungen/ Medikamente	• Kann der Bewohner ärztliche Anordnungen/Anweisungen selbstständig befolgen und ausführen? In welchem Umfang benötigt er Hilfe dazu? • Kann der Bewohner Medikamente gemäß der Anordnung selbstständig einnehmen? Benötigt er dazu die Überwachung der Einnahme oder die direkte Eingabe? • Sind bei der Verrichtung ärztlicher Anordnungen oder bei der Medikamenteneingabe Besonderheiten zu beachten (z. B. Marcumar, Insulin …)? • Sind bei dem Bewohner Verbände anzulegen? Septisch oder aseptisch? • Erhält der Bewohner regelmäßige Injektionen? Welche Art, an welchem Injektionsort? • Sind weitere Maßnahmen der ärztlichen Diagnostik und Therapie durchzuführen?
Umgebung	Bestehen erfüllbare Wünsche hinsichtlich der Raumgestaltung? Ist das Bewohnerzimmer ansprechend möbliert und ausgestattet? Bestehen entsprechende Reizsetzungen in der Dekoration des Zimmers oder wirkt es reizarm und eintönig? Gibt es Unfallgefahren in der Umgebung?
Allgemein	Liegen beim Bewohner ganz spezifische, individuelle Gefährdungen vor (z. B. Suizid- gefahr)? Gibt es Hinweise auf Suchtverhalten (Drogen, Alkohol, Medikamente)? Zeigen sich biografisch begründete Gefahrenmomente?

Sichere und fördernde Umgebung: Bezugsperson und Umgebung	
Ressourcen	Welche entsprechenden Hilfsmittel stehen dem Bewohner/Patienten zur Verfügung?
	Welche Bezugspersonen können positiv beitragen bzw. wie können sie für den Bewohner fördernd eingesetzt werden?
Defizite	Welche Defizite im Sinne fehlender Hilfsmittel, sächlicher bzw. räumlicher Ausstattung oder personeller Unterstützung bestehen? Können diese Defizite unter Berücksichtigung der Bedürfnisse und Wünsche des Bewohners ausgeglichen werden?

→·

Fazit

Die Sicherheit des Bewohners/Patienten stellt ein hohes Gut dar. Die Gewährung der höchstmöglichen Sicherheit kann aber nur unter der Berücksichtigung des Selbstbestimmungsrechtes des Bewohners/Patienten und nicht mit einer überbehütenden Versorgung geschehen. Daher sind seine noch vorhandenen Fähigkeiten zu schützen und zu fördern. Die detaillierte Anamnese im Bereich sichere und fördernde Umgebung legt die Grundlage für den individuellen Pflegeplan fest.

12. Bereich: Soziale Kontakte, Beziehungen und Bereiche

„Die Lebensqualität und das Wohlbefinden alter Menschen hängen ganz entscheidend von dem Eingebundensein in ein Netz von tragfähigen Beziehungen ab. Niemanden zu haben, allein zu sein, wird als Mangel erlebt. Oft entstehen daraus Krankheiten und Depressionen."
(Seibold, 2000, S. 488)

Die Anamnese *Soziale Kontakte, Beziehungen und Bereiche* zielt auf die Kontaktsituation des alten Menschen ab. In ihr werden die sozialen Bindungen des Bewohners/Patienten beleuchtet, sein Verhältnis zu Angehörigen oder Bekannten und Freunden beschrieben. Diese Kontakte stellen im Sinne der Sozialisation einen wichtigen Schritt zum Gelingen des Pflegeprozesses dar und helfen, die soziale Isolation oder gar den „sozialen Tod" zu vermeiden. Oftmals brechen lange bestehende Kontakte bei Eintritt der Pflegebedürftigkeit ab, nicht selten aufgrund der Unkenntnis der außenstehenden Kontaktpersonen. Pflegende leisten zur Erhaltung oder Wiederaufnahme der sozialen Beziehungen einen wesentlichen Beitrag, wenn sie sich im Rahmen der Anamnese ein Bild des Beziehungsgefüges machen können und Angehörige aktiv in die Pflegebeziehung integrieren.

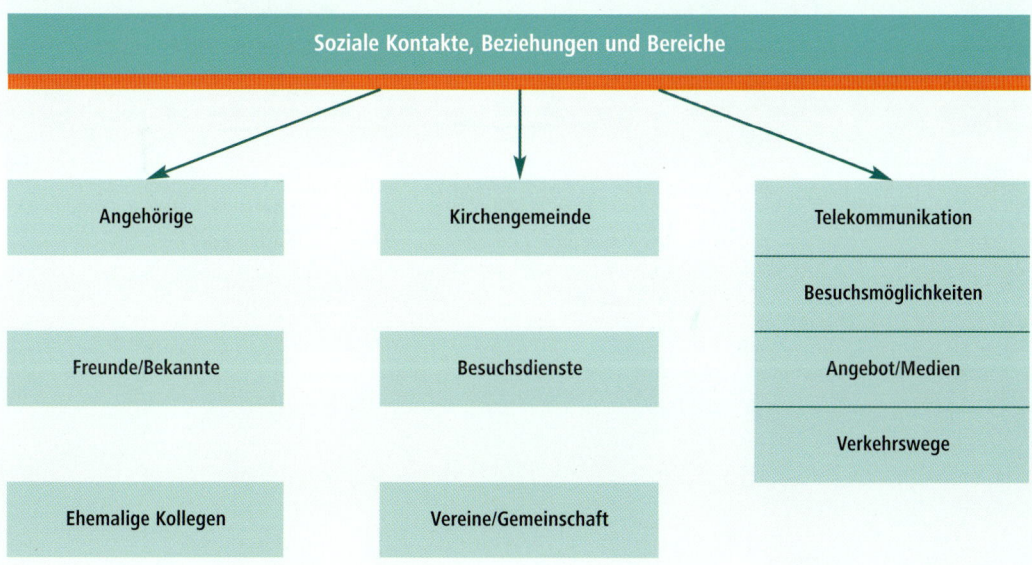

Fördernde Felder sozialer Beziehungen

Soziale Kontakte, Beziehungen und Bereiche: Leitfragen zu Kontakten

Angehörige und primäre Bezugspersonen	• Gibt es Angehörige, die den Bewohner besuchen? Wann kommen diese in der Regel zu Besuch? Wie gestaltet sich das Verhältnis der Angehörigen zum Bewohner? Treten familiäre Beziehungsprobleme auf? Sind die Angehörigen ggf. bereit, sich aktiv an der Versorgung/Betreuung und Pflege des Bewohners zu beteiligen? Welche Aufgaben könnten sie übernehmen? • Benötigen die Angehörigen/Familienmitglieder selbst entsprechende Unterstützung des Pflege- oder Betreuungspersonals? Wenn ja, welche und wie? • Kann das Pflegepersonal unterstützend in die Kontaktaufnahme und -pflege eingreifen? • Ist jemand vom Pflegepersonal die primäre Bezugsperson? Wer?
Freunde/ Bekannte/ ehemalige Kollegen oder Nachbarn	• Hat der Bewohner Interesse an Kontakten und Beziehungspflege, zu wem insbesondere? Lehnt der Bewohner Kontakte ab? • Kommen auch Freunde/Bekannte/ehemalige Kollegen oder Nachbarn zu Besuch? Gibt es noch Kontakte zu diesen? Können diese Kontakte ggf. wieder hergestellt werden?
Kontakte im Heim	Wünscht der Bewohner Kontakte zu anderen Heimbewohnern? Lehnt er diese ab?
Kirchengemeinde	Bestehen Kontakte zur Kirchengemeinde des Bewohners? Ist der Bewohner an Kontakten – auch zum Pfarrer – interessiert?
Besuchsdienste	Stehen Besuchsdienste wohltätiger Organisationen mit dem Bewohner in Kontakt? Ist der Bewohner daran interessiert?
Vereine/ Gemeinschaften	Ist/war der Bewohner Mitglied in Vereinen, Verbänden oder anderen Gemeinschaften? Bestehen noch Kontakte hierzu? Übte der Bewohner in diesen ein Ehrenamt aus? Ist eine Kontaktaufnahme mit den Vereinigungen möglich und besteht seitens des Bewohners Interesse daran?
Tele-kommunikation	Stehen dem Bewohner Telekommunikationseinrichtungen zur Verfügung und kann und will der Bewohner diese selbstständig benutzen? Gibt es Alternativen oder Hilfen zur Telekommunikation?
Besuchs-möglichkeiten	Hat der Bewohner seinerseits den Willen und die Möglichkeit, anderen Besuche abzustatten?
Angebote/ Medien/Kultur Verkehrswege	Stehen dem Bewohner hausinterne oder öffentliche und kulturelle Veranstaltungsbesuche offen? Kann und will der Bewohner Rundfunk, Fernsehen oder andere Medien nutzen? Kann der Bewohner öffentliche oder private Verkehrsmittel nutzen? Ist seine Wohnung fortbewegungsförderlich ausgestattet? Können Hilfen zur Fortbewegung eingesetzt werden? Kann der Bewohner selbstständig den Lift benutzen? Stehen Fahrdienste zur Verfügung?
Haustiere	Besteht der Wunsch nach Kontakten zu oder der Haltung von (Haus-)Tieren? Kann dies ermöglicht werden?
Allgemein	Ist dem Bewohner die Kontaktpflege generell wichtig? Läuft der Bewohner Gefahr zu vereinsamen? Wie war die Kontaktfreudigkeit und Geselligkeit des Bewohners in früheren Zeiten? Lebte er eher zurückgezogen, war er eher ein Einzelgänger oder ein sehr geselliger und unternehmungsfreudiger Mensch?

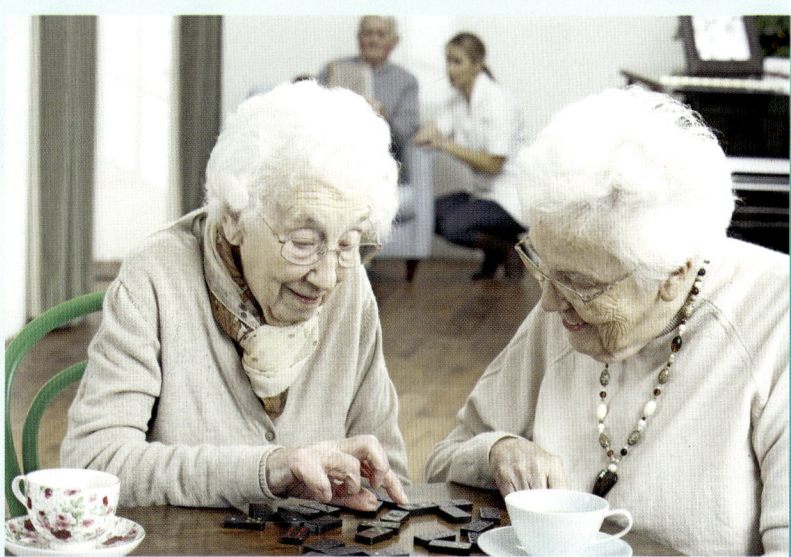

Soziale Kontakte sind für den alten Menschen unabdingbar.

Soziale Kontakte, Beziehungen und Bereiche: Bezugsperson und Umgebung	
Ressourcen	Welche entsprechenden Hilfsmittel stehen dem Bewohner/Patienten zur Verfügung?
	Welche Bezugspersonen können positiv beitragen bzw. wie können sie für den Bewohner fördernd eingesetzt werden?
Defizite	Welche Defizite im Sinne fehlender Hilfsmittel, sächlicher bzw. räumlicher Ausstattung oder personeller Unterstützung bestehen? Können diese Defizite unter Berücksichtigung der Bedürfnisse und Wünsche des Bewohners ausgeglichen werden?

Fazit

Im Bereich Soziale Kontakte, Beziehungen und Bereiche erfassen die Pflegenden die allgemeine Kontaktsituation des Bewohners/Patienten. Mithilfe dieser Angaben können konkrete Ziele zur Verbesserung und Erhaltung sozialer Beziehungen formuliert werden.

13. Bereich: Existenzielle Erfahrungen des Lebens

Der Umgang mit den existenziellen Erfahrungen des Lebens ist das typische Merkmal des Pflegemodells von Krohwinkel. Besonders hier kommt der biografische Kontext zum Tragen, der bei alten Menschen eine ausgeprägte individuell-charakteristische Struktur zeigt. Dieser Abschnitt begründet die vielmals wenig nachvollziehbaren Verhaltensweisen und bezieht sich auf das persönliche „Er-Leben" des Menschen, das in seiner Summe aus Ereignissen und Gefühlen sowie den Berg- und Talfahrten des Lebens dem Alter sein jeweils unverwechselbares Gesicht gibt. Gerade deshalb findet dieses Modell vorrangig in der Altenpflege seine berechtigte Anwendung. Es offenbart darüber hinaus auch das Lebensgefühl des alten Menschen, das einerseits von Resignation durchzogen sein, andererseits aber auch sehr konstruktive Bewältigungsmechanismen parat haben kann.

Die Aufgabe der Pflegenden kann nicht darin bestehen, das Leben des Menschen bürokratisch in allen Einzelheiten aufzuzeichnen, um dann die Aufzeichnungen in den Akten verschwinden zu lassen. Viel konstruktiver und effektiver ist die konkrete Nutzung der gewonnenen biografischen Daten hinsichtlich ihrer Anwendbarkeit im Pflegealltag, z. B. im Sinne der motivierenden, aktivierenden und stimulierenden Pflege.
Die Erfassung der Fakten bezieht sich demnach auf eine sehr persönliche Lebensschau des Bewohners/Patienten, wobei Gefühlsarbeit unvermeidbar ist. Diese wiederum verlangt absolute Professionalität der Pflegenden, wenn sie Gefühle ansprechen und zulassen wollen. Der Umgang mit diesem Bereich sollte somit den erfahrenen Pflegekräften vorbehalten sein. Ein wichtiger Faktor ist zudem die Zeit, die dem Bewohner/Patienten gegeben werden muss, um Vertrauen zu gewinnen zu Personen, denen er seine Geschichte anvertrauen kann.

! Die Sammlung der Fakten der existenziellen Erfahrungen des Lebens benötigt viel Zeit und Vertrauen. Die Erstellung der Anamnese kann sich jeweils situationsabhängig bis zu mehreren Wochen hinziehen und ist ggf. einem ständigen Änderungsprozess unterworfen.

Inhaltlich gestaltet sich dieser Bereich sehr vielschichtig. Zum einen gilt es, die momentane Grundsituation des Bewohners/Patienten zu erfassen, zum anderen soll die Rückschau Einblicke in die Lebensgeschichte gewähren und das Verständnis erleichtern.

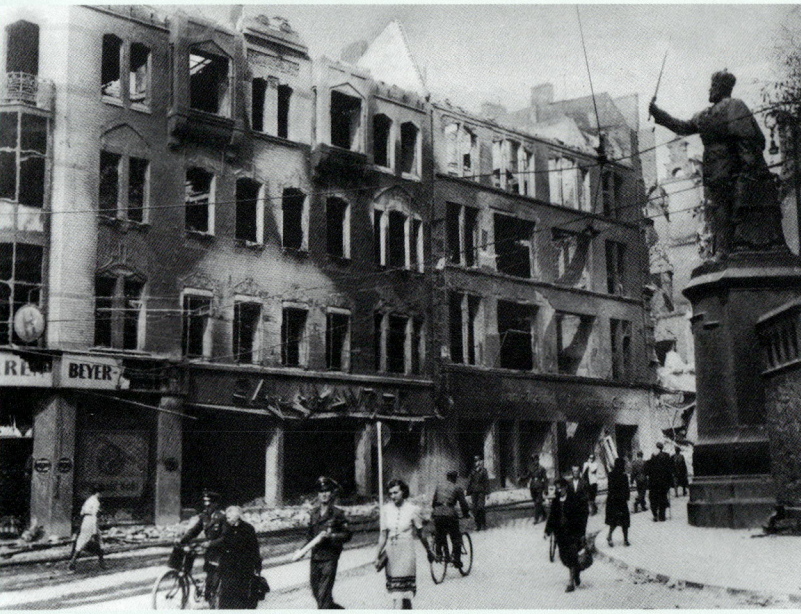

Kriegserlebnisse sind gefährdende existenzielle Erfahrungen.

Existenzielle Erfahrungen des Lebens

Lebenseinstellung	Lebensgeschichte
• Akzeptanz der Situation • Sinnfrage • Vertrauen • Motivation • Religion/Weltanschauung	• Allgemeine Biografie • Gefährdende Erfahrungen • Fördernde Erfahrungen • Zeitgeschehen • Verarbeitung • Schmerz

Existenzielle Erfahrungen des Lebens: Leitfragen zur Lebenseinstellung

Akzeptanz der Situation	Wie kommt der Bewohner mit seiner derzeitigen Situation zurecht? Kann er seinen Lebensabschnitt akzeptieren? Leidet der Bewohner unter der derzeitigen Lage? Ist der Bewohner bereit, Hilfe und Unterstützung anzunehmen? Leidet der Bewohner unter Schmerzen? Wie stark sind diese? Wie geht der Bewohner damit um? Kann der Bewohner unbefangen über Sterben und Tod sprechen? Äußert er Wünsche zu seinem Sterben und seinem Tod?

Sinnfrage	Befindet sich der Bewohner in einer Sinnkrise? Empfindet er seine Lage oder seine Existenz als sinnlos oder fühlt er sich wertlos? Äußert der Bewohner öfters den Wunsch, sterben zu wollen? Spricht er u. U. auch von Suizid? Äußert der Bewohner Schuldgefühle? Wem gegenüber oder weshalb?
Vertrauen/ Zuversicht/ Hoffnung	Hat der Bewohner Vertrauen in sich und andere? Blickt er mit Zuversicht in die Zukunft? Plagen den Bewohner bestimmbare Ängste, z. B. Angst vor Einsamkeit, Alleinsein, Sterben? Will/kann er darüber sprechen? Wie groß ist seine Hoffnung? Überwiegt ggf. schon die Hoffnungslosigkeit?
Motivation	Zeigt der Bewohner genug Motivation, um mit seiner derzeitigen Situation zurechtzukommen? Wie ist seine Einstellung zur Pflegesituation? Zeigt der Bewohner Zeichen einer Selbstaufgabe/Resignation?
Religion/Welt- anschauung	Stützt sich der Bewohner auf seine Religion, ist er ein gläubiger Mensch? Welcher Konfession gehört er an? Kann er seine Religion noch selbstständig ausüben? Will/kann er Gottesdienste besuchen oder mit einem Seelsorger sprechen? Äußert der Bewohner den Wunsch zu beten? Wie ist die Weltanschauung des Bewohners? Ist sie von Optimismus oder Pessimismus geprägt? Wie steht er den Menschen allgemein gegenüber?
Fördernde Erfahrungen	Welche Erfahrungen im Leben wirken sich besonders fördernd aus?
Gefährdende Erfahrungen	Welche Erfahrungen wirken sich besonders gefährdend aus?
Allgemein	Wie kann/konnte der Bewohner mit Verlusten und Krisen umgehen? Konnte er sie konstruktiv bewältigen? Neigt er zur Verdrängung von Krisen/Problemen? Gibt er Verantwortung ab?

Dieser Bereich ist stets im Zusammenhang mit den anderen Anamneseabschnitten zu betrachten!

Existenzielle Erfahrungen des Lebens: Risikobereich Schmerz (siehe auch: Expertenstandard Schmerzmanagement)	
Schmerz- äußerung	Äußert der Bewohner auf Nachfrage Schmerzen? Wenn ja, hat eine systematische Schmerzeinschätzung zu erfolgen!
Skalen	Nach welchen Skalen erfolgte die Schmerzeinschätzung? • Numerische Ratingskala NRS • Verbale Rating Scale VRS • ECPA und BISAD • BESD

Existenzielle Erfahrungen des Lebens: Bezugsperson und Umgebung	
Ressourcen	Welche entsprechenden Hilfsmittel stehen dem Bewohner/Patienten zur Verfügung? Welche Bezugspersonen können positiv beitragen bzw. wie können sie für den Bewohner fördernd eingesetzt werden?
Defizite	Welche Defizite im Sinne fehlender Hilfsmittel, sächlicher bzw. räumlicher Ausstattung oder personeller Unterstützung bestehen? Können diese Defizite unter Berücksichtigung der Bedürfnisse und Wünsche des Bewohners ausgeglichen werden?

Obwohl der Umgang mit den existenziellen Erfahrungen des Lebens tiefe menschliche Bereiche berührt und auch hier u. U. ethisch-moralische, theologische, philosophische und politische Wertvorstellungen des Bewohners/Patienten mit denen der Pflegenden kollidieren können, ist die Pflegekraft bei der schriftlichen Fixierung der Fakten zur Neutralität und Wertfreiheit verpflichtet. Gerade der geschichtliche Umgang mit Kriegserlebnissen und den Phasen des NS-Regimes darf die Pflegenden nicht zur Be- oder Verurteilung verleiten, sondern verlangt eine emotionslose Betrachtung, deren Umfang, Inhalt und Offenheit der Bewohner/Patient allein bestimmt.

Nicht alle, aber viele der in den vorangegangenen Leitfragen genannten Bereiche sind als Summe der lebensgeschichtlichen Ereignisse zu sehen. Die Aufzeichnung der Lebensgeschichte, die Biografiearbeit, verlangt nun ihrerseits eine gesonderte Betrachtungsweise. Ihr haben wir aufgrund der großen Bedeutung speziell in der Altenpflege in Abschnitt 3.2.3 dieses Buches ein eigenes Kapitel gewidmet.

Fazit

1. Die Pflegeanamnese beschreibt den gegenwärtigen Ist-Zustand eines Bewohners/Patienten unter dem Blickwinkel eines Pflegemodells. Dabei ist in verschiedenen Abschnitten auch eine biografische Betrachtungsweise unerlässlich.
2. Die Anamnese ist bei langfristigen und dauerhaften Änderungen des Zustandes in den einzelnen Bereichen zu aktualisieren.
3. Die oben genannten Leitfragen dienen als Orientierung und werden je nach Situation des Bewohners/Patienten angewendet. Selbstverständlich können und müssen sie nicht bei allen Bewohnern in dieser Ausführlichkeit behandelt werden, sondern nur dort, wo die individuelle Situation es erfordert. Treten in einzelnen Bereichen keine Defizite oder Störungen auf und handelt der Bewohner/Patient selbstständig, genügt ein entsprechender Vermerk. Dennoch sollten die jeweiligen Gewohnheiten nicht außer Acht gelassen werden, um bei einem Verlust der Selbstständigkeit persönlich angepasste Pflegeangebote machen zu können.

3.2.3   Die Biografie

„Wenn ein alter Mensch stirbt, verbrennt eine Bibliothek!"
Afrikanisches Sprichwort

Ein oft vernachlässigter Teilbereich des Pflegeassessments ist die Biografiearbeit. In vielen käuflich erhältlichen Dokumentationssystemen sind für die Lebensgeschichte eines alten Menschen nur wenige Zeilen vorgesehen, manchmal auch sogenannte Biografiebögen. Die darin erstellten Angaben beschränken sich zumeist auf einen Minimalabriss des Berufs- und Familienlebens.

Biografiearbeit im engeren Sinne bedeutet, sich für die Lebensgeschichte eines Menschen zu interessieren, ihn nicht nur auf wenige Daten festzuschreiben, sondern auch seine Motive und Handlungshintergründe, die sich ja biografisch entwickelt haben, zu erforschen. Andernfalls laufen Pflegende Gefahr, oberflächliche Angaben zu rastern und vielmals auch zu pauschalisieren, d. h., die zu Pflegenden werden ohne Kenntnisse ihres Lebenshintergrundes im psychologischen Sinne der begrenzten Wahrnehmung in ein bestimmtes Schema gepresst und können so keine auf sie individuell abgestimmte Pflege und Betreuung erfahren.

So hat sich folgende Begebenheit tatsächlich zugetragen:

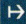

Beispiele
Ein 77-jähriger Mann zog auf Drängen seiner Tochter eher unfreiwillig in ein Seniorenheim. Nach Angaben der Tochter drohte er zu Hause auf seinem Bauernhof nach dem Tode seiner Frau vor sechs Monaten zu verwahrlosen. Der Landwirtschaftsbetrieb war schon seit Jahren eingestellt. Nachfolger für den Hof gab es nicht, da die Tochter in einer weit entfernten Großstadt verheiratet war und keine weiteren Kinder bzw. möglichen Erben existent waren.

Der Mann machte zum Zeitpunkt seines Einzuges und Wochen später zusehends einen zerstreuten und verwirrten Eindruck. In seiner Biografie waren lediglich die oben genannten Angaben dokumentiert. Entsprechend einfach und erwartungslos prägte sich auch ein Bild des Bewohners beim Pflegepersonal: einfacher Mann, viel gearbeitet, trauert um seine Frau, hat keine intellektuellen Ansprüche … Leider fand man angesichts der täglichen Zeitnot keine Möglichkeit, sich mit dem Herrn über seine Vergangenheit zu unterhalten.

In der Folgezeit verfiel der Mann geistig immer mehr. Apathisch saß er mit den anderen Heimbewohnern im Aufenthaltsraum, zeigte keinerlei Initiative und verlor in zunehmendem Maße seine Selbstständigkeit. Sinn- und Beschäftigungsangebote nahm er nicht an, zumal sie mangels der oben beschriebenen biografischen Defizite nicht auf ihn ausgerichtet sein konnten.

Als seine Tochter ihn nach drei Monaten wieder besuchen konnte, zeigte sie sich erschüttert über den Zustand ihres Vaters. Erst jetzt begann sie zu erzählen, wie ihr Vater früher wirklich war: Landwirt mit Leib und Seele, seinerzeit der erste Biobauer im ganzen Landkreis und auch Gründer des Biokreises. Im regionalen Bauernverband war er im Vorstand tätig und fungierte lange Jahre als beliebter Pfarrgemeinderatsvorsitzender und ebenso als Mitglied des Marktgemeinderates. Und – er hatte seine Erfahrungen als Biobauer sogar als Fachbuch veröffentlicht!

Nun erst begann man aufseiten des Pflegepersonals, sich mit der Geschichte des Mannes auseinanderzusetzen und die daraus gewonnenen Erkenntnisse konkret im Pflegealltag zu nutzen. So wurde beispielsweise sein Zimmer mit Bildern „seiner" Marktgemeinde, „seiner" Kirche und „seines" Hofes geschmückt. In der Beschäftigungsgruppe tastete man sich mit verschiedenen Pflanzen und Blumenerden an ihn heran und im Aufenthaltsraum wurden nun des Öfteren auch Zeitungsmeldungen und Geschichten aus seiner früheren Gegend vorgelesen. Nach und nach erweckte man so das Interesses des Mannes an seiner Umgebung. Er verlor ziemlich schnell seine Apathie und gewann auch den Grad seiner Selbstständigkeit wieder, den er beim Einzug hatte.

Diese Geschichte verdeutlicht das Wesen der Biografiearbeit auf eine sehr eindrucksvolle Art und Weise:

- Gewohnheiten, Fähigkeiten und Fertigkeiten eignet sich der Mensch im Laufe seines Lebens an. Die Biografiearbeit ermöglicht die Fortführung eines sich im Laufe des Lebens angewöhnten Lebensstils.
- Biografiearbeit macht somit Verhaltensweisen verständlicher und nachvollziehbarer.
- Durch biografische Erkenntnisse ist eine gezielte, ganzheitlich stimulierende und fördernde Pflege und Betreuung möglich, da nur so eine individuelle Bewohnerorientierung gegeben ist.
- Gerade zu demenzerkrankten Menschen, die oft in ihrer Vergangenheit leben, finden Pflegende durch gezielte Biografiearbeit Zugang.

Um Biografiearbeit leisten zu können bzw. um sie überhaupt erst zu wollen, müssen **folgende Grundvoraussetzungen** erfüllt sein:

!

„Die Würde des Menschen ist unantastbar."
Bei allem guten Willen und Engagement gilt: Der Mensch darf nicht entblößt werden. Es ist seine Angelegenheit, sein Leben, von dem er uns etwas preisgibt. Dazu können er und seine Angehörigen nicht gezwungen werden.

„Die konkrete Nutzung muss im Vordergrund stehen."
Biografiearbeit darf nicht sensationslüstern, dramenhaft oder heroisch bzw. romantisch sein. Zu interessieren haben uns lediglich jene Daten, Fakten und Geschehnisse, die sich bis in das Alter hinein ausgewirkt haben und die sich nun als pflegerisch relevant erweisen.

„Prüfung der Daten und Fakten auf Verwendungsfähigkeit"
Das Pflegeteam muss sich bei der Biografiearbeit stets die Frage stellen: „Können wir mit den biografischen Erkenntnissen den momentanen oder zukünftigen physischen, psychischen und seelischen Zustand eines Menschen in positiver Art und Weise beeinflussen und verändern?" Nur wenn diese Frage mit „Ja" beantwortet werden kann, dürfen die Erkenntnisse Eingang in die Pflegedokumentation finden.

„Vertrauen bilden – Zeit geben – Zeit lassen – Zeit nehmen"
Die Gewinnung pflegerelevanter biografischer Erkenntnisse benötigt Zeit, mitunter Monate, und lässt sich nicht über das Knie brechen. Daten, welche konkret in die langfristige Pflegeplanung mit einfließen sollen oder unter Umständen auch einer längerfristigen Lebens- und/oder Krisenbewältigung dienen, können nur von Pflegepersonen ermittelt werden, die das uneingeschränkte Vertrauen des alten Menschen bzw. seiner Angehöriger besitzen. Eine feste Pflegebezugsperson ist hierfür unentbehrlich. Diese Aufgabe ist durchaus auch an eine Pflegehilfskraft, sofern sie das Vertrauen des zu Pflegenden gewinnen kann, nach entsprechender Unterweisung delegierbar!

Aufgaben

1. Erstellen Sie eine Liste von je fünf Ihnen nahestehenden und Ihnen „nur" bekannten Personen.
2. Versuchen Sie nun für sich zu klären, welche Ihrer persönlichen Angelegenheiten Sie wem anvertrauen würden.
3. Welche Bedingungen müssten jene Personen erfüllen, denen Sie etwas anvertrauen? Halten Sie Ihre Ergebnisse auf dem Papier fest.
4. Tauschen Sie sich nun im Klassenplenum über die Vertrauenswürdigkeit von Personen aus. Bringen Sie dabei Ihre individuellen Vorstellungen mit ein und erstellen Sie eine Sammlung von „Vertrauensbedingungen" auf einem großen Plakat.
5. Welche Folgerungen für den Pflegealltag ergeben sich daraus?

„… Was die kleine Momo konnte wie kein anderer, das war Zuhören … Wirklich zuhören können nur ganz wenige Menschen …"
(aus: Michael Ende: Momo, 2002)

Um sich von einem Menschen ein möglichst umfassendes und ganzheitliches Bild machen zu können, benötigt eine fachgerechte Biografie **obligatorische (verpflichtende) Inhalte**, die sich chronologisch unterscheiden lassen in:

| Kindheit und Jugend | → | Erwachsenenalter | → | Jüngere Vergangenheit |

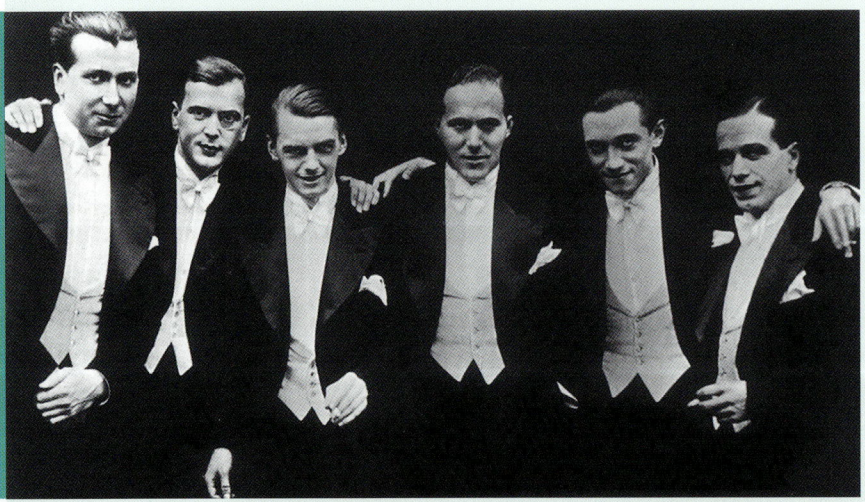

Alte Bücher oder Musik, wie z. B. von den Comedian Harmonists, ermöglichen das Eintauchen des alten Menschen in seine Vergangenheit und sind wichtige Anknüpfungspunkte in der Biografiearbeit.

Eine chronologisch verfasste Biografie ermöglicht eine sehr genaue Verfolgung des Lebensweges, stößt jedoch in der Praxis an ihre Grenzen, da sie teilweise zeitintensiver ist aufgrund der freien Form, in der sie verfasst wird. Dies verlangt von der aufnehmenden Pflegekraft auch ein gewisses Maß an schriftlichen – um nicht zu sagen schriftstellerischen – Fähigkeiten. Es besteht auch die Gefahr der pflegerelevanten Ausuferung, d. h., in der freien und chronologischen Biografieerstellung tauchen u. U. Begebenheiten auf, die nicht in der Pflege verwendbar sind, wenngleich sie für die Lesenden unterhaltenden Charakter und für die Erzählenden entlastende Momente haben.

Für die Dokumentationspraxis empfehlen sich daher Biografiebögen, die sowohl informativer Natur sind als auch den Pflegenden eine strukturelle und zeitliche Hilfe zur Erstellung bieten. Wie zum Eingang des Kapitels erwähnt, stellen sich viele im Handel erhältliche Bögen allerdings als unzureichend heraus, wenn es darum geht, Verhalten biografisch nachvollziehbar darzustellen und dem tieferen Sinn der Biografiearbeit nachzukommen.

 Ähnlich wie bei den Stammdaten und der Anamnese haben Pflegende den Biografiebogen auf seine Vollständigkeit und Verwendbarkeit hin zu prüfen und ggf. Ergänzungen vorzunehmen.

Ein Biografiebogen sollte folgende obligatorische Inhalte berücksichtigen und Fragen klären:

Biografie: Leitfragen für obligatorische Inhalte	
Elternhaus, Milieu, Abstammung, Erziehung	Wer waren die Eltern des Bewohners? Wie lebten sie? Welchen Beruf übten sie aus? In welchem Milieu, in welcher gesellschaftlichen Umgebung lebten sie? In welcher landschaftlichen/städtischen Umgebung und in welcher Wohnumgebung lebten sie? Wie waren ihre Vermögens-/Finanzverhältnisse? Wie war die Erziehung des Bewohners? Welche Werte standen dabei im Vordergrund? Wie gestaltete sich das Verhältnis des Bewohners zu seinen Eltern? Wie bewertet der Bewohner seine Kindheit/Jugend?
Geschlechterrolle, Geschwister	Wuchs der Bewohner mit Geschwistern auf? Mit wie vielen? Wie sind die Namen der Geschwister? An welcher Stelle stand der Bewohner, das wievielte Kind war er? Wie war das Verhältnis zu seinen Geschwistern? War der Bewohner bestimmten Geschlechterrollen unterworfen, musste er immer bestimmte Aufgaben erfüllen?
Generation, Jahrgang – Geschichte!	In welcher geschichtlichen Epoche wuchs der Bewohner auf? Welche besonderen gesellschaftlichen und/oder politischen Ereignisse prägten ihn?
Schule, Ausbildung, Beruf	Welche Schule(n) hat der Bewohner wann besucht? Welche Ausbildung(en) hat er absolviert? Welche(n) Beruf(e) hat er ausgeübt? Hat er diese(n) Beruf(e) gerne ausgeübt? Litt er (auch zeitweise) unter Arbeitslosigkeit oder Einkommensverlusten? Musste er Vermögensverluste hinnehmen?
Finanzielle Situation und Entwicklung	Wie war und entwickelte sich die finanzielle Situation des Bewohners? Musste er Not leiden und viele Entbehrungen hinnehmen?
Freundschaften, Ehe, Kinder	Welche Freundschaften pflegte der Bewohner? Ist/war er verheiratet? Wie und wo lernte er seine Frau/Freundin kennen? Wie viele Ehen war der Bewohner eingegangen? Wie verlief(en) die Ehe(n)? Welche Kinder gingen wann, aus welcher Ehe hervor? Kam es zu Scheidung(en)/Trennungen/Todesfällen und wann? Wie war das Verhältnis zu den Kindern? Wie erzog er seine Kinder? Welche Bedeutung haben die Kinder für den Bewohner?

Hobbys, Interessen, Engagement	Welchen Hobbys oder Vorlieben ging der Bewohner nach? Hatte er besondere Fähigkeiten? Wie sah seine Freizeitgestaltung im Allgemeinen aus? Hatte er ein Ehrenamt inne, engagierte er sich für etwas? Wofür genau interessierte sich der Bewohner besonders: • Politik, • Kultur, • Wissenschaft, • Sport, • Mode, • Natur, Pflanzen, Tiere (auch: Haustiere) etc.? Welche Bedeutung haben seine Hobbys, Vorlieben und Interessen für ihn? Leidet er darunter, dass er ihnen nicht mehr nachgehen kann?
Erkrankungen/ Unfälle	Welche Erkrankungen oder Verletzungen hat der Bewohner erlitten? Waren schwere Erkrankungen oder Unfälle darunter? Wie konnte der Bewohner diese verarbeiten und bewältigen? Benötigte er viel Unterstützung? Spielen die Erkrankungen und Verletzungen in der Gegenwart noch eine Rolle?
Erlebnisse des Zeitgeschehens	Wie und wo erlebte der Bewohner • ggf. den ersten Weltkrieg, • die Weimarer Republik, • die NS-Zeit, • die Nachkriegsjahre, • die Wirtschaftswunderzeit, • die Zeit des „Kalten Krieges", • den Zerfall des Ostblocks, • den Fall der Berliner Mauer, • die neuzeitlichen Ereignisse? Welcher dieser Zeitabschnitte prägte den Bewohner besonders?
Besonders fördernde Erfahrungen	Was waren die besonders erfreulichen Erfahrungen im Leben? Auf welche Erfolge kann der Bewohner zurückblicken? Zu welcher Zeit geschah dies? Konnte er daraus positive Konsequenzen ziehen? Wirken sie sich auch heute noch auf sein Leben, seine Zuversicht und Motivation aus?
Besonders gefährdende Erfahrungen	Welche Ereignisse und Erlebnisse waren für den Bewohner sehr belastend? Welche menschlichen oder sächlichen Verluste musste er hinnehmen, zu welcher Zeit geschahen sie? Wie konnte er diese bewältigen und mit ihnen umgehen? Sind manche Verluste heute noch aktuell, beeinflussen sie sein heutiges Leben? Wirken sie sich auch heute noch negativ auf seine Zuversicht, Einstellung, Motivation aus?
Jüngste Vergangenheit	Wie gestaltete sich die jüngste Vergangenheit? Wie entwickelte sich sein Gesundheitszustand, seine Pflegebedürftigkeit? In welchen Verhältnissen, wie und wo lebte er zuletzt? Wodurch ist der Einzug ins Heim bzw. die Inanspruchnahme des ambulanten Pflegedienstes begründet? Durch wen hat der Bewohner jüngst Unterstützung erfahren?
Allgemein	Wie würde der Bewohner sich selbst bzw. seine Angehörigen ihn beschreiben (z. B. entschlossen, kämpferisch, tatkräftig oder eher das Gegenteil)? Gibt es sonstige biografische Hinweise, die bislang unberücksichtigt blieben? Ist der Bewohner in der Lage, eine Lebensbilanz zu ziehen? Wie kann er damit umgehen? Benötigt er dazu Hilfe?

Wozu dieser Detailreichtum?

Angesichts der Fülle der erforderlichen Daten und Fakten schrecken viele Pflegekräfte vor der Biografiearbeit zurück und stellen nicht selten auch den Sinn der Biografie infrage. Doch die pflegewissenschaftlichen Erkenntnisse und die Erfahrungen mit diversen Pflegemethoden und -konzepten, wie z. B. der Basalen Stimulation oder der Validation zeigen deutlichst die Notwendigkeit lebensgeschichtlicher Kenntnisse über die zu pflegende Person, besonders wenn diese unter demenziellen Prozessen leidet und nur das Langzeitgedächtnis noch intakt ist. Die Betroffenen ziehen sich oftmals in die verbliebene Erinnerungswelt zurück und sind zur Wahrnehmung der Realität nicht fähig. Biografische Kenntnisse erleichtern das Verständnis für nicht nachvollziehbare Verhaltensweisen und ermöglichen den Zugang zur Welt des Demenzkranken. Oft sind es nur Kleinigkeiten, die manch verzwickte Pflegesituation schnell entschärfen können:

Beispiele

Die Altenpflegerin Margit betreut die 89-jährige Frau M., die seit drei Jahren unter einer zunehmenden Alzheimerkrankheit leidet. Frau M. ist von großer Unruhe geplagt und neigt zum Weglaufen. So hat sie auch heute wieder diverse Sachen unter dem Arm und verkündet, dass sie nun heimgehen müsse, da ihre Kinder von der Schule kämen und sie noch kochen müsse. Andere Pflegemitarbeiter konnten trotz guten Zuredens Frau M. nicht vom Gegenteil überzeugen. Margit, die sich mit der Biografie der Bewohnerin auseinandergesetzt hat, weiß, dass die Bewohnerin nach dem plötzlichen Tod ihres Ehemannes vor 49 Jahren unter vielen Entbehrungen ihre zwei Söhne Michael und Albert allein groß gezogen und sich stets sehr um die Kinder gesorgt hat. Margit spricht Frau M. direkt auf ihre Söhne an. Schon die Erwähnung ihrer Namen beruhigt die alte Frau, und als Margit ihr noch sagt, wie sehr sie Frau M. für ihre Energieleistung zur Erziehung ihrer Kinder bewundere, hat sie sie schnell in ein Gespräch verwickelt und ließ die alte Frau ihre Absicht vergessen.

Was tun bei Auskunftsverweigerung?

Erzwingen lässt sich eine Biografie selbstverständlich nicht. Oftmals kommt erschwerend hinzu, dass Bewohner und Patienten selbst nicht mehr zur Auskunft fähig sind und überdies Angehörige nicht zu Informationen bereit sind. Oftmals steckt die Angst dahinter, dass vertrauliche Angelegenheiten weitergetragen werden, oder die Angehörigen schweigen aus Scham.

Unabhängig davon, wer die Auskunft verweigert, ist nur die konkrete Aufklärung über den Sinn der Biografiearbeit hilfreich. Hier muss die Pflegekraft professionelle Überzeugungsarbeit leisten und wiederholt auch den Schutz der vertraulichen Daten zusichern. Sich dabei nur auf das Pflegeversicherungsgesetz und die Qualitätssicherung zu berufen, fruchtet bei Angehörigen am wenigsten, sie wollen konkrete Informationen über das Wesen der Pflege. Man muss ihnen die Hintergründe, Ziele und Absichten erklären, die Möglichkeiten aufzeigen, die die biografischen Erkenntnisse bieten. Ein Beratungsgespräch in ungestörter Atmosphäre bei einer Tasse Kaffee hat schon oft Wunder bewirkt.

Fruchtet auch dies nicht, so bleibt nur eins: Die Verweigerungshaltung muss objektiv dokumentiert werden als Beleg für die Bemühungen um die Biografieerstellung. Ebenso ist zu dokumentieren, wenn die Biografieerstellung wegen fehlender Bezugspersonen generell nicht möglich ist.

Fazit

1. Die Biografie ermöglicht ein besseres Verständnis des menschlichen Verhaltens.
2. Zur Erstellung einer Biografie muss erst Vertrauen aufgebaut werden, d. h., dem Bewohner/Patienten muss Zeit gegeben werden.
3. Die Biografie darf nicht zur Befriedigung der Neugier dienen, sondern der Planung individueller Pflegeziele.
4. Die biografischen Daten und Fakten sind streng vertraulich zu behandeln.
5. Eine Auskunftsverweigerung des Bewohners/Patienten oder seiner Angehörigen muss dokumentiert werden.

3.2.4   Exemplarisches Beispiel

Das im Folgenden exemplarisch dargestellte Beispiel aus dem Bereich *Essen und Trinken* dient als Ausgangssituation für die weitere Verdeutlichung der Pflegeprozessdokumentation in den Unterkapiteln 3.3 bis 3.7.
Ausgangserkrankung laut medizinischer Diagnose: Morbus Alzheimer im fortgeschrittenen Stadium.

Essen und Trinken	
Essen	EZ ist gut: 70 kg bei 1,70 m Körpergröße, BMI = 24 (Bereich Normalgewicht), Bewohner kann selbstständig essen nach mundgerechter Portionierung. Nahrungsaufnahme mit Löffel oder Gabel meistens möglich, Fleisch o. a. schneiden nicht mehr möglich, da das Besteck zeitweise nicht als Gebrauchsgegenstand zugeordnet werden kann. Bewohner nimmt 4 x tägl. Mahlzeiten in mittleren Portionen ein, muss aber wiederholt beim Essen angeleitet werden. Nachdem die motorischen Abläufe des Essens in Gang gekommen sind, setzt er sie bis zum leeren Teller bei gutem Appetit fort.
Trinken	Bew. ist von der Motorik her zum Ergreifen und Halten eines Trinkgefäßes fähig, Schlucken funktioniert problemlos. Muss aber ständig zum Trinken aufgefordert werden, da er vergisst oder keinen Antrieb dazu verspürt. Seine tägliche Trinkmenge derzeit bei nur 800 ml, für sein Körpergewicht nicht ausreichend. Dehydratationsgefahr. Besondere Trinkgefäße oder -hilfen nicht notwendig, greift aber lieber zu größeren Gefäßen, die er besser im Griff hat und nicht verschüttet. Hat lt. Angaben seiner Ehefrau früher immer mindestens so um die zweieinhalb Liter Flüssigkeit (viel Wasser und Kaffee) getrunken.
Gewohnheiten	Hat früher wegen seines Berufes nur sehr wenig gefrühstückt und zu Mittag gegessen, dafür aber dann abends kräftig gegessen und genascht. Er bevorzugt die bayerische Küche, insbesondere Leberkäse und anderes Deftiges. Vollkornprodukten ist er wenig zugetan, lehnt sie aber nicht generell ab, bevorzugt Semmeln, die er bei gutem Zahnstatus noch problemlos essen kann. Mehlspeisen lehnt er ab, doch Kuchen oder Süßigkeiten hatte er früher sehr gerne. Schokolade hält er zeitweise so lange in der Hand, bis sie schmilzt. Unverträglichkeiten gegen Nahrungsmittel und Getränke nicht bekannt. Besondere Getränkevorlieben: Kaffee (nur mit Milch – ohne Zucker!), Mineralwasser und gerne abends ein Bier. Süße Getränke sind zu vermeiden, lehnt er ab. Besondere Rituale: Beobachtbar ist, dass der Bew. Kaffee aus großen Tassen lieber und leichter trinkt.
Störungen	Ernährungsstörungen oder Schluckstörungen sind nicht bekannt. Lt. Hausarzt hat er eine leichte Neigung zu D. m. Typ II mit eher seltenen BZ-Ausschlägen um die 180 mg/dl, aber noch nicht therapie- und diätbedürftig.
Allgemein	Bevorzugte Aromarichtungen: eindeutig süß oder eindeutig fleischig-deftig bei Speisen; neutral bis herb bei Getränken.

3.2.5 Workshop

Aufgaben

Wissen wiederholen

1. Welche Vorteile bietet die moderne Pflegedokumentation?
2. In welchen Abschnitten der Pflegedokumentation findet sich
   a) die Pflegezielformulierung?
   b) die Evaluation?
   c) die Pflegeanamnese?
3. Welche Daten und Fakten werden in der Informationssammlung erfasst?
4. Was ist unter dem Begriff „Pflegeassessment" zu verstehen?
5. Aus welchen Gründen ist gerade der erste Schritt des Pflegeprozesses der wichtigste?
6. Welche Informationen fallen in den Bereich des Pflegeassessments?
7. Welche Informationsquellen bieten sich zur Sammlung der Informationen an?
8. Weshalb sollten in einem Dokumentationssystem keine unbeschrifteten Felder stehen bleiben?
9. Wie gehen Sie generell mit Auskunftsverweigerungen um?
10. Wie können Sie sichere und zuverlässige Angaben zur Person erhalten?
11. Welche medizinischen und pflegerischen Daten sind für die Informationssammlung im Stammblatt wichtig?

12. Welche sind die häufigsten Fehler, die den Pflegenden bei der Erfassung der medizinischen Stammdaten unterlaufen?
13. Welche besonderen Wünsche des Bewohners/Patienten sind für die Dokumentation der Stammdaten relevant?
14. Nach welchen Kriterien baut sich die Pflegeanamnese auf?
15. Worin liegt die Wichtigkeit der Erfassung der Biografie bzw. der biografischen, anamnestischen Daten begründet?
16. Welche obligatorischen Inhalte sollte eine Biografie berücksichtigen?
17. Wie können Sie einen schrittweisen Zugang zum Bewohner/Patienten erreichen, um biografische Daten zu erlangen?

Wissen anwenden und üben

Fallbeispiel

Frau Katharina M., 88-jährige Heimbewohnerin, leidet an fortschreitendem Morbus Alzheimer. Sie wird auf einer beschützenden Station versorgt und ist in Pflegestufe 2 eingestuft. Sie sind für die Bewohnerin verantwortlich.

Untersuchen Sie folgende Einträge in das Dokumentationssystem auf ihre Verwendbarkeit hinsichtlich des weiteren Pflegeprozesses, der Zielformulierung und Planung. Geben Sie eine kurze Bemerkung zum Eintrag ab und verbessern Sie ihn so, dass es für Sie ein stimmiges und nachvollziehbares Gesamtbild ergibt. Oder sind Sie der Meinung, dass noch etwas fehlt? Dann vervollständigen Sie, wie und wo Sie meinen.

Bereich	Eintrag	Bemerkung
Kommunizieren	*Bew. hat Gedächtnisstörungen, besonders im Kurzzeitgedächtnis.*	
	Bew. trägt eine Brille, ihr Gehör ist intakt.	
	Bew. hat leichte Sprachstörungen.	
Bewegen	*Bew. kann langsam gehen, benötigt jedoch personelle Hilfe.*	
	Nachts teilweise Lagerung erforderlich	
Vitale Funktionen	*Atmung in Ordnung*	
	RR etwas zu tief, Puls normal	
	Ist leicht übergewichtig	
	Neigt zu erhöhten BZ-Werten	
Körperpflege	*Benötigt Hilfe beim Waschen, kann sich teilweise waschen*	
	Bevorzugt warmes Wasser	
	Zahnprothese oben und unten vorhanden, wird aber nicht eingesetzt	
Essen und Trinken	*Isst und trinkt noch selbstständig*	
	Isst und trinkt ausreichend	
	Essen muss vorbereitet werden.	

Ausscheiden	*Leidet unter Inkontinenz; tags und nachts Windelhose erforderlich*
	Spürt Stuhldrang, scheidet regelmäßig aus, neigt aber zur Obstipation
Ankleiden	*Völlig unselbstständig; Kleidung richtet Personal*
Ruhen, schlafen und entspannen	*Bekommt abends eine Schlaftablette und schläft dann durch*
Beschäftigen, lernen und entwickeln	*Nicht mehr möglich; hat kein Interesse an Beschäftigung*
Sexualität	*Keine Probleme, kein Schamgefühl*
Sichere und fördernde Umgebung	*Hat abends das Bettgitter oben. Richterliche Genehmigung vorhanden!*
	Erhält Medikamente von uns
Soziale Kontakte, Beziehungen und Bereiche	*Bekommt jeden Mittwoch und Sonntag Besuch*
	Keine Kontaktinteressen
Existenzielle Erfahrungen	*Kann keine Aussagen dazu machen*
	Verlor 1968 ihren 5-jährigen Sohn

3.3   Die Pflegediagnose

In diesem Schritt des Pflegeprozesses schätzt das Pflegeteam aufgrund der in der Anamnese und Biografie gewonnenen Daten und Fakten den individuellen Pflegebedarf des Bewohners/Patienten ein (vgl. Kap. 3.1 Der Pflegeprozess in der Übersicht). Die gesammelten Informationen werden nunmehr ausgewertet und in eine systematische Ordnung gebracht.

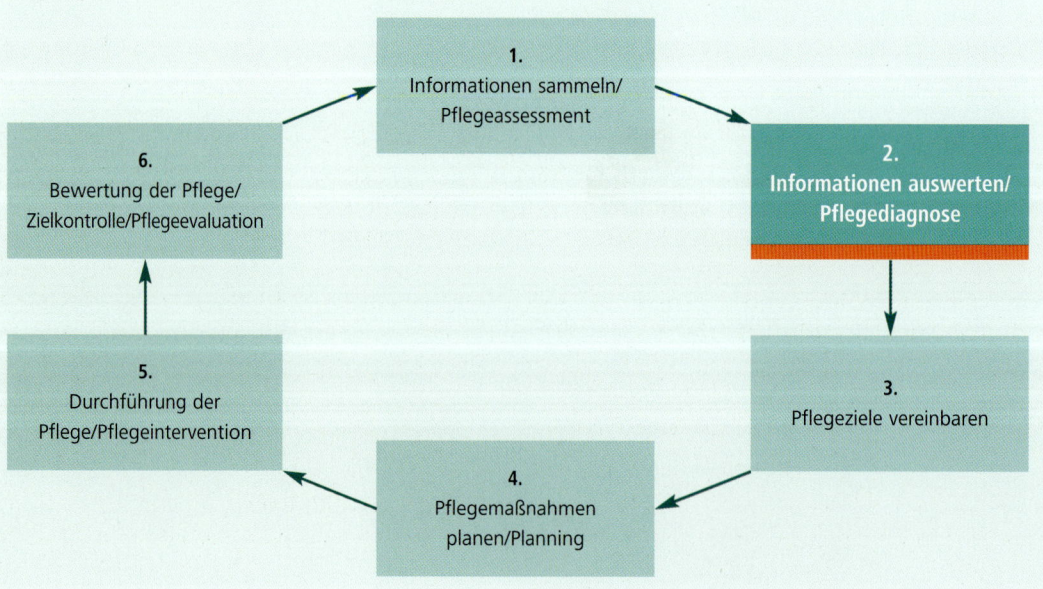

3.3.1   Begriffserklärung „Pflegediagnosen"

Hierzu taucht nunmehr auch in der deutschsprachigen Pflegelandschaft der Begriff der „Pflegediagnose" auf. Diese Bezeichnung geht zurück auf die Entwicklung der akademisch orientierten Pflegeklassifikation in den USA, wo 1973 die erste Konferenz zur Klassifikation von Pflegediagnosen stattfand. Zwischenzeitlich formierte sich 1982 die NANDA (= North American Nursing Diagnosis Association), deren Aufgabe darin besteht, klar definierte Pflegeeinschätzungen in Form von verbindlichen Terminologien (Bezeichnungen) und Taxonomien (Klassifikation, Ordnung) festzulegen. Der Vorteil der Pflegediagnosen liegt in einer international einheitlichen Pflegefachsprache, die auch klare Grundlagen für den weiteren Verlauf des Pflegeprozesses schafft.

Definition

NANDA definiert die Pflegediagnose folgendermaßen:
„Eine Pflegediagnose ist eine klinische Beurteilung der Reaktion von Einzelpersonen, Familien oder sozialen Gemeinschaften auf aktuelle oder potenzielle Probleme der Gesundheit oder im Lebensprozess. Pflegediagnosen bilden die Basis zur Auswahl pflegerischer Maßnahmen, um Ergebnisse zu erreichen, für die die Pflege verantwortlich ist."
(Ehmann/Völkl, 2009, S. 2)

Der Begriff „Diagnose" sorgt nunmehr im Berufsfeld der langjährig Pflegenden und der Berufsanfänger in den Pflegeberufen für Verwirrung, da er zumeist mit den ärztlichen bzw. medizinischen Diagnosen gleichgesetzt wird. Die o. g. Definition der NANDA muss daher sorgfältigst auf ihren Wortlaut überprüft werden, um die Bedeutung der „Pflegediagnose" klar zu verstehen:

Zu beachten sind insbesondere folgende Merkmale:

Merke

Die Pflegediagnose beschreibt die Reaktion auf ein aktuelles oder potenzielles Gesundheits- oder Lebensprozessproblem, d. h.: Nicht der typische Anteil der medizinischen Diagnostik und Therapie wird in einer Pflegediagnose beschrieben, sondern die REAKTION darauf, also die Folgen.

Die medizinische Diagnose lautet beispielsweise: Zustand nach Apoplex mit Hemiplegie rechts und motorischer Aphasie.
Eine diesbezügliche Pflegediagnose müsste also die Folgen der Erkrankung Apoplexie für den Menschen beschreiben, die sich in den Bereichen

- Kommunizieren,   - Bewegen,
- Essen und Trinken,   - Ausscheiden

ergeben, also die rein pflegerischen Aspekte, die unabhängig von der medizinischen Diagnostik und Therapie (ehemalige Bezeichnung: Behandlungspflege) auftreten und für den Bewohner/Patienten von schwerwiegender Bedeutung sind.

Achtung: Der Begriff „Pflegediagnose" ist nicht zu verwechseln mit dem Begriff „pflegebegründende Diagnose"!

Eine pflegebegründende Diagnose wird vom Hausarzt gestellt und für die Einstufung zur Pflegeversicherung benötigt. Dieser Begriff hat nichts mit der Pflegediagnose zu tun.

Die Pflegediagnose berücksichtigt aktuelle und potenzielle Probleme des Bewohners/Patienten.

Gemäß obigem Beispiel wird in der Pflegediagnose also nicht nur die Bewegungseinschränkung im grob- und feinmotorischen Bereich verzeichnet, sondern auch die potenzielle Gefahr der Hautschädigung in Form des Dekubitus!

Die Pflegediagnose bezieht sich nicht nur auf rein physische Prozesse (Gesundheitsproblem), sondern auch auf mögliche Probleme im Lebensprozess.

Ein Mensch, der plötzlich nach dem Schlaganfall in besonderem Maße auf Hilfe angewiesen ist, leidet unter der Abhängigkeit von anderen und durchläuft eine Lebenskrise. Eine zutreffende Pflegediagnose könnte den existenziellen Erfahrungen des Lebens zugeordnet werden.

Pflegediagnosen bilden die Basis zur Auswahl pflegerischer Maßnahmen.

Die Pflegediagnose „Gefahr einer Hautschädigung" beschreibt klar und deutlich die Risikofaktoren, die zur Hautläsion beitragen. Sie wäre uneingeschränkt auf obiges Beispiel anwendbar. Pflegerische Maßnahmen zielen auf dieser Grundlage auf die Risikominimierung.

Pflegediagnosen liegen eindeutig im Verantwortungsbereich der Pflege.

Da Pflegediagnosen in keiner Weise auf die *medizinische* Diagnostik und Therapie abzielen, tragen demzufolge allein die Pflegenden die Zuständigkeit und Verantwortung für die Feststellung der Pflegediagnose und die daraus resultierenden Pflegeziele und Maßnahmen.

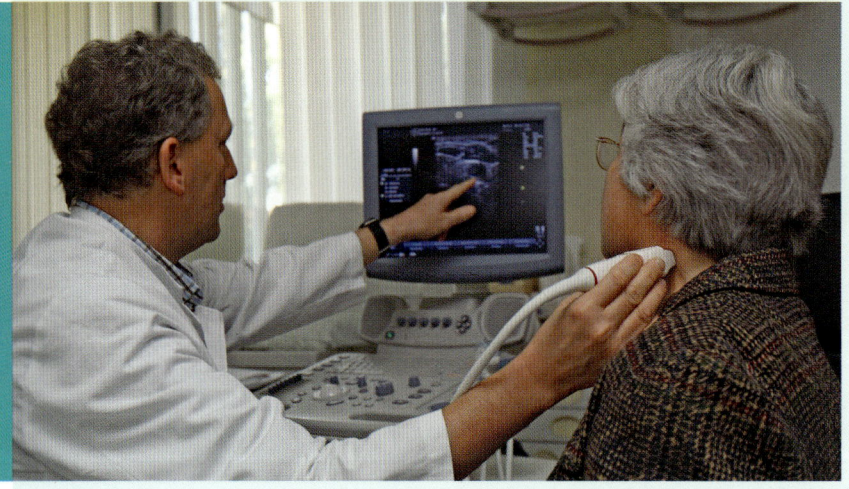

Nicht nur der Arzt, auch die Pflege kann Diagnosen stellen.

Funktion von Pflegediagnosen in der Pflegepraxis

„In der Pflegepraxis haben Pflegediagnosen folgende Funktionen:

* *Alle Pflegediagnosen eines Patienten zusammen beschreiben die Gründe, aus denen er Pflege benötigt, sie beschreiben den Pflegebedarf.*
* *Aus den Pflegediagnosen lassen sich die erforderlichen Pflegeleistungen und Pflegeinterventionen ableiten.*
* *In den Pflegediagnosen sind die Informationen zusammengefasst, welche verschiedene an der Pflege beteiligte Personen benötigen, insbesondere bei Verlegungen.*
* *Die Pflegediagnosen sollen eine effektive und effiziente Kommunikation über den Zustand von Patienten aus pflegerischer Sicht ermöglichen."*

(Gordon, 2001, S. 268)

> **!**
> **Merke**
>
> **Pflegediagnosen stärken somit auch den Berufsstand der Pflegekräfte und fördern die Professionalisierung des Pflegeberufes und die Berufsentwicklung.**

Umbrüche und Neuigkeiten in der Pflege dauern ihre Zeit. So ist es nicht verwunderlich, dass sich die Pflegediagnosen bislang vor allem im Bereich der Altenpflege noch nicht etablieren konnten. Hier orientieren sich die Pflegenden im Zuge des Pflegeprozesses noch an der herkömmlichen Struktur des Regelkreismodells nach Fiechter und Meier (siehe Kap. 3.1, Seite 36), die keine Pflegediagnose im engeren Sinn vorsieht. Vielmehr werden in noch freier Form und unstrukturiert Probleme und Ressourcen aus den Daten der Pflegeanamnese zusammengeführt.

Um keine Missverständnisse aufkommen zu lassen: Auch diese Vorgehensweise ist nicht verkehrt! Sie lässt nur keine einheitliche Fachsprache zu und ist zu vielfältig interpretierbar. Daraus ergeben sich oft Verständnisprobleme innerhalb der Pflegegruppe. Eine Vereinheitlichung der Fachsprache in der Form der Pflegediagnosen verführt kaum zur Fehldeutung und lässt auch extern, d. h. von Pflegenden anderer Institutionen, wie beispielsweise Kliniken oder Prüfinstanzen wie dem MDK, eine nachvollziehbare Durchschaubarkeit der Prozessfolge zu.

Zum Verständnis des Wesens von Pflegediagnosen ist es jedoch unabdingbar, die herkömmliche Vorgehensweise der Datenauswertung zu beherrschen. Dies soll im nächsten Abschnitt verdeutlicht werden, bevor wir in Kap. 3.3.3 die Arbeit mit den Pflegediagnosen fortsetzen.

3.3.2   Die Auswertung der Informationssammlung ohne Pflegediagnosen

Die in der Informationssammlung bzw. der Pflegeanamnese erfassten und erfragten Daten müssen im Zuge des Pflegeprozesses in eine Zuordnung gebracht werden, die bestimmte Probleme – aber auch Fähigkeiten! – des Bewohners/ Patienten offenlegen und die spätere pflegerische Zielsetzung und Pflegeintervention zulässt.

Für die Erstellung der Pflegeplanung ist es von Bedeutung, die erhobenen Informationen in einen Zusammenhang zu bringen. Die unterschiedlichen Pflegeprobleme werden in der Planungsphase nach Prioritäten geordnet im Zusammenhang mit den Fähigkeiten und Ressourcen des Pflegebedürftigen, die für die Problemlösung hilfreich sind.

Bei genauer Betrachtung kommt das Pflegeteam den Anforderungen also nach, wenn es

- Ressourcen und Fähigkeiten sowie Probleme und Defizite des Bewohners klar nachvollziehbar in der Dokumentation darstellt,
- diese Aussagen vor allen Dingen *differenziert* dokumentiert.

Hierzu kommen nur zwei Formulare des Dokumentationssystems infrage:

1. der Anamnesebogen,
2. das Pflegeplanungsblatt.

Zu 1. Anamnesebogen:
Der einfachste Weg, diese Anforderung zu erfüllen, verläuft über die in Kapitel 3.2 bereits erwähnten Anamneseeintragungen. Wurden diese gewissenhaft erstellt, kommt man auch der Forderung nach *differenzierten Aussagen* nach!

> **Unter den differenzierten Aussagen sind nicht allgemeingültige, sondern spezifisch-individuelle Angaben zu verstehen.**

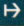

Beispiel
- **Undifferenzierte/allgemeine Aussage:** Bew. nimmt zu wenig Flüssigkeit zu sich.
- **Differenzierte/individuelle Aussage:** Bew. trinkt durchschnittlich nur 800 ml pro Tag.

Aufgabe

Stellen Sie weitere differenzierte und undifferenzierte Aussagen gegenüber.

Zu 2. Pflegeplanungsblatt:

Hat die Zusammenschau und Auswertung der Pflegeanamnese ergeben, dass der Bewohner unter dem in der Anamnese genannten Pflegeproblem sichtlich leidet bzw. lässt sich ein aktuelles oder potenzielles Problem ableiten, ergibt sich eine **Planungsrelevanz**.

Es ist relativ unrealistisch, für alle Aktivitäten und Bereiche eine Pflegeplanung zu erstellen, da in der Regel weder die zeitlichen noch die personellen Möglichkeiten einer ambulanten oder stationären Einrichtung eine Durchführung von Maßnahmen in allen 13 ABEDL® zulassen.

Man versucht, die dringendsten Pflegeprobleme zu erkennen und daraus eine Planungsrelevanz abzuleiten.

Haben die Pflegenden eine Planungsrelevanz (s. u.) festgestellt, nehmen Sie im Pflegeplanungsblatt einen entsprechenden Eintrag vor.

Beispiel eines Planungsblattaufbaus:

Datum	Nr.	Problem/Ressource	Ziel	Maßnahme	Dat.	Evaluation	Hdz.
12.07.	5	Essen und Trinken: Bew. trinkt nur 800 ml täglich, nimmt zu wenig Flüssigkeit zu sich.					

In der Spalte „Probleme/Defizite bzw. Fähigkeiten/Ressourcen" wird das Pflegeproblem direkt aus der Anamnese übernommen und formuliert. Der obige Eintrag trifft bezüglich der Prüfanleitung des MDK demzufolge eine differenzierte Aussage, da er nicht vom Allgemeinen ausgeht, sondern den individuellen Wert der aktuellen Flüssigkeitsmenge beschreibt.

Eintritt in die Pflegeplanungsphase

Mit dem Eintrag in das Pflegeplanungsblatt stehen wir im Pflegeprozess bereits mitten in der Pflegeplanung, die sich aus den folgenden eigentlichen Prozessschritten zusammensetzt:

1. Problem/Fähigkeitenformulierung (Pflegediagnose)
3. Zielformulierung
4. Maßnahmenformulierung und -planung (Planning)
6. Evaluation

Merke

Die Pflegeplanung ist das Instrument schlechthin, das die Pflegeleistungen für alle Mitarbeiter vereinheitlicht darstellt und als Handlungsanweisung zu verstehen ist.

Viele Pflegekräfte verzweifeln an der Pflegeplanung. Die kardinalen Fehler treten allerdings auf, weil die Grundlage misslingt, nämlich die korrekte Erstellung der Anamnese mit allen individuellen Details. Aus der Ungenauigkeit und Unvollständigkeit der Anamnese setzt sich von Beginn an eine Unschärfe in der Pflegeplanung fest, die nicht mehr revidierbar ist und letztendlich in noch mehr Unverständnis mündet!

In der Folge wird die Planung für alle am Pflegeprozess Beteiligten, also für Fachkräfte ebenso wie für Assistenzpersonal, nicht nachvollziehbar. Sie erscheint nicht sinnvoll, überflüssig und unkontrollierbar. Zwar steht die Planung dann auf dem Papier, doch sie lebt nicht, was sich darin zeigt, dass die Maßnahmen nicht wie festgelegt durchgeführt werden, Kontrolltermine unterbleiben oder Ziele einfach nicht erreicht werden und das Pflegeteam dann sehr schnell resigniert.

Merke

Die Wichtigkeit der korrekten Anamnese kann hier nur wiederholt unterstrichen werden!

Voraussetzungen zur Pflegeplanung?
Um die Pflegeplanung von Beginn an auf die Erfolgsspur zu bringen, müssen bestimmte Voraussetzungen gegeben sein:
- Das gesamte Personal ist in der Theorie und Praxis der Planung geschult. Alle erkennen den Sinn und Zweck der Planungsarbeit. Eine Ignoranz der Planung bzw. die Nichtbefolgung der geplanten Maßnahmen kommt einer Arbeitsverweigerung gleich!
- Die Pflegeplanung läuft in der stationären Altenhilfe in der Bereichs- bzw. Bezugspflege ab. Ein Funktionspflegesystem läuft der Pflegeplanung zuwider und lässt sie unweigerlich scheitern.

„Wer, Was und Wie" zur Pflegeplanung

Wozu planen?
Nicht für den MDK, sondern für uns planen wir und somit für unsere Bewohner/Patienten. Pflegeplanung ist Ausdruck von Professionalität und Qualität; sie sichert konsequentes und zielorientiertes Vorgehen. Somit werden Pflegeleistungen transparent und Pflegeerfolge sichtbar, die Pflegemotivation steigt und Personalmängel werden offenkundig.

Wer plant?
Das **gesamte** Pflegeteam unter Federführung einer Pflegefachkraft. Planungsarbeit ist Teamarbeit (!) und muss von allen akzeptiert werden. Jeder kann planen!

Wann planen wir?
Sobald wir zuverlässige Angaben über den Bewohner/Patienten im Rahmen des Pflegeassessments gewonnen haben, in der Regel nach etwa zwei bis drei Wochen. Vorher kann nur eine Kurzplanung mit den notwendigsten und dringendsten physiologischen Bedürfnissen und Risikobereichen bzw. Prophylaxen erstellt werden.
Nahezu jeder Pflegebedürftige, der sich in ein ambulantes oder insbesondere stationäres Pflegeverhältnis begibt, braucht Zeit, um sich auf die veränderte Situation einzustellen. Er reagiert daher zunächst mit Angst, Misstrauen, Isolation etc. Pflegende könnten daraus vorschnell falsche Schlüsse ziehen, die den Pflegebedürftigen noch mehr in den Rückzug zwingen und so seine Situation verschlimmern.

Wie planen wir?

Das ist oft einfacher, als man denkt, wenn man einige Grundregeln beachtet:

- In kleinen Schritten denken: Die Ziele der Altenpflege liegen nicht unbedingt in der Wiederherstellung von Körperfunktionen, sondern vielmehr in der Akzeptanz und der Bewältigung von Einschränkungen im täglichen Leben. Die Pflegeziele werden also zunächst auf kleine Veränderungen hin formuliert.
- Einfach, aber detailliert und nicht zu allgemein formulieren; jeder soll die Planung verstehen können. Fachbegriffe finden nur dort ihre Verwendung, wo sie unvermeidlich sind.
- Den Bewohner/Patienten soweit als möglich mit einbeziehen, nicht an ihm vorbei planen. Vielfach sehen die Pflegenden Probleme, die für den Bewohner/Patienten überhaupt keine sind! Z. B. muss es für den Pflegebedürftigen nicht zwingend ein Problem sein, wenn er sich nicht selbstständig waschen kann. Er akzeptiert dann einfach die Hilfe und das Pflegepersonal führt die Leistung aus.

Die wohl wichtigste Frage, die Berufsanfänger beschäftigt: Was planen wir überhaupt?

Nur pflegerelevante Angelegenheiten, die Auswirkungen im Bereich der ABEDL® bzw. innerhalb eines Pflegemodells haben. Medizinische Maßnahmen bzw. ärztliche Anordnungen werden separat im Medikationsblatt oder bei „ärztliche Verordnungen" dokumentiert, z. B. Wundversorgung bei Dekubitus. In der Planung erfolgt allenfalls noch ein Hinweis „siehe ärztliche Anordnung".

Geplant wird also,

- was wir an einem Zustand definitiv verändern bzw. verbessern können, z. B. wieder selbstständig essen können, sich wieder selbstständig waschen können … (rehabilitative Aspekte),
- was wir an Funktionen noch erhalten können, z. B. gehen können, die Toilette finden können … (Förderung noch vorhandener Ressourcen und Fähigkeiten),
- was wir an Komplikationen verhindern können, z. B. Pneumonie, Immobilität, Kontrakturen, Dekubitus, Obstipation … (präventive Aspekte – Risikomanagement – höchste Planungsrelevanz!).

= Pflegeplanungsrelevanz

Um den Begriff der Pflegeplanungsrelevanz noch einmal zu verdeutlichen, seien hier einige beispielhafte Fehler bei der Auswahl der Pflegeprobleme genannt:

Pflegeproblemformulierung	Bemerkung
… Bewohner kann sich nicht allein waschen.	Das Problem scheint aufseiten der Pflegenden zu liegen. Werden sie denn nicht dafür bezahlt, den Bewohner zu waschen?
	Abhilfe: Das Problem hat nur dann eine Pflegeplanungsrelevanz, wenn • der Bewohner darunter leidet, sich nicht selbst waschen zu können, • der Bewohner es motorisch gesehen tun könnte, aus psychischen Defiziten aber nicht dazu in der Lage ist, • der Bewohner sich selbst waschen könnte, aber zu Verwahrlosungstendenzen neigt. Die Formulierung des Pflegeproblems müsste dann dementsprechend differenziert gelingen!
… Die Bewohnerin kann sich nicht selbstständig fortbewegen, muss den Rollstuhl benutzen.	Auch hier ist zu hinterfragen, inwieweit die Bewohnerin darunter leidet. Ein planungsrelevantes Problem wäre es auf jeden Fall, wenn die Bewohnerin den Rollstuhl nicht selbstständig benutzen könnte, wahrscheinlich aber dazu in der Lage wäre. Das Pflegeziel wäre später dahingehend zu formulieren, den Gebrauch des Rollstuhls zu erlernen.

... Der Patient ist inkontinent.	Auf jeden Fall ist erst zu klären, ob überhaupt noch eine Chance besteht, die Inkontinenz zu bessern. Eine Planungsrelevanz besteht nur, wenn definitiv noch eine Funktion wiederhergestellt oder erhalten werden kann. Funktion definiert sich durch das Verb „funktionieren"!
... Der Bewohner kann nicht allein essen.	Natürlich ist dies immer ein Problem, doch planungsrelevant ist es nur, wenn sich der Zustand wirklich ändern lässt bzw. die Funktion der selbstständigen Nahrungsaufnahme wiederhergestellt werden kann. Erscheint dies realistisch?

Andernfalls wäre das Problem in die Richtung zu formulieren, dass der Bewohner
• nicht genügend Nährstoffe aufnehmen kann,
• Gewicht verliert bzw. Untergewicht hat (beachte: Gewicht und Körpergröße sowie Body-Mass-Index!). |

Aufgabe

Versuchen Sie, weitere Beispiele für nicht zwingend planungsrelevante Pflegeprobleme zu finden.

Vor der Formulierung von Pflegeproblemen *im Rahmen der Pflegeplanung* ist also grundsätzlich erst die **Planungsrelevanz** zu überprüfen. Folgende Leitfragen können Hilfe bieten:

• Ist das Pflegeproblem wirklich für den Bewohner/Patienten ein Problem oder sieht das Pflegepersonal das Problem? Hinweis: Es könnte natürlich auch für den Bewohner ein Problem bestehen, das offensichtlich ist, welches er allerdings aufgrund nicht vorhandener Einsichtsfähigkeit oder psychischer Defizite nicht mehr beurteilen kann.
• Ist es realistisch, dass der Bewohner/Patient die nicht mehr vorhandene Körperfunktion wiedererlangt?
• Ist das Problem überhaupt durch die personelle und sächliche Ausstattung der Einrichtung zu lösen?
• Welches Ziel **genau** wollen wir erreichen?

Unbedingte Planungsrelevanz: Prophylaxen
Kein Problem mit der Planungsrelevanz und somit mit der Auswahl von Pflegeproblemen gibt es im Bereich der Prophylaxen. Sind im Rahmen der Anamnese Verdachtsmomente entstanden, die auf sogenannte potenzielle Pflegeprobleme hinweisen, also möglicherweise noch nicht akute, aber zu erwartende Komplikationen, sollte es kein Zögern geben, diese in die Planung mit aufzunehmen.

Unbedingte Planungsrelevanz: MDK-Hinweise
In den einzelnen Abschnitten der MDK-Prüfanleitung finden sich klare Hinweise darauf, was zu planen ist, wenn das entsprechende Problem vorliegt.

Im Einzelnen sind dies:

• Dekubitusgefahr
• Inkontinenz (individuelle Maßnahmen, Toilettentraining etc.)
• Blasenkatheter (Pflege des Blasenkatheters, Wechselintervalle, individuelle Maßnahmen)
• Sturzrisiko
• Kontrakturgefahr
• eingeschränkte Nahrungs- und Flüssigkeitsaufnahme
• Ernährungssonden (Anregung des Geschmackssinns)
• Selbstbestimmung bei gerontopsychiatrischen Beeinträchtigungen
• „Erforderliche" Körperpflege (mit bestimmter Zielsetzung, z. B. beruhigende Waschung)

Es ist zudem empfehlenswert, in der Planung darzustellen, inwieweit pflegende Angehörige welche Maßnahmen wann übernehmen.

Unbedingte Planungsrelevanz: Soziale Betreuung

Hierzu sagt die MDK-Prüfanleitung (2009, S. 195) Folgendes aus:

> **„Wird beim Pflegeprozess die individuelle soziale Betreuung berücksichtigt?**
>
> Erläuterung zur Prüffrage 18.1:
> Die Frage ist mit „Ja" zu beantworten, wenn
> - individuelle Bedürfnisse zur sozialen Betreuung ermittelt,
> - geeignete Angebote gemeinsam mit dem Bewohner geplant,
> - die geplanten Angebote nachvollziehbar durchgeführt werden.
>
> Die Frage ist auch mit „Ja" zu beantworten, wenn der Bewohner nachvollziehbar keine soziale Betreuung wünscht."

Wichtig erscheint in diesem Zusammenhang der Verweigerungshinweis. Es muss dokumentiert sein, dass der Bewohner keine Betreuung wünscht. Hierzu reicht allerdings nicht die einmalige Weigerung eines Bewohners aus.

Mögliche Planungsrelevanz: Ressourcen/Fähigkeiten erhalten

Was sind eigentlich Ressourcen?

> **i**
>
> **Definition**
>
> Ressourcen sind Kräfte, Fähigkeiten und Möglichkeiten, die dem Pflegebedürftigen zur Verfügung stehen:
>
> **Innere Ressourcen:** Lebenskraft, Motivation, Energie, Mut, Hoffnung, Zuversicht, Willen etc.
>
> **Äußere Ressourcen:** positive, lebendige Beziehungen; Fähigkeiten im allgemeinen physischen und psychischen Sinne; räumliche Ausstattungen, Umgang mit Hilfsmitteln etc.
>
> Nach Krohwinkel (2007) sind Ressourcen das, was dem Pflegebedürftigen seitens seiner Umwelt zur Verfügung steht, also von außen kommt (z. B. Hilfsmittel).
> Fähigkeiten hingegen beschreiben das, was der Pflegebedürftige definitiv noch tun kann. Da sich die Definition von Krohwinkel noch nicht durchsetzen konnte und in der Sekundärliteratur meist unberücksichtigt bleibt, verwenden wir auch in diesem Buch die Begriffe Ressourcen und Fähigkeiten noch gleichbedeutend.

Diese Planungsrelevanz wird häufig vernachlässigt, weil zumeist die Probleme eines Bewohners/Patienten gesehen werden, seltener seine noch vorhandenen Fähigkeiten. Ein treffendes Argument zur Berücksichtigung der Ressourcen findet sich meist in psychosozialen Belangen des Bewohners, der vielfach auf Pflegestationen zu vereinsamen droht oder aufgrund von Reizarmut im pflegerischen Umfeld physische und psychische Hospitalismuserscheinungen aufweist.

Soziale Kontakte, Beschäftigungsvorlieben, Kommunikationsfreude sind unerschöpfliche Quellen zur Erhaltung der Selbstständigkeit. Sie sollten demnach in der Pflegeplanung Berücksichtigung finden. Diese Bereiche sind ebenso hervorragend geeignet, andere Berufsgruppen, Laienpfleger, Besuchsdienste oder Angehörige aktiv und konstruktiv in die Pflegeplanung mit einzubinden.

Beispiel

Frau Hedwig M. zog vor Kurzem in das Seniorenstift Regenbogen ein. Sie hat nur geringe physische Einbußen, benötigt etwas Hilfe bei der Körperpflege und beim Anziehen und bekam die Pflegestufe 1 zugesprochen. Sie kam freiwillig in das Haus und ist auch sehr gesprächsfreudig. Leider kann sie sich mit ihrer bettlägerigen Zimmernachbarin kaum unterhalten. Auf der Station findet sie ebenfalls wenig Gesprächspartner, sie zieht sich immer mehr zurück. Das Pflegepersonal rätselt, worüber eine Pflegeplanung zu erstellen sei. Erst eine Altenpflegeschülerin wagt sich an die Planung und merkt, dass die Bewohnerin zu vereinsamen droht. Eine regelmäßige Teilnahme an den Beschäftigungsangeboten des Heimes wird daraufhin im Pflegeplan verankert. Die Mitarbeiterinnen ermuntern künftig Frau M. zu jeder Gelegenheit, begleiten sie auch in die entsprechenden Räume und holen sie dort wieder ab. Bereits nach wenigen Besuchen stellt das Pflegeteam eine positive Veränderung fest. Frau M. hat ihre Lebensfreude wiedergewonnen, ihre Ressource bleibt erhalten.

Erkennen der Pflegeprobleme und Defizite

Definition

Pflegeprobleme sind *nichtmedizinische* Probleme im Bereich aller ABEDL® (o. a. Modell):

Aktuelle, tatsächliche Probleme: sind beobachtbar, messbar, vom Bewohner/Patient geäußert, aus der Anamnese ersichtlich.

Potenzielle, mögliche Probleme: sind nicht vordergründig, aber aus Erfahrung zu erwarten, Risikofaktoren sind bekannt; fachliches Wissen ist Voraussetzung zur Erkennung.

Verdeckte, vermutete Probleme: sind vom Verhalten her ableitbar, durch Hinterfragen und eigene Überlegungen fassbar.

Defizite: Nach Krohwinkel (2007) sind Defizite von der Umwelt her bestimmt. Fehlen z. B. bestimmte Hilfsmittel, sind dies Defizite; das Problem hingegen wird der Person des Pflegebedürftigen zugerechnet.

Die Suche nach den Pflegeproblemen beginnt primär in der Anamnese, wo sie – eine korrekte Erfassung vorausgesetzt – eigentlich schon auffällig genug sind. Jeder Bereich muss auf Pflegeprobleme/Defizite, aber auch auf Fähigkeiten/ Ressourcen hin untersucht werden. Hierbei geht man in der Reihenfolge aktuell-potenziell-verdeckt vor. Die Pflegeprobleme mit Planungsrelevanz werden anschließend in Prioritäten geordnet. Es gibt keine Vorschrift, die eine Ordnung der Pflegeprobleme vorsieht. Die Pflegefachkräfte entscheiden kraft ihres Fachwissens unter der Beteiligung des Bewohners/Patienten, welchem Problem sie oberste, dann nachfolgende Priorität einräumen.

In den Untersuchungen von Krohwinkel (2007) im Rahmen des Modells der fördernden Prozesspflege lagen die Prioritäten vorrangig in den

- ABEDL® **Kommunizieren können** (zu 72 %),
- **Sich bewegen können** (87 %) und
- **Vitale Funktionen aufrechterhalten können** (68 %).

Die Probleme in den genannten ABEDL® waren prioritär verantwortlich für Probleme in den anderen ABEDL®. Pflegende sollten aus dieser Erkenntnis heraus deshalb insbesondere diese Bereiche aus der Anamnese auf Prioritäten hin prüfen.

Formulieren der Pflegeprobleme und Ressourcen

Nach der Überwindung der ersten Hürde mit der Auswahl von Pflegeproblemen beginnt die schriftliche Planungsarbeit mit der Formulierung der Pflegeprobleme und Ressourcen im Pflegeplanungsblatt. Bereits in dieser Phase schrecken viele Pflegende vor der Planungsaufgabe zurück. Zwar kennen sie die Probleme ihrer Bewohner/Patienten ziemlich genau, wissen aber oft nicht, sie in „planungsgerechte" Worte zu kleiden.

Es geht in erster Linie darum, das Pflegeproblem oder die Ressource so darzustellen, dass alle Pflegemitarbeiter wissen, wo genau das Problem liegt und wie es sich äußert. Die Anforderungen sind jedoch bei Weitem nicht so hoch, wie manche Mitarbeiter vermuten.

Grundregeln zum Formulieren der Pflegeprobleme und Ressourcen:

- Kurz und knapp: wenig Zeit, wenig Platz
  Es dient sowohl dem Verständnis als auch der Zeitersparnis, einen Sachverhalt in aller Kürze darzustellen. Die Dokumentationssysteme – hier insbesondere das Planungsblatt – lassen in ihrer Enge ohnehin keine ausschweifenden Formulierungen zu. Am verständlichsten ist ein einfacher kurzer Satz.
- Exakt und spezifisch: Bereich nennen, Art und Weise des Defizits beschreiben, mit Ausgangswerten arbeiten (z. B. Gewicht, Flüssigkeitsmengen, Wegstrecken, Zeiten); so reicht z. B. die Beschreibung „Selbstversorgungsdefizit bei Körperpflege" nicht aus!
- Objektiv formulieren – nicht werten: „Patient ist aggressiv" sagt nichts über die Form der Aggression aus und verleitet zum Vorurteil mit entsprechenden einseitigen Wahrnehmungen und Handlungsweisen.
- Individuell – nicht allgemein: Z. B. Wo genau ist der Bewohner/Patient dekubitusgefährdet? Wie viel Flüssigkeit trinkt er täglich?

So könnte im normalen Pflegeplanungsblatt eine Problembeschreibung unter Berücksichtigung der oben genannten Kriterien wie folgt aussehen:

Datum Beginn	Nr.	Problem/Ressource	Ziel	Maßnahme	Dat.	Evaluation	Hdz.
12.07.	5	Essen und Trinken (*3)					
(*1)	*2	P: Bew. trinkt nur 800 ml täglich, nimmt zu wenig Flüssigkeit zu sich. (*4) R: Bewohner kann Tasse oder Glas zum Mund führen. (*5)					

Erläuterungen:

*1: An dieser Stelle ist das Datum einzutragen, an dem die Pflegeplanung begonnen wird. Im Beispiel greift die Planung ab dem 12. Juli. Ab diesem Datum müssen die Maßnahmen laut Pflegeplan durchgeführt werden.

*2: Um eine Transparenz zu gewährleisten, ist hier nicht die Nummer bzw. Reihenfolge der Probleme und Ressourcen gemeint, sondern die Nummer aus der Anamnese, in der das Problem beschrieben steht. In manchen Dokumentationssystemen wird diese Nummer nicht gelistet.

*3: Zum besseren Verständnis erfolgt noch einmal die Aktivitätsangabe. Bei unklarer Formulierung kann ein Pflegemitarbeiter sich z. B. in der Anamnese in Essen und Trinken über das Pflegeproblem vergewissern.

*4: P: = Problem. Das Pflegeproblem wird kurz und knapp benannt. Die Individualität ist durch die Mengenangabe 800 ml gegeben. Somit beschreibt das Pflegeproblem auch zugleich den Ausgangswert, der im späteren Verlauf in der Zielformulierung zum Zielwert führt.

*5: R: = Ressource. Die Ressource wird immer dann mit im Pflegeproblem erwähnt, wenn sie in einem direkten Zusammenhang mit der späteren Ziel- oder Maßnahmenformulierung steht, d. h. wenn sie z. B. in den Maßnahmen vorkommt oder die Maßnahmen diese Ressource voraussetzen. Im o. g. Beispiel ist sie für spätere Maßnahmen erforderlich, aber auch, um den Sachverhalt zu erklären.

Noch besser gelingt die Formulierung unter Berücksichtigung folgender Systematik:

1. Aktuelles Problem benennen	**P**
2. Ätiologie (Ursache) benennen	**Ä**
3. Symptom benennen	**S**
4. Ressource/Fähigkeit benennen	**R**

Zunächst benennt die Pflegekraft das Grundproblem **P** (zu wenig Flüssigkeit …), zeigt dann die Ätiologie, also die Ursache auf, bevor sie die Zeichen des Problems aufzeigt und abschließend die Fähigkeiten des Bewohners noch beleuchtet.

Datum Beginn	Nr.	Problem/Ressource	Ziel	Maßnahme	Dat.	Evaluation	Hdz.
12.07.	5	ABEDL® Essen und trinken können:					
		P: nimmt zu wenig Flüssigkeit zu sich					
		Ä: hat aufgrund Demenz keine Einsicht und ein Wissensdefizit zum Trinken, vergisst das Trinken					
		S: trinkt nur 800 ml tägl., zunehmende Harnkonzentration, trockene Haut					
		R: Bewohner kann Tasse oder Glas zum Mund führen.					

Auf diese Weise können alle aktuellen Probleme beschrieben werden. Vorteil dieser Systematik ist einerseits die Nähe zu den später folgenden Pflegediagnosen und die Gleichheit des Vorgehens, wenn alle Pflegekräfte nach diesem Schema planen.

Für potenzielle Probleme (Risikobereiche) empfiehlt sich folgende Variante der Formulierung:

1. Potenzielles Problem benennen	**P**
2. Risikofaktor bestimmen	**Ri**
3. Ressource/Fähigkeit benennen	**R**

Beispiel

Datum Beginn	Nr.	Problem/Ressource	Ziel	Maßnahme	Dat.	Evaluation	Hdz.
12.07.	2	ABEDL® Sich bewegen können **P:** Pat. ist dekubitusgefährdet an Kreuzbein und beiden Trochanteren. **Ri:** Pat. ist bettlägerig und immobil, wiegt nur 48 kg bei 1,65 m Körpergröße; ist schwer inkontinent, nimmt nur 800 ml Flüssigkeit zu sich. **R:** Patient kann beim Umlagern noch etwas mithelfen und sich am Bettgitter festhalten.					

Fazit → **Kurz gefasst:** In der Spalte Probleme/Ressourcen des Pflegeplanungsblattes wird beschrieben, was der Bewohner/ Patient tut oder nicht tut, kann oder nicht kann, hat oder nicht hat oder woran bzw. worunter er leidet – und zwar heute und jetzt am Datum der Planungserstellung.

Beispiele „verunglückter" Pflegeproblemformulierungen

Pflegeproblem-formulierung	Bemerkung
„Dekubitusgefahr"	Eine völlig unzureichende Formulierung! Es gibt weder individuelle Hinweise (wo insbesondere?) noch erfolgt irgendeine Angabe über Ressourcen oder Erschwernisfaktoren. Korrektur: „P: Bewohner läuft insbesondere im Sakralbereich Gefahr, einen Dekubitus zu erleiden. R: Bewohner kann am Lagerungswechsel aktiv mitwirken und sich am Bettgitter festhalten. EF: Bewohner wiegt 92 kg."
„Bewohner hat einen Dekubitus."	1. Wo hat er ihn? 2. Planungsrelevanz besteht nur, wenn typische Pflegehandlungen, nicht jedoch medizinische Maßnahmen wie die Wundversorgung, in den späteren Pflegemaßnahmen mit aufgeführt werden.
„Flüssigkeits-mangel"	Seine Trinkmenge müsste benannt werden, nur so lassen sich Ziele ableiten.
„Pneumoniegefahr"	Siehe Dekubitusgefahr. Die genauen Umstände sind unklar.
„Bewohnerin ist depressiv." (auch zutreffend für: „aggressiv" u. a.)	Jetzt wird es heikel, weil sich aus dieser Problemaussage kein klares Pflegeziel ergibt und keine objektive Sichtweise erkennbar ist. Was genau bedeutet „depressiv" oder „aggressiv"? Es wäre günstiger, die depressive oder aggressive Handlung und ggf. die Ursache dafür zu beschreiben

Die Formulierung von Pflegeproblemen ist unter Beachtung der o. g. Grundregeln nicht allzu schwierig. Sie bedarf jedoch der Übung und auch der Kontrolle bzw. Beratung bei der Einführung der Pflegeplanung in einer Pflegeeinrichtung oder einem ambulanten Dienst. Doch selbst bei größter Sorgfalt treten Verständnis-, hauptsächlich aber Interpretationsschwierigkeiten innerhalb des Pflegeteams oder nach außen hin auf, wenn ein und dieselbe Bezeichnung mehrfach deutbar ist.

Genau dies ist das Argument für die Einführung von Pflegediagnosen. Sie bieten eine fachliche Verbindlichkeit in der Bedeutung und können von allen Fachkräften der Pflege gleichbedeutend verwendet werden.

3.3.3   Pflegediagnosen – Aufbau und Anwendung

Pflegediagnosen gewährleisten den einheitlichen Sprachgebrauch der Pflegenden auch auf internationaler Ebene (siehe Definition in 3.3.1). Der Gebrauch der Pflegediagnosen ist in Deutschland nicht unumstritten. Die Hauptkritik richtet sich an die von der NANDA (North American Nursing Diagnosis Association) klassifizierten und in den USA anerkannten Pflegediagnosen hinsichtlich der Übertragbarkeit auf das deutsche Pflegesystem. Viele nordamerikanische Pflegediagnosen berücksichtigen ein Tätigkeitsspektrum, das deutsche Pflegekräfte eigentlich den Ärzten überlassen müssten. Ebenso treten infolge der verschiedenen Übersetzungen wieder uneinheitliche Bezeichnungen auf.

Fakt ist jedoch:

Merke

Die Pflegediagnosen sind als Weiterentwicklung der Pflegeproblemformulierungen anzusehen.

Genau genommen erleichtern sie den Pflegenden eigentlich die Arbeit, indem sie das Ringen um die richtigen Worte in der Pflegeproblemformulierung auf ein Minimum reduzieren. Die konzeptionelle Weiterentwicklung der Pflegediagnosen scheint jedoch im deutschsprachigen Ausland schon weitaus fortgeschrittener zu sein als in Deutschland selbst. So gibt es in Österreich und der Schweiz vielversprechende und auch bereits erprobte Ansätze, die über eine alleinige Diagnosestellung hinaus zugeordnete Pflegeziele und Pflegemaßnahmen für die direkte Übertragbarkeit in die Pflegeplanung anbieten.

Aufbau einer Pflegediagnose

Zunächst werden nach NANDA die Pflegediagnosen nach ihrer Art unterteilt in:

- Aktuelle Pflegediagnosen
  Sie beschreiben die tatsächliche aktuelle, d. h. im Moment stattfindende Reaktion eines Menschen auf Gesundheitsprobleme oder Lebensprozesse.
  Beispiel: „Flüssigkeitsdefizit", „Mangelernährung", „Hautschädigung"

- Risiko-Pflegediagnosen
  Sie bezeichnen vorhersehbare Zustände, die noch nicht aktuell sind, aber noch eintreten können.
  Beispiel: „Gefahr eines Flüssigkeitsdefizits", „Gefahr einer Hautschädigung"

- Syndrom-Pflegediagnosen

  Hier werden aktuelle Pflegediagnosen zu einer Gruppe zusammengefasst, wenn sie mindestens einen gemeinsamen ätiologischen Faktor (= Ursache) haben.

  Beispiel: „Vergewaltigungssyndrom" (setzt sich zusammen aus „Machtlosigkeit", „Trauern", „Angst" u. a.)

- Gesundheitsdiagnosen (Wellness-Diagnosen)

  Hier werden Fähigkeiten und Ressourcen beschrieben, die auf eine Änderung des Gesundheitsverhaltens abzielen, ohne dass bereits ein konkretes Problem aufgetreten ist. Sie dienen auch der Besserung des Wohlbefindens.

  Beispiel: „Gesundheitsförderliches Verhalten"

Die Pflegediagnosen folgen einem bestimmten Aufbau:

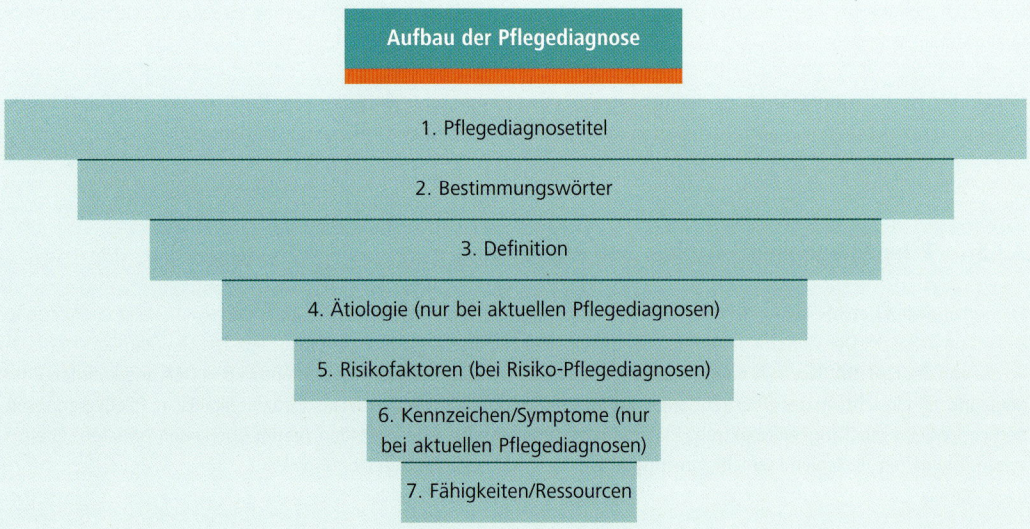

Aufbau der Pflegediagnose

1. Pflegediagnosetitel
2. Bestimmungswörter
3. Definition
4. Ätiologie (nur bei aktuellen Pflegediagnosen)
5. Risikofaktoren (bei Risiko-Pflegediagnosen)
6. Kennzeichen/Symptome (nur bei aktuellen Pflegediagnosen)
7. Fähigkeiten/Ressourcen

1. Der Pflegediagnosetitel bezeichnet mit ein oder zwei knappen Worten die eigentliche Reaktion auf das Gesundheits- oder Lebensprozessproblem. Er ist in eindeutigen Begriffen formuliert.

   Beispiel: „Flüssigkeitsdefizit"

2. Bestimmungswörter werden hinzugefügt, um einen Pflegediagnosetitel genauer zu spezifizieren bzw. um deutlich zu machen, dass es sich um eine Risikodiagnose handelt.

   Beispiel: „Flüssigkeitsdefizit, hohes Risiko"

3. Die Definition verdeutlicht den Diagnosetitel und gibt entsprechende Erklärungen dazu.

   Beispiel: „Flüssigkeitsdefizit: Herabgesetzte, unter der persönlichen Norm liegende, intravaskuläre, interstitielle und/ oder intrazelluläre Flüssigkeitsmenge. (Das bezieht sich auf Dehydratation, Wasserverlust allein, ohne Veränderung des Natriumspiegels.)"

4. Die Ätiologie (= Ursachen bzw. mögliche Ursachen) versucht, mögliche Ursachen für die Reaktion eines Menschen auf ein Gesundheitsproblem aufzulisten.

   Beispiel: Ätiologische Faktoren zu „Flüssigkeitsdefizit": Aktiver Verlust von Körperflüssigkeiten, z. B. durch Verbrennungen, Blutungen, Diarrhoe, Drainagen, Störungen der Flüssigkeitsabsorption etc.

5. Die Risikofaktoren kommen insbesondere in der Risiko-Pflegediagnose zur Geltung. Das Pflegeziel muss auf die Risikominimierung abzielen.

Beispiel: Risiko-Pflegediagnose „Flüssigkeitsdefizit, hohes Risiko": Faktoren, die den Flüssigkeitsbedarf eines Menschen beeinflussen (Hypermetabolische Zustände: z. B. Fieber, trockene und heiße Umgebung, erhöhter Stoffwechsel, Genussmittel); Medikamente (Diuretika, Sedativa); Wissensdefizit bezüglich Flüssigkeitsbedarf; Altersextreme etc.

6. Kennzeichen setzen sich zusammen aus Symptomen, Zeichen und Merkmalen. Sie präzisieren die Diagnose. Erst das Zusammentreffen mehrerer Symptome und Zeichen führt zur Festlegung des Diagnosetitels.

   Beispiel: Kennzeichen der Pflegediagnose „Flüssigkeitsdefizit": Durst, plötzlicher Gewichtsverlust, Hypotension, erhöhte Pulsfrequenz, Oligurie, stärkere Urinkonzentration, erhöhte Körpertemperatur, verminderte Pulsfüllung etc.

7. Fähigkeiten/Ressourcen: Hier können zum Problem passende Fähigkeiten/Ressourcen genannt werden. Sind keine diesbezüglichen Fähigkeiten vorhanden, wird dies so festgehalten.

   Beispiel: Patient kann Glas zum Mund führen, kann ohne Störungen schlucken etc. Oder: Keine spezifischen Fähigkeiten vorhanden.

Beispiel einer kompletten, aktuellen Pflegediagnose

Flüssigkeitsdefizit

Definition
Herabgesetzte, unter der persönlichen Norm liegende, intravaskuläre, interstitielle und/oder intrazelluläre Flüssigkeitsmenge. (Das bezieht sich auf Dehydratation, Wasserverlust allein, ohne Veränderung des Natriumspiegels.)

Kennzeichen
- Durst
- Plötzlicher Gewichtsverlust
- Hypotension
- Erhöhte Pulsfrequenz
- Oligurie
- Stärkere Urinkonzentration, erhöhtes spezifisches Gewicht
- Erhöhte Körpertemperatur
- Verminderte Pulsfüllung, verminderter Pulsdruck
- Veränderung des Bewusstseinszustandes
- Trockene Haut und Schleimhäute
- Verminderter Hautturgor
- Schwäche
- Verminderte Venenfüllung
- Erhöhter Hämatokrit

Ätiologische oder verbundene Faktoren
- Aktiver Verlust von Körperflüssigkeiten (z. B. durch Verbrennungen, Blutungen, Diarrhoe, Drainagen)
- Störungen der Flüssigkeitsabsorption
- Hypermetabolische Zustände (Hyperthermie usw,)
- Extremes Alter/Gewicht

Übersetzte Pflegediagnosen der NANDA „Flüssigkeitsdefizit" und „Gefahr eines Flüssigkeitsdefizits"
(Gordon, 2001, S. 95 f.)

Beispiel einer Risikodiagnose

Gefahr eines Flüssigkeitsdefizits

Definition
Vorliegen von Risikofaktoren für die Verminderung von Körperflüssigkeiten (vaskuläre, zelluläre und intrazelluläre Dehydratation)

Risikofaktoren

- Beeinträchtigte Fähigkeit zur Flüssigkeitsaufnahme
- Übermäßiger Flüssigkeitsverlust auf natürlichem Weg (beschreiben, z. B. Diarrhoe)
- Flüssigkeitsverlust über künstliche Ableitungen (beschreiben, z. B. Sonden, Katheter)
- Übermäßiger, unmerklicher Flüssigkeitsverlust durch die Haut
- Störungen, die den Zugang zu Flüssigkeit, das Schlucken oder die Absorption verhindern (z. B. körperliche Immobilität, Bewusstlosigkeit)
- Medikamente (Diuretika)
- Faktoren, die den Flüssigkeitsverlust beeinflussen (z. B. hypermetabolische Zustände, Fieber, trockene, heiße Umgebung)
- Altersextreme
- Wissensdefizit (täglicher Flüssigkeitsbedarf)
- Häufigere Urinausscheidung
- Körpergewichtsextreme

Die NANDA entwickelt ständig neue Pflegediagnosen bzw. schreibt bereits existierende neu und passt sie ggf. veränderten wissenschaftlichen Erkenntnissen an. Somit sind Pflegediagnosen ständig im Fluss. Die Anzahl der Pflegediagnosen belief sich 2015 auf 216.

Der Nutzen der Pflegediagnosen

Wie aus dem obigen Beispiel zu ersehen ist, beinhaltet eine komplette Pflegediagnose die typischen Kennzeichen eines Flüssigkeitsdefizits. Stellen die Pflegenden nun diese Zeichen fest oder sind sie im Rahmen der Pflegeanamnese bereits erfasst worden, entfällt durch die Anwendung der Pflegediagnose die mühsame Suche nach der korrekten Formulierung des Pflegeproblems in der Pflegeplanung.

In der Spalte Probleme/Ressourcen des Pflegeplanungsblattes sind nunmehr nur die zutreffenden Pflegediagnosetitel einzutragen. Dazu muss allerdings allen Pflegemitarbeitern eine Sammlung und Übersicht der Pflegediagnosen zur Verfügung stehen, damit alle in Kenntnis über den Inhalt der zutreffenden Pflegediagnose sind. Ansonsten wäre der Sinn der Sache verfehlt.

Die Anwendung der Pflegediagnosen entbindet die Pflegenden jedoch nicht von der Individualisierung und Präzisierung der auf den jeweiligen Bewohner/Patienten zutreffenden Daten. Der Pflegediagnosetitel „Gefahr eines Flüssigkeitsdefizit" sagt noch nichts über die aktuelle durchschnittliche tägliche Trinkmenge aus.

! **Merke**

Auch Pflegediagnosen müssen individuell ausgeformt werden.

Beispiel einer Pflegediagnoseanwendung in der Pflegeplanung

Im Vergleich mit der Pflegeproblemformulierung in Kap. 3.3.2 auf Seite 105 könnte die Pflegeplanung nun wie folgt beginnen:

Datum Beginn	Nr.	Problem/Ressource	Ziel	Maßnahme	Dat.	Evaluation	Hdz.
12.07.	5	**Essen und Trinken**					
(*1)	*2	Pflegediagnose: Gefahr eines Flüssigkeitsdefizits. Risikofaktor: beeinträchtigte Fähigkeit zur Flüssigkeitsaufnahme durch Demenz und Wissensdefizit. Tägliche Trinkmenge. 800 ml pro Tag Ressource: Bew. kann Glas oder Tasse zum Mund führen und trinken.					

Sowohl der Diagnosetitel als auch der aktuelle Risikofaktor wurden nahtlos aus der Pflegediagnose übernommen und mit den individuellen Merkmalen des Bewohners versehen. Mit dieser Methode der Individualisierung wird man den MDK-Anforderungen gerecht und überzeugt auch jene Kritiker, die behaupten, Pflegediagnosen seien nicht individuell genug. Und dennoch bleibt der Pflegediagnosetitel einheitlich in seiner Fachsprache und für alle Pflegenden nachvollziehbar. Die Pflegediagnosen der NANDA lassen sich recht unproblematisch den ABEDL®-Bereichen zuordnen. Die ABEDL® dienen gewissermaßen als eigenständige Klassifizierung. Selbstverständlich können und sollen die Ressourcen und Fähigkeiten auch weiterhin Berücksichtigung finden – unabhängig von der Pflegediagnose.

Eine Übersicht über die Pflegediagnosen finden Sie in den einschlägigen Büchern, die am Ende des Kapitels aufgeführt sind.

Der pflegediagnostische Prozess – der Weg zur Pflegediagnose

Der pflegediagnostische Prozess ist im Rahmen des Pflegeprozesses derjenige Schritt, der zur Findung der Pflegediagnose führt. Der Ausgangspunkt des pflegediagnostischen Prozesses ist einmal mehr die Pflegeanamnese. Der Weg zur Pflegediagnose verläuft über die

Anamnese	Analyse und Interpretation	Synthese	Formulierung

Schritt 1: Die Pflegeanamnese liefert die Ausgangsdaten und -fakten.

 Ohne ausführliche und korrekte Anamnese ist keine Pflegediagnose möglich!

Schritt 2: Die Daten der Anamnese werden einer Analyse unterzogen und auf Anhaltspunkte für aktuelle und potenzielle Pflegeprobleme hin untersucht. Zugleich versuchen die Pflegenden, die einzelnen Problembereiche bereits zu interpretieren, d. h. zu deuten. So können sich bei der ersten Durchsicht schon wertvolle Hinweise auf die spätere Pflegediagnose ergeben, z. B. erscheint im Bereich Körperpflege der Hautzustand auffällig trocken und spannungslos, in der Ausscheidung tun sich Obstipationsprobleme auf, der Urin erscheint dunkel. Die Pflegenden erfassen den Sinn dieser Zeichen, wozu sie allerdings zu Schlussfolgerungen fähig sein müssen und ein gesundes, fachliches Maß an Beurteilungsvermögen benötigen.

Schritt 3: Die Einzeldaten, Kennzeichen und Auffälligkeiten werden zueinander in Beziehung gesetzt und in einer Synthese zusammengeführt. Man bildet sogenannte Cluster (Gruppen) von zueinander stimmig erscheinenden Kennzeichen. In dieser Phase tut sich auch eine erste Verdachtsdiagnose auf. Sie muss nun im folgenden Schritt bestätigt oder auch wiederlegt werden. Dunkler Urin + trockene Haut + Verdauungsproblem = Flüssigkeitsdefizit?

Schritt 4: Die Cluster werden nun ihrerseits auf eine entsprechende Diagnose überprüft, indem sie mit den Kennzeichen einer Pflegediagnose abgeglichen werden. Die Pflegediagnose „Flüssigkeitsdefizit" kann erst formuliert werden, wenn die Cluster mit den Kennzeichen dieser Pflegediagnose übereinstimmen und ggf. noch weitere Kennzeichen entdeckt wurden. Neben dunklem Urin und trockener Haut könnten beispielsweise eine erhöhte Pulsfrequenz vorliegen, die vorher gar nicht festgestellt wurde. Die Verdauungsprobleme passen nicht in das Raster, sie werden ggf. für eine andere Pflegediagnose zurückgestellt.

Die Pflegediagnose ist gestellt, sie wird nun in die Pflegeplanung integriert. Aus ihr heraus werden in der Folge individuelle Ziele und Maßnahmen abgeleitet.

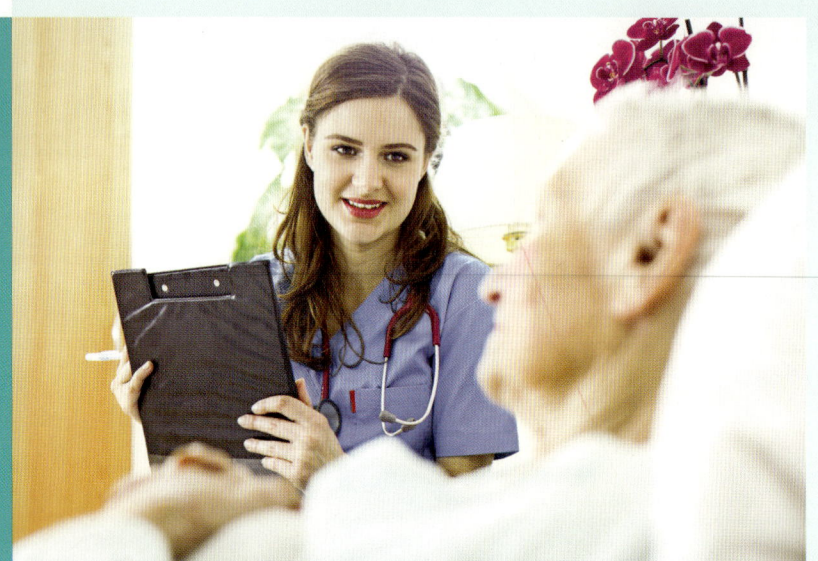

Pflegediagnosen erstellen: Das Pflegepersonal berücksichtigt die Mitwirkung des Bewohners/Patienten.

3.3.4 Exemplarisches Beispiel

Ausgehend vom exemplarischen Beispiel in 3.3.2 ergibt sich hinsichtlich der Pflegediagnose nun folgendes Bild:

Essen und Trinken:	
Essen	EZ ist gut: 70 kg bei 1,70 m Körpergröße, BMI = 24 (Bereich Normalgewicht), Bewohner kann selbstständig essen nach mundgerechter Portionierung. Nahrungsaufnahme mit Löffel oder Gabel meistens möglich, Fleisch o. a. schneiden nicht mehr möglich, da das Besteck zeitweise nicht als Gebrauchsgegenstand zugeordnet werden kann. Bewohner nimmt 4 x tägl. Mahlzeiten in mittleren Portionen ein, muss aber wiederholt beim Essen angeleitet werden. Nachdem die motorischen Abläufe des Essens in Gang gekommen sind, setzt er sie bis zum leeren Teller bei gutem Appetit fort.
Trinken	Bew. ist von der Motorik her zum Ergreifen und Halten eines Trinkgefäßes fähig, Schlucken funktioniert problemlos. Muss aber ständig zum Trinken aufgefordert werden, da er vergisst oder keinen Antrieb dazu verspürt. Seine tägliche Trinkmenge derzeit bei nur 800 ml, für sein Körpergewicht nicht ausreichend. Dehydratationsgefahr. Besondere Trinkgefäße oder -hilfen nicht notwendig, greift aber lieber zu größeren Gefäßen, die er besser im Griff hat und nicht verschüttet. Hat lt. Angaben seiner Ehefrau früher immer mindestens so um die zweieinhalb Liter Flüssigkeit (viel Wasser und Kaffee) getrunken.

Gewohnheiten	Hat früher wegen seines Berufes nur sehr wenig gefrühstückt und zu Mittag gegessen, dafür aber abends kräftig gegessen und genascht. Er bevorzugt die bayerische Küche, insbesondere Leberkäse und anderes Deftiges. Vollkornprodukten ist er wenig zugetan, lehnt sie aber nicht generell ab, bevorzugt Semmeln, die er bei gutem Zahnstatus noch problemlos essen kann. Mehlspeisen lehnt er ab, doch Kuchen oder Süßigkeiten hatte er früher sehr gerne. Schokolade hält er zeitweise so lange in der Hand bis sie schmilzt. Unverträglichkeiten gegen Nahrungsmittel und Getränke nicht bekannt.
	Besondere Getränkevorlieben: Kaffee (nur mit Milch – ohne Zucker!), Mineralwasser und gerne abends ein Bier. Süße Getränke sind zu vermeiden, lehnt er ab. Besondere Rituale: Beobachtbar ist, dass der Bew. Kaffee aus großen Tassen lieber und leichter trinkt.
Störungen	Ernährungsstörungen oder Schluckstörungen sind nicht bekannt. Lt. Hausarzt hat er eine leichte Neigung zu D. m. Typ II mit eher seltenen BZ-Ausschlägen um die 180 mg/dl, aber noch nicht therapie- und diätbedürftig.
Allgemein	Bevorzugte Aromarichtungen: eindeutig süß oder eindeutig fleischig-deftig bei Speisen; neutral bis herb bei Getränken

Der Ernährungszustand ist gut, der BMI nahezu optimal, die Zufuhr der essenziellen Nahrungsbestandteile ist nicht gefährdet. Bekannt ist zudem, dass der Bewohner bei entsprechender Vorbereitung und nach einer gewissen Anleitungsphase die Nahrung selbstständig aufnehmen kann. Die latente Diabeteserkrankung ist noch nicht therapiebedürftig, im Sinne der Erhaltung der Lebensqualität auch nicht therapiesinnig. Es ergibt sich vorerst keine primäre Planungsrelevanz, wenn die Anleitung weiterhin sichergestellt ist.

Als problematisch hingegen ist der momentane Flüssigkeitsstatus zu betrachten, der sich bei 800 ml täglich eingependelt hat. Die Ressourcen des Bewohners sind jedoch gut einsetzbar: Keine Schluckstörungen; bekannte vorhandene Geschmacksrichtungen und Vorlieben; vertraute Rituale (große Gefäße); intakte motorische Fähigkeiten …

Zusammenfassung: Es liegen planungsrelevante Probleme, aber auch Ressourcen in der Aktivität Essen und Trinken vor.

Im Pflegeplanungsblatt sind folgende Eintragungen in der Spalte Problem/Ressource/Pflegediagnose vorzunehmen:

Datum Beginn	Nr.	Problem/Ressource	Ziel	Maßnahme	Dat.	Evaluation	Hdz.
31.03.	5	**Essen und Trinken** **Pflegediagnose:** Gefahr eines Flüssigkeitsdefizits. **Risikofaktor:** Beeinträchtigte Fähigkeit zur Flüssigkeitsaufnahme durch Demenz. Tägliche Trinkmenge 800 ml pro Tag. **Ressourcen:** Kann Trinkgefäße ergreifen und zum Mund führen; Getränkevorlieben sind bekannt; Bew. reagiert auf Anleitung; bevorzugt große Trinkgefäße.					

Wird in der Pflegeprozessgestaltung noch nicht mit Pflegediagnosetiteln gearbeitet, könnte der Eintrag so aussehen:

Datum Beginn	Nr.	Problem/Ressource	Ziel	Maßnahme	Dat.	Evaluation	Hdz.
31.03.	5	**Essen und Trinken** **Problem:** Bewohner nimmt zu wenig Flüssigkeit zu sich, trinkt nur 800 ml am Tag, Gefahr der Dehydratation. **Ressourcen:** Kann Trinkgefäße ergreifen und zum Mund führen; Getränkevorlieben und Abneigungen sind bekannt; Bew. reagiert auf Anleitung; bevorzugt große Trinkgefäße Schlucken ist problemlos.					

3.3.5   Workshop

Wissen wiederholen

1. *Erklären Sie einer Kollegin den Begriff Pflegediagnose.*
2. *An welcher Stelle des Pflegeprozesses finden Pflegediagnosen ihren Einsatz?*
3. *Wie definiert die NANDA den Begriff Pflegediagnose?*
4. *Worin liegt der Unterschied zwischen Pflegediagnosen und medizinischen Diagnosen?*
5. *Welche Art von Pflegeproblemen kennen Sie?*
6. *Was verstehen Sie unter Ressourcen? Welche gibt es?*
7. *Welche Grundregeln sind bei der Formulierung von Pflegeproblemen und Ressourcen zu beachten?*
8. *Wie sind Pflegediagnosen aufgebaut?*
9. *Welche Arten von Pflegediagnosen gibt es?*

Wissen anwenden und üben

In der folgenden Übersicht ist einiges verrutscht. Versuchen Sie, den Pflegediagnosetiteln die korrekten Definitionen und Kennzeichen zuzuordnen.

Diagnosetitel	Definition	Kennzeichen/Risikofaktoren
Angst	Ein- und/oder Ausatemvorgang, der nicht ausreicht, die zelluläre Sauerstoffversorgung aufrechtzuerhalten	Unfähigkeit, sich zielgerichtet in der Umgebung zu bewegen; verminderte Muskelkontrolle, -kraft oder -masse
Ungenügender Atemvorgang	Vorliegen von Risikofaktoren, die das Eindringen von Sekreten aus Magen, Rachen und Mund oder festen/flüssigen Nahrungsmitteln in den tracheobronchialen Raum begünstigen	Schlafstörungen, Sympathikusreaktionen, Zittern, Tremor der Hand, erhöhter Muskeltonus …
Beeinträchtigte körperliche Mobilität	Physiologische und psychosoziale Störungen, die vom Wechsel aus einer Umgebung in eine andere ausgelöst werden	Hypoxie, Unruhe, Belastungs- oder Ruhedyspnoe, Angst/Besorgnis
Aspirationsgefahr	Unbestimmtes, unbehagliches Gefühl, dessen Ursache oft unklar oder dem Individuum nicht bekannt ist	Reaktive Depression, Bemerkungen über Einsamkeit, Schlafstörung, gastrointestinale Beschwerden, zunehmende Verwirrtheit
Stresssyndrom bei Verlegung	Eingeschränkte Fähigkeit, sich unabhängig und zielgerichtet in der Umgebung zu bewegen	Verminderter Hustenreflex, Erbrechen, Tracheostomie, Schluckstörung

Literaturtipps:

Marjory Gordon: Handbuch Pflegediagnosen – Das Buch für die Praxis, 5. Auflage, München, Verlag Hans Huber, 2013
  Eine kurze theoretische Einführung über das Wesen der Pflegediagnosen und deren Anwendung in der Praxis. Den größten Teil des Buches vereinnahmen die Pflegediagnosen.

Harald Stefan/Franz Allmer/Josef Eberl: POP® PraxisOrientierte Pflegediagnostik, 2. Auflage, Wien, Springer Verlag, 2013.
  Das Autorenteam hat seine in langjähriger Praxis erprobten Pflegediagnosen einer eigenen Klassifikation unterworfen, nachdem die NANDA-Diagnosen nunmehr einer Lizenzierung unterliegen. Die POP®s sind über das Standardwerk frei verfügbar und in der Praxis einsetzbar.

Marlies Ehmann/Ingrid Völkel: Pflegediagnosen in der Altenpflege, 4. Auflage, München, Urban & Fischer Verlag, 2013.
  Die Autorinnen setzen die bisherigen gängigsten Pflegediagnosen gezielt in der Altenpflege um und zeigen auch die Ziele und Pflegemaßnahmen passend zur Diagnose auf. Zur Einführung durchaus empfehlenswert.

Interessanter Internetlink:

www.nanda.org

3.4   Die Pflegeziele

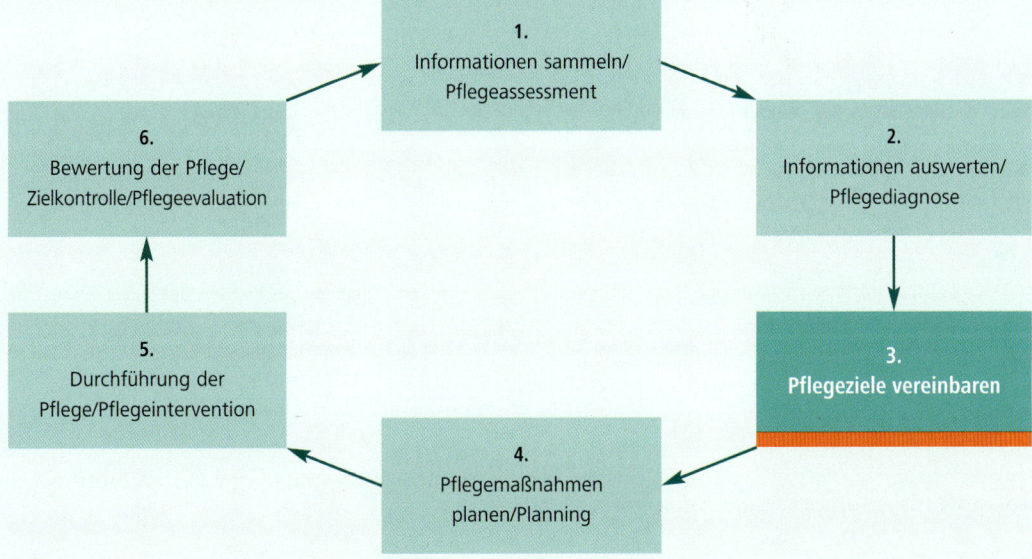

Die Pflegeziele – der dritte Schritt im Pflegeprozess

Im vorhergehenden Prozessschritt wurde also eine bzw. mehrere Pflegediagnosen gestellt, Problemlagen eines Bewohners/Patienten wurden ersichtlich und verdeutlicht, die Pflegediagnose im Anamnesebogen und ggf. im Pflegeplanungsblatt dokumentiert. Die logische Abfolge des Pflegeprozesses verlangt nun eine Fortführung in Form der Formulierung der Pflegeziele.

  „Wer nicht weiß, wo er hinwill, muss sich nicht wundern, wenn er ganz woanders rauskommt."
  (Überlieferte Redensart)

3.4.1 Formulierung von Pflegezielen

Ohne Zielvorgaben verläuft die weitere Pflege des Menschen an seinen eigentlichen Problemen vorbei. Das Pflegeteam verstrickt sich in unkoordinierten Pflegeleistungen, die der Linderung oder Lösung des Pflegeproblems im schlimmsten Fall gar zuwiderlaufen können. Nur das gemeinsam vereinbarte Pflegeziel lässt alle Mitarbeiter des Pflegeteams an einem Strang ziehen. Ein Pflegeziel treibt an und motiviert und es belohnt, wenn es erreicht wird, mit einem hohen Maß an beruflicher Zufriedenheit.

Aus der Sicht des Bewohners/Patienten garantiert ein konkretes Pflegeziel das Mitspracherecht und die Bereitschaft zur Mitarbeit. Wenn Pflegende und Pflegebedürftige sich über ein Ziel der Bemühungen einig sind, fällt es leichter, Anstrengungen hinzunehmen, denn der Sinn des pflegerischen Handelns wird dem Bewohner/Patienten dadurch transparent dargelegt. Sein Ehrgeiz wird mit der Aussicht auf eine eventuelle Besserung des Zustandes bzw. des Erhaltens seiner gegenwärtigen Funktionen, Ressourcen und Fähigkeiten geweckt.
Ist der Pflegebedürftige allerdings nicht über das Pflegeziel informiert worden bzw. wurde seine Mitarbeit nicht gesichert, ist die Chance, das Ziel zu erreichen, minimalisiert. Es macht absolut keinen Sinn, ein Pflegeziel gegen den Willen des Bewohners/Patienten durchzusetzen. Wertvolle Zeitressourcen werden vergeudet, von den ständigen Konflikten ganz zu schweigen. Der Pflegebedürftige gerät, ebenso wie der Pflegende, unter starken physischen und emotionalen Stress.

In der früheren MDK-Prüfanleitung aus dem Jahr 2005, S. 66 hieß es:

„Sind individuelle Pflegeziele formuliert?

    a) Basieren auf Ressourcen/Fähigkeiten, Problemen/Defiziten
    b) Erreichbar/überprüfbar
    c) Durch PFK

Festgelegte Pflegeziele dienen dazu, die vom Pflegebedürftigen zu einem bestimmten Zeitpunkt erwarteten Ergebnisse zu beschreiben. Sie dienen darüber hinaus als Maßstab zur Beurteilung der Wirksamkeit der geplanten Maßnahmen. Grundlage der Pflegezielbeschreibung sind festgestellte Pflegeprobleme sowie Ressourcen und Fähigkeiten, die für die Problemlösung hilfreich sind. Die formulierten Ziele müssen erreichbar und überprüfbar sein. Der zeitliche Rahmen für die Erreichung des beschriebenen Zieles muss festgelegt werden."

Folgende Passagen aus dem obigen Auszug geben die Richtung an:

1. „Sind individuelle Pflegeziele formuliert?"
Die Betonung liegt auch dieses Mal auf „individuell".

 Die Formulierung eines Pflegeziels darf keine allgemeinen Aussagen beinhalten, sondern hat sich am Ausgangsdefizit bzw. der Ressource zu orientieren

Beispiel:	
„Ausreichende Flüssigkeitsaufnahme"	Diese Aussage trifft nicht das individuelle Problem, das zuvor in der Anamnese und Pflegediagnose mit einer Größenordnung in der Einheit ml beziffert wurde. Das Ziel sollte nun ebenso einen konkreten Wert bestimmen. Mehr dazu in 4. (s. nachfolgend.).

2. Der Hinweis „ein erwartetes Ergebnis"

gibt Aufschluss über die Art und Weise, wie das Pflegeziel im günstigsten Fall zu formulieren ist. Am besten ist ein kurzer Satz, der aus der Sicht des Bewohners gebildet wird: „Der Bewohner hat ...", „Der Bewohner geht ...", „Der Bewohner kann ...". Zu vermeiden sind die Zwangswörter „soll" und „muss".

> **Die Pflegezielformulierung erfolgt aus der Sicht des Bewohners, in der Gegenwartsform, in einem kurzen Satz mit konkreten Angaben und beschreibt einen Zustand in der Zukunft.**

3. „Die Pflegeziele müssen erreichbar sein."

Unter „erreichbar" ist gemeint, dass das Ziel nicht dem utopischen Wunsch entspringt, eine z. B. funktionale Schädigung völlig wiederherzustellen, wenn dies auch aus medizinischer Sicht nicht mehr möglich erscheint. Oder, dass Maßnahmen zur Realisierung des Zieles absehbar sind, die mit den vorhanden Mitteln, zeitlichen und personellen Ressourcen des Pflegedienstes oder der Einrichtung nicht zu vereinbaren sind. Auch für den Bewohner/Patienten soll das Ziel erreichbar sein und nicht schon in dieser Planungsphase unnötigen Stress verursachen.

Beispiel:	
„Bewohner nimmt 10 kg Gewicht ab innerhalb von 14 Tagen."	10 kg Gewichtsreduzierung in zwei Wochen im Rahmen des normalen Pflegealltags ohne spezielle therapeutische Unterstützung sind einfach unrealistisch und auch unerreichbar. Entweder wird im Pflegeziel die Zahl der Kilogramm reduziert oder die Zeit verlängert.

> **Das Pflegeziel muss auf die Ressourcen des Bewohners und der Pflegenden Rücksicht nehmen und machbar sein.**

4. „Die Pflegeziele müssen überprüfbar sein."

Dies ist eines der Hauptmerkmale eines Pflegeziels, das in der Praxis auch die meisten Probleme bereitet. Überprüfbarkeit bedeutet: Das Ziel wird in der Auswertung/Evaluation in Zahlen messbar zum Ausdruck gebracht oder im Ziel wird eine Handlung beschrieben, die deutlich beobachtbar ist. Ungenau und allgemein formulierte Ziele sind nicht überprüfbar!

Beispiel 1:	
„Der Bewohner nimmt ausreichend Flüssigkeit zu sich."	Dieses Ziel ist nicht überprüfbar, weil kein messbarer Wert oder beobachtbares Handlungsmuster angegeben ist. Was bedeutet also „ausreichend"? Diese Zielaussage ist folglich zu spezifizieren. *„Der Bewohner nimmt ausreichend Flüssigkeit zu sich: 1 600 ml täglich."* Der Einsatz des Zielwertes „1 600 ml täglich" ist klar messbar und überprüfbar. Eine noch kürzere und ebenso geeignete Zielaussage wäre: *„Bewohner trinkt täglich 1 600 ml."*

Beispiel 2:	
„Der Patient fühlt sich wohl."	Diese Zielformulierung ist sehr häufig in der Pflegepraxis und selbst in einschlägigen Fachbüchern zu finden, aber als solche völlig ungenügend und unbrauchbar. Wie lässt sich „wohlfühlen" objektiv feststellen und überprüfen? Selbst die Aussage eines Patienten, er fühle sich wohl, muss als subjektiv gewertet werden, zumal sie auch tageszeitlichen Schwankungen unterliegen kann bzw. bei psychisch veränderten Patienten, wie z. B. Alzheimerbetroffenen, oft eine klare Aussage gar nicht möglich ist.

„Die Bewohnerin kann mit Hilfestellung gehen."

Zwar ist hier eine klare Tätigkeit angegeben, aber kein genauer Hinweis auf die Qualität der Tätigkeit. Welche Bedeutung hat „Gehen mit Hilfestellung"? Ist die Hilfe materieller Natur gemeint, also mithilfe des Gehstocks oder Rollators oder bezieht sich die Formulierung auf die personelle Hilfe, die dann jedoch auch wieder spezifiziert werden müsste? Ebenso wenig ergibt sich ein Hinweis auf die Wegstrecke, die die Bewohnerin zurücklegen können soll. Wenn die Bewohnerin also unter großen Mühen allein, unter akuter Sturzgefahr und sehr unsicher die kurze Strecke zwischen ihrem Bett und der Toilette mit einem Gehstock zurücklegt, wäre das Ziel gemäß der obigen Formulierung auch erreicht. Die Überprüfbarkeit des Zieles unterliegt in diesem Fall vielen Interpretationsmöglichkeiten!
Die korrekte Formulierung müsste lauten:

„Die Bewohnerin kann mithilfe eines Gehstocks selbstständig und sicher innerhalb ihres Zimmers gehen." Oder: „Die Bewohnerin bewegt sich innerhalb ihres Zimmers mit dem Gehstock selbstständig und sicher."

Die Hilfe bezieht sich hier also auf das Hilfsmittel Gehstock, die Qualität des Gehens wird mit „selbstständig", also ohne personelle Hilfe, und mit „sicher" definiert, d. h. ohne akute Sturzgefahr, und auch die mögliche Gehstrecke ist mit der räumlichen Eingrenzung ihres Zimmers festgesetzt. All diese Merkmale sind eindeutig überprüfbar, da sie einer konkreten und wertfreien Beobachtung unterliegen. Mit diesen Detailangaben im Pflegeziel ist später die Auswertung/Evaluation der Pflege unzweifelhaft möglich.

▶ Die Überprüfbarkeit eines Pflegezieles ist nur durch eine eindeutige Formulierung mit quantitativen (Zahlen) oder qualitativen Hinweisen gegeben. Allein dadurch gelingt die abschließende Evaluation.

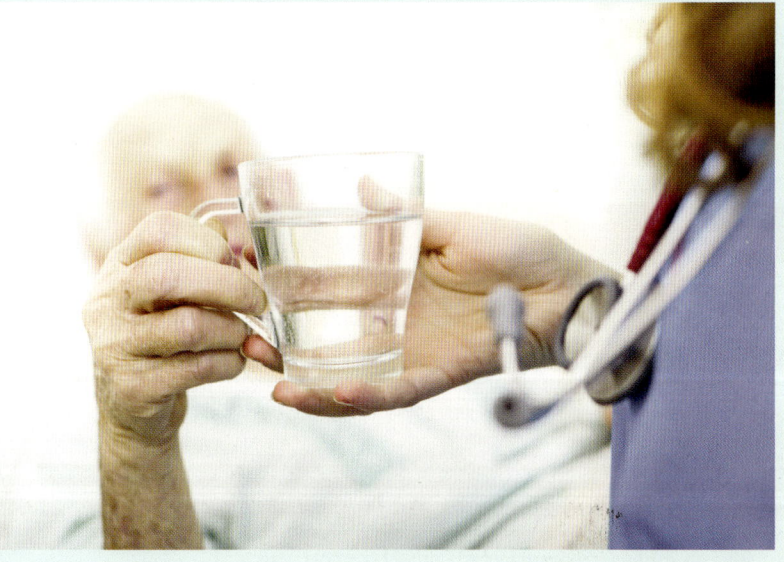

Die Mitarbeit des Bewohners ist entscheidend für die Erreichung des Pflegeziels.

5. „Die Pflegeziele sollen sich an den Wünschen der Bewohner orientieren."

Kein Pflegeziel ist erreichbar und überprüfbar, wenn die Mitarbeit des Bewohners nicht gesichert ist. Ziele, die sich nicht an den Wünschen der Bewohner/Patienten orientieren, sind von vornherein mit geringen Chancen der Erreichbarkeit versehen. Bevor Pflegende viel Zeit und Mühe auf die Pflegeplanung verwenden, muss mit dem Pflegebedürftigen ein klärendes Gespräch geführt werden.

Man darf jedoch nicht ausschließen, dass es Situationen gibt, in denen der Bewohner/Patient nicht mit Einsicht reagieren kann, weil ihm dazu die nötige geistige Ressource, die Entscheidungsfähigkeit fehlt. In solchen Fällen erscheint nach Absprache mit dem Arzt *und* dem Betreuer eine Pflegeplanung auch am offensichtlich nicht vorhandenen Wunsch des Betroffenen vorbei und unter Berücksichtigung aller ethischen Gesichtspunkte als durchaus gerechtfertigt.

Beispiel 1

Der 78-jährige Martin M., ein Alzheimer-Betroffener, wurde vor vier Monaten in die Pflegestation verlegt, nachdem seine Ehefrau in der häuslichen Pflege mit ihren Kräften am Ende war. In letzter Zeit nahm seine tägliche Trinkmenge rapide ab, er lehnte die Trinkangebote ab, erste Austrocknungserscheinung zeigten sich. In einem gemeinsamen Gespräch mit der Ehefrau und dem behandelnden Hausarzt wurde der Wunsch laut, den Bewohner auch weiterhin mit Nachdruck zum Trinken zu verleiten. Das Pflegeteam legte daraufhin eine Planung an und bündelte die Maßnahmen. Nach einer Woche ging es Herrn M. deutlich besser.

Beispiel 2

Martha P., 94 Jahre alt, seit zwei Jahren auf der Pflegestation wohnhaft, verfiel körperlich zusehends, ihr Flüssigkeitsmangel wurde offensichtlich. Der Pflegeanamnese war zu entnehmen, dass sie kurz vor dem Heimeinzug ein Patiententestament verfasst hatte, welches im Falle ihres körperlichen und geistigen Verfalls keine lebensverlängernden Maßnahmen vorsieht. Im Gespräch mit Angehörigen und dem Hausarzt wurde dieser Wunsch respektiert, auf eine Pflegeplanung zur Flüssigkeitssteigerung wurde verzichtet. Man plante stattdessen gezielte palliative Maßnahmen und ließ die Bewohnerin in Frieden sterben.

Der Wunsch des Bewohners ist die Maßgabe aller Pflegeziele. Ist keine Einsichtsfähigkeit mehr vorhanden, muss die Situation individuell im Gespräch mit Angehörigen, Betreuern und Ärzten geklärt werden.

6. „Der zeitliche Rahmen muss festgelegt werden."

Unabdingbar bei der Pflegezielformulierung ist die Datierung des Ziels. Bis wann soll es erreicht sein? Ohne Zeitvorgabe ist eine spätere pünktliche Zielkontrolle/Evaluation nicht möglich. Die Datierung kann auf zweierlei Arten erfolgen:

a) Das Datum wird einem Pflegeverlauf erwartungsgemäß gesetzt. Das bedeutet z. B., man erwartet, dass der Bewohner mit seiner derzeitigen Konstitution und Motivation bis zum 31. dieses Monats eine bestimmte Gehstrecke zurücklegt.

b) Das Ziel ist rein prophylaktischer Natur. Es reicht bis zur nächsten Planungsbesprechung. Die Datierung erfolgt also zum nächsten Planungsgespräch in z. B. sechs Wochen.

Das Zieldatum hat insofern entscheidende prozesssteuernde, Bedeutung, als es den konkreten Zeitraum festlegt, bis zu dem das Ziel erreicht werden soll und an dem die Evaluation stattzufinden hat. Bereits im Vorgriff auf die Pflegeinterventionen wird also ersichtlich, über wie viele Tage bzw. Wochen diese durchgeführt werden sollen, bevor ihre Wirksamkeit einer Überprüfung unterzogen wird.

Das Zieldatum verfolgt zwei bestimmte Intentionen:

• Bewohner und Patienten sowie das Pflegepersonal werden motiviert, in einem zeitlich abgesteckten Rahmen konsequent an der Verwirklichung des Zieles zu arbeiten.
• Der Zeitpunkt der Zielüberprüfung ist festgelegt. Das Pflegeteam muss zusammen mit dem Bewohner am festgesetzten Termin den Status quo neu definieren und sich je nach Ergebnis auf eine Änderung im Pflegeprozessgeschehen einigen.

Merke

Nah- und Fernziele
Die Unterscheidung von Nah- und Fernzielen ist nicht zwingend erforderlich. Dennoch kann die Unterteilung auch weiterhin erfolgen, wenn es dem Planungsverständnis förderlich ist.

3.4.2 Exemplarisches Beispiel

Ausgehend vom Pflegeassessment in Kap. 3.3.2 und der Pflegediagnose in Kap. 3.3.4 schreitet die Pflegeprozessdokumentation folgendermaßen voran:

Datum Beginn	Nr.	Problem/Ressource	Ziel	Maßnahme	Dat.	Evaluation	Hdz.
31.03.	5	**Essen und Trinken**		siehe Kap. 3.6		siehe Kap. 3.7	
		Pflegediagnose: Gefahr eines Flüssigkeitsdefizits. **Risikofaktor:** Beeinträchtigte Fähigkeit zur Flüssigkeitsaufnahme durch Demenz. Tägliche Trinkmenge 800 ml pro Tag. **Ressourcen:** Kann Trinkgefäße ergreifen und zum Mund führen; Getränkevorlieben sind bekannt; Bew. reagiert auf Anleitung; bevorzugt große Trinkgefäße.	Bewohner trinkt täglich 1 000 ml Flüssigkeit unter Anleitung bis 07.04.				

Der Eintrag bei herkömmlicher Planung ohne Pflegediagnose ist identisch:

Datum Beginn	Nr.	Problem/Ressource	Ziel	Maßnahme	Dat.	Evaluation	Hdz.
31.03.	5	**Essen und Trinken**		siehe Kap. 3.6		siehe Kap. 3.7	
		Problem: Bewohner nimmt zu wenig Flüssigkeit zu sich, trinkt nur 800 ml am Tag. Gefahr der Dehydratation. **Ressourcen:** Kann Trinkgefäße ergreifen und zum Mund führen; Getränkevorlieben und Abneigungen sind bekannt; Bew. reagiert auf Anleitung; bevorzugt große Trinkgefäße Schlucken ist problemlos. **Erschwerender Faktor:** Bewohner hat aufgrund seiner Demenz keine Einsicht und vergisst häufig zu trinken.	Bewohner trinkt täglich 1 000 ml Flüssigkeit unter Anleitung bis 07.04.				

> ▶ Um ggf. Verwechslungen mit der Maßnahmenformulierung zu vermeiden, hilft die Frage weiter: Was tut, was hat, was kann der Bewohner/Patient NACH der Maßnahme?

3.4.3   Pflegeziele im gerontopsychiatrischen Bereich

Eine Herausforderung für alle Pflegenden stellen die Zielformulierungen in der gerontopsychiatrischen Pflege dar. Sehr schnell ist man geneigt, aus einer vorliegenden depressiven Stimmung eines Patienten das Ziel „gute Stimmung" oder „Pat. hat keine Depression mehr" zu formulieren. Doch mit diesen Zielsetzungen begibt man sich auf das medizinisch-therapeutische Terrain. Entscheidend für ein Pflegeziel in der gerontopsychiatrischen Pflege ist die Beschreibung des Problems, das wiederum von der Pflegeanamnese ausgehen muss. Dort muss die *individuelle Handlungsweise* eines Bewohners/Patienten i. d. R. in der ABEDL® Kommunizieren können als Folge einer gerontopsychiatrischen Erkrankung beschrieben sein. Sind diese Handlungsweisen verständlich und nachvollziehbar dargestellt, lässt sich daraus das entsprechende Pflegeziel ableiten.

Beispiel

Im Rahmen der Demenz muss in der Anamnese und Problembeschreibung das Verhalten eines Patienten als typischer Ausdruck dieser Krankheit deutlich gemacht und nicht die Krankheit als solche benannt werden. So treten beispielsweise Sprachprobleme, Orientierungsprobleme, Gedächtnisprobleme u. v. m. auf. Genau diese Probleme müssen bekannt und benannt sein, dann ist eine sinnvolle Pflegezielableitung möglich.

Beispielproblem	Zielformulierung
Falsch: „Bewohner ist räumlich desorientiert, uriniert auf dem Flur."	**Falsch:** „Der Bewohner ist örtlich orientiert und geht selbstständig zur Toilette."
Richtig: „Bewohner findet die Toilette nicht, geht immer an der Toilettentür vorbei." Ressource: In der ehemaligen Wohnung des Bew. war die Toilette mit einem „Herzerl" gekennzeichnet.	**Richtig:** „Der Bewohner erkennt die Toilette durch das ihm vertraute Merkmal ‚Herzerl'."
Falsch: „Der Bewohner hat Depressionen (oder: … ist depressiv)."	**Falsch:** „Bewohner hat keine Depressionen mehr."
Richtig: „Der Bewohner hat keinen Antrieb, täglich seine Körperpflege durchzuführen." Oder: „Der Bewohner zieht sich sehr zurück, zeigt kaum Interesse an seiner Umwelt."	**Richtig:** „Der Bewohner wäscht sich selbstständig unter Anleitung." „Der Bewohner nimmt regelmäßig an den Beschäftigungsangeboten teil."

!

Merke

Die Formulierung von Pflegezielen in der gerontopsychiatrischen Pflege ist wesentlich von der Aussage der Problemformulierung bzw. der Detailinformation aus der Anamnese abhängig.

3.4.4   Workshop

Wissen wiederholen

1. *In welchem Schritt des Pflegeprozesses werden die Pflegeziele eingesetzt?*
2. *Sie erklären einer jungen Berufsanfängerin den Sinn von Pflegezielen …*
3. *Weshalb müssen nicht alle 13 ABEDL®-Bereiche mit Pflegezielen verplant werden?*
4. *Was ist bei der Formulierung von Pflegezielen zu beachten?*

5. Wie können Sie eine Verwechslung zwischen einer Pflegeziel- und einer Maßnahmenformulierung vermeiden?
6. Wodurch sichern Sie die Überprüfbarkeit von Pflegezielen?
7. Weshalb sind die Zieldatierungen so wichtig?
8. Worauf ist bei der Formulierung von gerontopsychiatrischen Pflegezielen zu achten?

Wissen anwenden

Übung zur Formulierung von Pflegezielen:

Sie finden in der linken Spalte der Tabelle Kurzbeschreibungen von Pflegeproblemen. Formulieren Sie jeweils ein mögliches Pflegeziel unter Beachtung der Regeln zur Überprüfbarkeit, Nah- und Fernzieleinteilung und Zieldatierung usw. Das Ausgangsdatum ist der heutige Tag. Hinsichtlich der Ressourcen und anderer Hintergründe sind Ihrer Fantasie keine Grenzen gesetzt …

Problemskizze	Zielformulierung
Ein Bewohner hat vor kurzem einen Apoplex mit Hemiparese re. erlitten. Er hat noch motorische Restfähigkeiten, ist sehr motiviert und möchte sich wenigstens in der Körperpflege selbstständig helfen können.	
Eine Patientin ist bettlägerig und immobil. Ihr droht ein Dekubitus.	
Eine Bewohnerin leidet unter Wahrnehmungsstörungen, sie hört Stimmen, zieht sich immer mehr zurück und verlässt ihr Zimmer nicht mehr.	
Ein örtlich und zeitlich desorientierter Heimbewohner gelangt auf der Suche nach seinem Zimmer immer wieder in andere Bewohnerzimmer. Deren Bewohner wiederum reagieren ziemlich aufgebracht.	
Nach einem grippalen Infekt hat eine Patientin in der ambulanten Pflege Atemprobleme. Eine Pneumonie droht.	

3.5 Die Planung der Pflegemaßnahmen

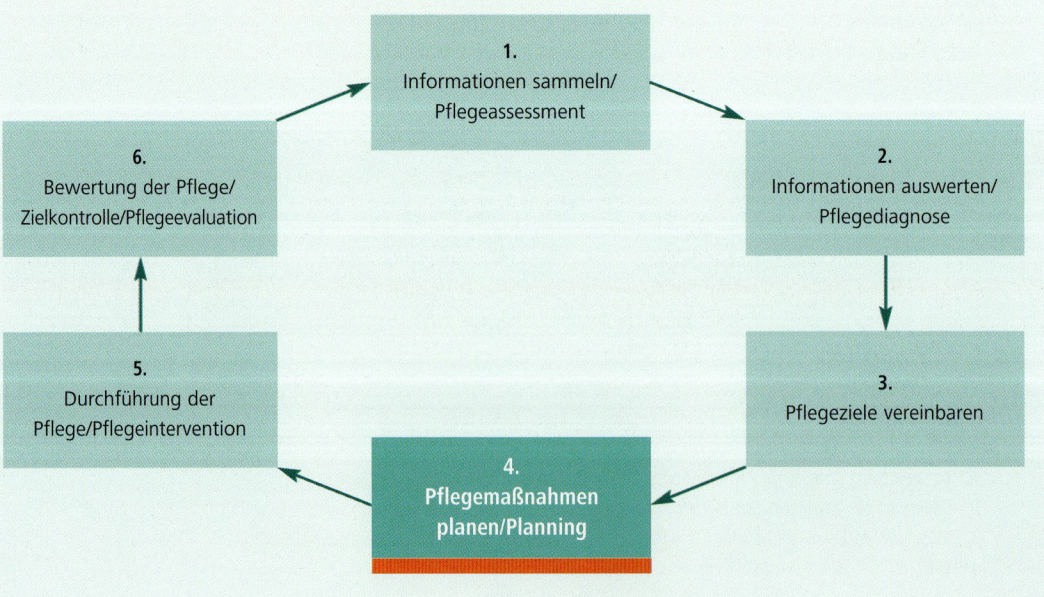

1. Informationen sammeln/ Pflegeassessment

2. Informationen auswerten/ Pflegediagnose

3. Pflegeziele vereinbaren

4. Pflegemaßnahmen planen/Planning

5. Durchführung der Pflege/Pflegeintervention

6. Bewertung der Pflege/ Zielkontrolle/Pflegeevaluation

Dieser Abschnitt der Pflegeprozessdokumentation bereitet in der Praxis erstaunlicherweise die geringsten Schwierigkeiten. Dies begründet sich in der Tatsache, dass der Pflegepraktiker kraft seiner Ausbildung immer sehr wohl weiß, wie in welchen Situationen zu handeln ist. Die Prophylaxe gegen einen Dekubitus funktioniert in der großen Mehrzahl aller Fälle hervorragend. Dementsprechend werden in der Dokumentation auch die richtigen Maßnahmen aufgelistet.

Dennoch zeigen sich auch hier sehr häufig Dokumentationsmängel, die auf einer wenig genauen Beschreibung der einzelnen Maßnahmen fußen. Es gelingt meist sehr wohl die Auswahl geeigneter Pflegemaßnahmen, doch die dem Charakter einer Handlungsanweisung gleichenden Maßnahmenbeschreibungen enden oft in Oberflächlichkeit und überlassen es dem einzelnen Pflegemitarbeiter, wie welche Handlung durchgeführt wird. Dies ist aber der entscheidende Faktor zur Beurteilung der Maßnahmenbeschreibung.

Beispiel

Ein Eintrag im Pflegeplanungsblatt einer stationären Pflegeeinrichtung in der Spalte Pflegemaßnahmen lautete: „Durchführung der Dekubitusprophylaxe mit Lagerung, Flüssigkeitszufuhr und Hautpflege".

Die ausgewählten Maßnahmen im Beispiel sind im Rahmen der Dekubitusprophylaxe durchaus korrekt ausgewählt. Über eine Erweiterung der Maßnahmen im Zuge des Nationalen Expertenstandards zur Dekubitusprophylaxe ließe sich zwar diskutieren, doch treffen die Maßnahmen ja den Kern der Sache.

Leider vermisst man aber jeglichen Hinweis, welche Lagerung zu welcher Zeit mit welchen Hilfsmitteln durchzuführen ist. Ebenfalls kein Hinweis erfolgt auf die Vorgehensweise zur Flüssigkeitszufuhr. Und wie die Hautpflege individuell geschehen soll, lässt sich nur erahnen. Derartige Maßnahmenbeschreibungen lassen weder ein qualitätsbewusstes, einheitliches Handeln aller Mitarbeiter zu, noch geben sie dem Neuling auf der Station klare und verständliche Handlungsanweisungen, um in der Dekubitusprophylaxe fach- und sachgerecht zu handeln.

Einträge dieser Art ziehen unausweichlich andere Einträge nach sich: die Einträge im MDK-Prüfprotokoll.

3.5.1 Die Anforderungen an die Beschreibung der Pflegemaßnahmen

Zum besseren Verständnis der Maßnahmenbeschreibung und in Ermangelung jüngerer Vorschriften sei hier nochmals die MDK-Prüfanleitung aus dem Jahr 2005, S. 67 zitiert:

„**Sind auf der Grundlage der Bedürfnisse, Probleme/Defizite und Ressourcen/Fähigkeiten individuelle Pflegemaßnahmen zur Erreichung der Pflegeziele geplant?**

    a) auf Ziele ausgerichtet
    b) individuell
    c) handlungsleitend (wer, was, wann, wie oft etc.)
    d) durch PFK

Die geplanten individuellen Pflegemaßnahmen dienen auf der Basis der in der Pflegeanamnese ermittelten Bedürfnisse, Probleme und Ressourcen der Erreichung der aufgestellten Pflegeziele. Die geplanten Pflegemaßnahmen müssen handlungsleitend formuliert sein, um eine kontinuierliche und individuelle Versorgung des Bewohners durch alle Mitarbeiter zu gewährleisten. Das heißt, sie sollten Aussagen darüber enthalten wann, wie oft, welche Maßnahmen mit welchen Mitteln durchgeführt werden. Die gewählten Pflegemaßnahmen sollen das Problem lösen und das aufgestellte Ziel erreichen. Die in der Pflegeplanung beschriebenen Maßnahmen sind für alle an der Versorgung des Pflegebedürftigen Beteiligten verbindlich. Neben der Art und Weise wie die Pflege durchgeführt wird, muss aus der Beschreibung ersichtlich sein, wer, was, wann, wie oft, wo und wie durchführen soll."

Die entscheidenden Merkmale sind

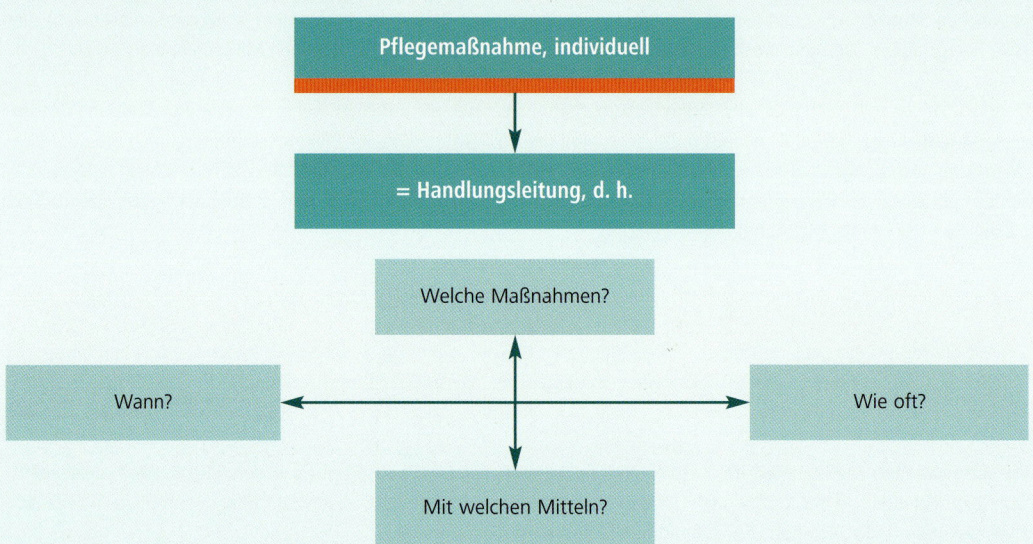

Sind individuelle Maßnahmen geplant?

Auch bei den Pflegemaßnahmen ist Individualität gefragt. Eine Pflegemaßnahme darf nicht an den Interessen eines Bewohners/Patienten vorbei formuliert werden. Sie müssen seinen individuellen Fähigkeiten entsprechen, dürfen ihn nicht körperlich überfordern oder psychisch unter Stress setzen. Besonders günstig ist es, wenn Pflegemaßnahmen ganz gezielt den Einsatz der in der Anamnese und der Problem-/Ressourcen-Spalte des Planungsblattes beschriebenen, noch verbliebenen äußeren und inneren Ressourcen und Fähigkeiten vorsehen. Dann ist Individualität vorprogrammiert.

Beispiel

Als Maßnahme zur Thromboseprophylaxe sieht der Pflegeplan aktive Bewegungsübungen des Patienten unter Anleitung vor. Seine verbliebene Beweglichkeit wird als Fähigkeit in die Maßnahme eingebunden.

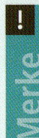

Merke

Die in der Pflegeplanung beschriebenen Maßnahmen müssen mit und auf den Bewohner/Patienten abgestimmt sein und möglichst seine vorhandenen Fähigkeiten und Ressourcen berücksichtigen. Somit wird die Maßnahme individuell.

Die Maßnahmen müssen der Erreichung der aufgestellten Pflegeziele dienen

Es versteht sich fast von selbst, dass in der Pflegeplanung keine Maßnahmen aufgeführt werden, die sich nicht konkret auf das vereinbarte Pflegeziel beziehen. Sehr wohl jedoch können flankierende Maßnahmen mitbenannt werden, sofern sich die hauptsächlichen Maßnahmen dem Ziel nähern. Dann müssen sie als solche aber kenntlich gemacht werden.

Beispiel

Die Maßnahme „Frischluft durch Fenster öffnen zuführen" hat mit dem Ziel „Bewohner hat intakte Haut im Sakralbereich" zunächst nichts zu tun. Als flankierende Maßnahme bei mobilisierenden Übungen im Zuge der Dekubitusprophylaxe ist sie hingegen durchaus denkbar.

Die geplanten Maßnahmen müssen handlungsleitend formuliert sein …

Der Begriff handlungsleitend ist wörtlich zu nehmen: Maßnahmen sind so zu formulieren, dass sie gewissermaßen wie eine Gebrauchsanweisung durch die Handlung leiten.

Die in der Pflegeplanung beschriebenen Maßnahmen sind für alle an der Versorgung des Pflegebedürftigen Beteiligten verbindlich

Dies ist eine Aufforderung an alle Mitarbeiter, d. h. Pflegemitarbeiter aller Hierarchien, vom Zivildienstleistenden über die angelernten Pflegeassistenten bis hin zu den Fachkräften. Die Handlungsleitung richtet sich an sämtliche Mitarbeiter und ist demzufolge auch so zu beschreiben, dass sie von allen verstanden wird. Es sind über die Handlungsleitung alle Mitarbeiter angehalten, kontinuierlich, also auf die immer gleichbleibende Art und Weise, die Pflegemaßnahmen durchzuführen. An diese Handlungsleitung sind alle Mitarbeiter gebunden!

Das heißt, sie sollten Aussagen darüber enthalten, wann, wie oft, welche Maßnahmen mit welchen Mitteln durchgeführt werden

Die Beschreibung der Maßnahmen hat also so zu erfolgen, dass jeder Mitarbeiter über

- den Zeitpunkt,
- die Häufigkeit,
- die Arbeitsmethoden
- und die zu verwendenden Mittel und Hilfsmittel

genauestens informiert ist.

3.5.2   Die Formulierung der Pflegemaßnahmen

Ausgehend von den in 3.5.1 genannten Anforderungen muss die in einer Pflegeplanung beschriebene Pflegemaßnahme für alle am Pflegeprozess mitwirkenden Personen durchschaubar und nachvollziehbar, d. h. auch dementsprechend verständlich dargestellt sein. Der alleinige Hinweis „Durchführung der Dekubitusprophylaxe" lässt zu viele Auslegungsmöglichkeiten offen bzw. eröffnet den Pflegenden verschiedene Wege der Dekubitusprophylaxe. Von diesen ist im Falle eines Erfolges oder Misserfolges der Maßnahme nicht mehr abzuleiten, welche Maßnahmen von welchem Mitarbeiter sich schädlich oder fördernd auf das Pflegeziel ausgewirkt haben.

> **▶** Die in der Pflegeplanung festgelegten Maßnahmen müssen von allen Mitarbeitern zur gleichen Zeit, in der gleichen Häufigkeit, mit der gleichen Arbeitsmethode und mit den gleichen Hilfsmitteln durchgeführt werden.

Nur so lässt sich der Erfolg oder Misserfolg einer Maßnahme in Bezug auf das Pflegeziel eindeutig zurückverfolgen. Der Bewohner/Patient erfährt eine einheitliche Pflege, kann sich darauf einstellen und seine Selbstpflegepotenziale gezielt einsetzen, trainieren und aufbauen.

Der Zeitpunkt und die Häufigkeit

Der Zeitpunkt der durchzuführenden Maßnahme ist mit einer relativen Genauigkeit anzugeben. Eine relative Genauigkeit erzielt man mit der Angabe einer konkreten Uhrzeit oder einem zeitlichen Fixpunkt im Tagesablauf des Bewohners/Patienten.

Datum Beginn	Nr.	Problem/ Ressource	Ziel	Maßnahme	Dat.	Evaluation	Hdz.
				8:30 Uhr … 12:30 Uhr … 19:30 Uhr … oder: Dienstags und freitags nach dem Frühstück … Montags nach dem Mittagessen … Täglich vor dem Zubettgehen … Jeden zweiten Mittwoch im Monat nach dem …			

Es ist dabei völlig unerheblich, ob die Maßnahme pünktlichst zu dieser Uhrzeit durchführbar ist, eine Abweichung von 15–20 Minuten ergibt sich durch die pflegerischen Umstände und/oder Notfallsituationen immer wieder. Aber nur die Angabe eines Zeitpunktes gewährleistet die zeitliche Kontinuität, die insbesondere Bewohnern und Patienten mit demenziellen Erscheinungen zugutekommt. Ferner wird bereits durch die korrekte Zeit- und Häufigkeitsangabe die Individualität dieser Maßnahme betont.

Da manche Maßnahmen in der Häufigkeit nicht täglich, sondern nur an gewissen Wochentagen durchzuführen sind, sind auch die Tage zu bestimmen.

Nicht empfehlenswert sind Angaben wie:

Datum Beginn	Nr.	Problem/ Ressource	Ziel	Maßnahme	Dat.	Evaluation	Hdz.
				Vormittags … *(dann muss noch ein fixer Tagesablaufpunkt genannt sein!)* Nachmittags … 2 x wöchentlich … 1 x monatlich … 3 x täglich …			

Insbesondere die ungenauen Häufigkeitsangaben „3 x täglich" oder „2 x wöchentlich" geben keine Hinweise auf den exakten Zeitpunkt.

Die Arbeitsmethode

Die Arbeitsmethode gibt an, auf welche Art und Weise eine Maßnahme durchzuführen ist. Wie bereits erwähnt, ist dies der entscheidende und *verbindliche* Handlungshinweis für alle Mitarbeiter.

Eine Arbeitsmethode kann in ganzen Sätzen beschrieben werden oder nur stichpunktartig. Die Beschreibung muss jedoch vollständig unter Berücksichtigung der fachlich einwandfreien Arbeitsschritte erfolgen.

Ungeeignet als Beschreibung der Arbeitsmethode ist z. B. folgende Variante, selbst wenn sie den Zeitpunkt korrekt wiedergibt:

Datum Beginn	Nr.	Problem/ Ressource	Ziel	Maßnahme	Dat.	Evaluation	Hdz.
				Täglich morgens nach der Grundpflege die ASE durchführen; dabei auf tiefe Atmung des Bewohners achten			

Atemstimulierende Einreibung

In dieser Darstellung der Arbeitsmethode wird das Wissen um die ASE von allen Mitarbeitern vorausgesetzt. Viele, vor allem nur kurz eingearbeitete und fachlich nicht ausreichend ausgebildete Mitarbeiter, wissen nicht unbedingt mit dem Begriff „ASE" umzugehen, geschweige denn, diese Maßnahme korrekt durchzuführen. Andererseits ist die „Atemstimulierende Einreibung (ASE)" durchaus eine Maßnahme, die Assistenzkräfte in der Pflege nach entsprechender Einweisung und Anleitung selbstständig durchführen dürften. Folglich muss die Beschreibung der Maßnahme detaillierter werden:

Datum Beginn	Nr.	Problem/ Ressource	Ziel	Maßnahme	Dat.	Evaluation	Hdz.
				Täglich morgens nach der Grundpflege, die ASE durchführen: • Bewohner rücklings auf den Stuhl setzen lassen, damit er sich an der Rückenlehne nach vorne abstützen kann. • Pflegekraft sitzt auf einem Hocker hinter dem Bewohner. • Oberkörper des Bewohners frei machen, auf geeignete Zimmertemperatur achten. • Einreibemittel (Massageöl mit ätherischem Aroma oder w/o-Lotion) in ausreichendem Maße in der hohlen Hand verteilen und durch Reiben anwärmen. • In Hautkontakt mit dem Patienten bleiben: Die Hände nicht gleichzeitig vom Körper nehmen, sondern nacheinander versetzt. • Den Atemrhythmus des Patienten erspüren, ihn nach Möglichkeit übernehmen und in diesem Rhythmus die Hände bewegen. • Mit der Kreisbewegung während der Ausatmung des Patienten beginnen: Die Hände mit intensiverem Druck direkt rechts oder links neben der Wirbelsäule seitwärts mit einem leichten Bogen nach unten über die Haut streichen.			

In dieser ausführlichen Form sind de facto alle Pflegemaßnahmen in der Pflegeplanung zu beschreiben.
Unschwer zu ersehen ist hierbei einmal mehr die Notwendigkeit, die Planung von einer Pflegefachkraft mit entsprechender Qualifikation erstellen zu lassen.

Dies entbindet die Pflegefachkraft allerdings nicht von der Pflicht, die Pflegeplanung, die sie erstellt hat, dem gesamten Pflegeteam im Rahmen beispielsweise einer Pflegeplanungsbesprechung vorzustellen! Nur so gelangt die geplante Pflegemaßnahme zur Kenntnis, aber was noch wichtiger ist, zur Akzeptanz der Mitarbeiter.

Die Mittel und Hilfsmittel

In der oben vorgestellten Pflegemaßnahme sind auch entsprechend zu verwendende Mittel und Hilfsmittel genannt, nämlich das Massageöl mit ätherischem Aroma bzw. die w/o-Lotion. Sind diese Mittel zudem auch noch namentlich bekannt (also z. B. Nivea®-Milk oder -Lotion), sollten diese Namen ruhig verwendet werden. Dies erleichtert die Erkennung der individuellen Produkte und Hilfsmittel des Bewohners/Patienten und auch die konsequente Anwendung durch alle Mitarbeiter.

In gleicher Weise ist mit Hilfsmitteln, wie z. B. Gelkissen für den Rollstuhl, Antidekubitusmatratzen, Hautpflegeprodukten, Sondennahrungen, Verbandsstoffen, zu verfahren.

Uns Autoren ist die abschreckende Wirkung der überaus detaillierten Darstellung der Pflegemaßnahmen wie oben vorgestellt durchweg bewusst, doch kann eine Vereinheitlichung der einzelnen Pflegemaßnahmen nur durch diese Detailbeschreibung erlangt werden.

Zur Erleichterung der Beschreibung von Pflegemaßnahmen sind allerdings auf dem Markt schon sehr viele und auch sehr gute Instrumente verfügbar: die Pflegestandards.

3.5.3 Die Verwendung von Pflegestandards

Pflegestandards: *„Allgemein gültige und akzeptierte Normen, die den Aufgabenbereich und die Qualität der Pflege definieren. Pflegestandards legen themen- oder tätigkeitsbezogen fest, was die Pflegepersonen in einer konkreten Situation leisten wollen/sollen und wie diese Leistung auszusehen hat."*
(Stösser, 1992, S. 125)

Pflegestandards geben den Pflegenden nicht nur Hilfestellung im Pflegealltag, wenn sie etwa schon längere Zeit nicht mehr ausgeübte Pflegetätigkeiten durchführen müssen. Sie dienen auch als Hilfsrichtlinien und Kurzinformationen. Genau diese wiederum lassen sich als Bausteine im Sinne der Pflegeplanung verstehen, indem sie anstelle einer ausführlichen Maßnahmenbeschreibung eingesetzt werden.

Anstatt jeden Schritt des jeweiligen Arbeitsvorgangs im Detail handschriftlich niederzuschreiben, trifft man aus einer Sammlung von Pflegestandards die zutreffende Auswahl. Die Standards sind in aller Regel mit einer Nummer versehen, die eine Wiederauffindbarkeit im Nachschlagewerk ermöglicht:

Datum Beginn	Nr.	Problem/ Ressource	Ziel	Maßnahme	Dat.	Evaluation	Hdz.
				Täglich morgens nach der Grundpflege die Atemstimulierende Einreibung (ASE) durchführen; siehe Standard Nr. 26			

Und somit hätte die ausführliche Beschreibung der Pflegemaßnahmen ihren Schrecken verloren. Die am Pflegeprozess beteiligten Mitarbeiter aller Hierarchien können selbstständig in den Pflegestandards der jeweiligen Pflegeeinrichtung den Standard (hier nur beispielsweise:) Nr. 26 heraussuchen und dort die detaillierte Beschreibung des Arbeitsablaufes nachlesen.

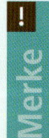

! **Pflegestandards sind Bausteine zur Pflegeplanung.**

Merke

Generell unterteilt man die Standards in:

- Strukturstandards: Beschreiben die Umgebungsfaktoren und Bedingungen, unter denen Pflege stattzufinden hat (z. B. personelle, sächliche oder bauliche Voraussetzungen)
- Prozessstandards: Beschreiben den Ablauf einer konkret zu erbringenden Pflegeleistung (z. B. prophylaktische Maßnahmen oder Leistungen, die im Rahmen der Mithilfe bei der ärztlichen Diagnostik und Therapie anfallen, z. B. Verbandswechsel bei liegender PEG-Sonde)
- Ergebnisstandards: Beschreiben die Qualität des Pflegeergebnisses

Im Sinne der Pflegeplanung greift man im Normalfall auf die Prozessstandards zurück.

Pflegeprozessstandards sind aufgebaut aus:

Definition

- **Indikations- und Problembeschreibung:** Welche Einschränkung im Sinne einer Pflegediagnose liegt vor? Dieser Abschnitt eines Standards ermöglicht die Zuordnung der darin beschriebenen Maßnahmen zum Pflegeproblem/zur Pflegediagnose.
- **kurze Zielbeschreibung:** Was soll mit der Maßnahme bezweckt werden? Deckt sich das Standardziel mit dem Pflegeziel in der Pflegeplanung?
- **Vorbereitungsbeschreibung:** Was ist vor der Durchführung der Maßnahme/Intervention zu beachten?
- **Durchführungsbeschreibung:** Wie wird die Maßnahme/Intervention durchgeführt?
- **Nachbereitungsbeschreibung:** Was ist nach der Durchführung der Maßnahme/Intervention zu beachten?
- **Strukturhinweise:** Welche Qualifikation benötigt die Pflegeperson zur Durchführung der Maßnahme? Von wem und wann wurde der Standard erstellt bzw. wann ist er wieder zu überprüfen? Was ist ansonsten noch zu beachten (z. B. spezielle Hygienehinweise).

Anhand dieser Kriterien lässt sich auch die Güte eines Pflegestandards bestimmen. Es gibt im Fachliteraturbereich und im Internet bereits eine Fülle von Standards, die durchaus verwendbar sind. Doch ist bei der Auswahl der zu erwerbenden oder zum Download bereitgestellten Standards auf die o. g. Kriterien zu achten. Ein unscharfer und nur halbherzig gefertigter Standard kann kein Baustein der Pflegeplanung sein.

Beispiel

Beispiel eines Pflegestandards zur Atemstimulierenden Einreibung

Ziel: Die Atmung des Bewohners wird vertieft.
Lagerung des Patienten: Mobile Bewohner werden gebeten, sich hinzusetzen, etwa „verkehrt herum" auf einen Stuhl. Die Arme müssen bequem abgestützt werden. Immobile Bewohner werden in eine 135°-Lagerung gebracht.

Pflegekraft:
- Die Pflegekraft wärmt eine angemessene Menge der Lotion zwischen den Händen an.
- Der Bewohner wird gebeten, während der Maßnahme nicht unnötig zu sprechen. Auch die Pflegekraft redet möglichst wenig.
- Der Bewohner wird aufgefordert, sich auf die Bewegungen zu konzentrieren.
- Die Pflegekraft verteilt von oben nach unten in langen und gleichmäßigen Bewegungen die Lotion auf dem Rücken.
- Die Pflegekraft legt die Hände auf den Schultern des Bewohners ab. Die Daumen werden nicht abgespreizt. Alle Finger liegen geschlossen aneinander.
- Nun gleiten die Hände in Kreisbewegungen nach unten. Während der Ausatmung fokussiert sich der Druck auf die Bereiche nahe der Wirbelsäule. Die Hände beginnen mit der Bewegung nach außen.
- Die Fingerspitzen weisen während des gesamten Ablaufs zum Nacken.
- Der Druck wird gleichmäßig über die gesamte Handoberfläche verteilt. (Alternative Methode: Der Druck wird primär über den Daumen und den Zeigefinger ausgeübt.)
- Während der Einatmung befinden sich die Hände an den Randbereichen des Rückens und üben dort deutlich weniger Druck aus. Sie bewegen sich dann wieder in Richtung Wirbelsäule.
- Sobald die kreisenden Bewegungen den unteren Rand des Brustkorbes erreichen, werden die Hände nacheinander gelöst und wieder auf den Schultern abgelegt. Zumindest eine Hand sollte stets den Hautkontakt bewahren.
- Die Pflegekraft überprüft die Atmung des Bewohners. Das Ausatmen sollte doppelt so lange dauern wie das Einatmen.
- Der komplette Bewegungsablauf wird sechs- bis achtmal wiederholt.
- Zum Schluss wird der komplette Rücken vom Nacken bis zum Steißbein sanft ausgestrichen (also in geraden und direkten Bewegungen von oben nach unten). Auch hier werden die Hände versetzt vom Körper gelöst, um den Körperkontakt zu bewahren.
- Danach wird der Rücken des Bewohners warm zugedeckt. Dem Bewohner wird die Möglichkeit gegeben, sich zu erholen.

(Quelle: Altenpflegemagazin, www.pqsg.de, 2011, Auszug)

In diesem Beispielstandard fehlen auf den ersten Blick einige Beschreibungen, wie z. B. Strukturhinweise. Doch ist hier nur ein kleiner Auszug aus dem breiten Themenkomplex „Pneumonieprophylaxe" zu sehen. Der originale Gesamtstandard zeichnet sich weitaus ausführlicher und umfasst auch weitere Maßnahmebeschreibungen, wie z. B. die Inhalation, und letztendlich auch die entsprechenden Strukturhinweise.

Aufgabe

Suchen Sie im Internet nach Pflegestandards. Geben Sie dazu in einer Suchmaschine (z. B. www.google.de) den Begriff „Pflegestandard" und das entsprechende Thema ein. Sie finden in Sekundenschnelle eine Liste von Suchergebnissen.

Die Erarbeitung eines Pflegestandards

Viele Pflegeeinrichtungen verwenden sehr viel Zeit darauf, Pflegestandards komplett eigenständig zu erstellen. Dies mag durchaus seine Berechtigung haben, zumal diese selbst erstellten Standards auf die Interessen, Ressourcen und Bedingungen dieser Einrichtung abgestimmt sind. Dennoch ist dieser enorme zeitliche und personelle Aufwand in Relation zum Nutzen zu betrachten, wo es bereits fertige Standards gibt.

Es wäre daher unseres Erachtens nach effektiver, aus der Reihe fertiger Standards diejenigen auszuwählen, die den jeweiligen Einrichtungsbedingungen am nächsten kommen. Somit wäre der Grundstock einer Standardsammlung gelegt, die feine Ausfertigung muss ohnehin noch erfolgen, da die Standards nicht auf alle Bewohner/Patienten in der ursprünglichen Form anwendbar sind. Nur wenn der Standard ohne Einschränkung auf den Bewohner/Patienten übertragbar und anwendbar ist, ist keine Änderung erforderlich.

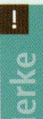

!

Merke

Pflegestandards müssen grundsätzlich für den jeweiligen Bewohner/Patienten individualisiert werden!

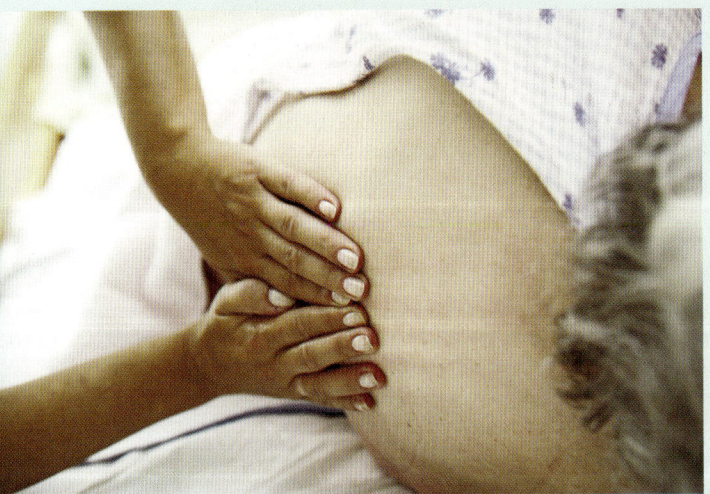

Die Abweichung einer Maßnahme vom Pflegestandard, hier z. B. die ASE im Liegen, muss separat dokumentiert sein.

Die durch die individuelle Situation eines Bewohners/Patienten verursachte Abweichung vom Standardtext kann auf verschiedene Art und Weise in der Dokumentation fixiert werden:

• Eine Kopie des Original-Standards wird handschriftlich um die individuelle Eintragung ergänzt. Die Kopie wird mit dem Namen des Bewohners/Patienten versehen und der persönlichen Dokumentationsmappe beigelegt, sodass alle Pflegemitarbeiter die individuelle Intervention sofort nachvollziehen können. Nachteil: Die Mappe wird im Laufe der Zeit immer dicker und unübersichtlicher.

Datum Beginn	Nr.	Problem/ Ressource	Ziel	Maßnahme	Dat.	Evaluation	Hdz.
				Täglich morgens nach der Grundpflege die Atemstimulierende Einreibung (ASE) durchführen; siehe Standard Nr. 26 **Individualisierte Beilage!**			

• **Oder:** In der Spalte Maßnahmen wird auf den Standard verwiesen, individuelle Abweichungen werden nun aber direkt in der Spalte vermerkt:

Datum Beginn	Nr.	Problem/ Ressource	Ziel	Maßnahme	Dat.	Evaluation	Hdz.
				Täglich morgens nach der Grundpflege die Atemstimulierende Einreibung (ASE) durchführen; siehe Standard Nr. 26 **Individuelle Änderung:** • **Bewohner kann nicht sitzen, ASE wird in 135°-Lage durchgeführt für höchstens zehn Minuten!**			

Der Einbau von Ressourcen und Fähigkeiten

Pflegende, die sich einer ganzheitlichen und aktivierenden Pflege verschrieben haben, vermeiden es, die Pflegemaßnahmen nur aus der Sicht des Pflegepersonals zu beschreiben, sondern setzen bei den Maßnahmen zur Förderung der Fähigkeiten des Bewohners/Patienten nun dessen verbliebene Fähigkeiten gezielt mit ein bzw. bringen die inneren und äußeren Ressourcen mit zum Ausdruck. In Anlehnung an das obige ASE-Beispiel könnte die Rücksichtnahme auf die Fähigkeit so aussehen:

Datum Beginn	Nr.	Problem/ Ressource	Ziel	Maßnahme	Dat.	Evaluation	Hdz.
				Täglich morgens nach der Grundpflege die Atemstimulierende Einreibung (ASE) durchführen; siehe Standard Nr. 26 **Individuelle Änderung: Bewohner kann nicht sitzen, ASE wird in 135°-Lage durchgeführt für höchstens zehn Minuten!** **Bewohner auffordern, sich selbst zur Seite zu drehen und die Position einzunehmen**			

Bleibt diese noch vorhandene Fähigkeit des Sich-selbst-drehen-Könnens in der Pflegeplanung unerwähnt, wird sie nicht mehr bewusst gefördert. Die Pflegenden neigen dann eher zur Übernahme dieser Tätigkeit, eine wichtige Bewegungsressource geht verloren.

Die Berücksichtigung von Angehörigen

Wichtige Ressourcen bilden aber auch das Umfeld und die Angehörigen. Besonders in der ambulanten Pflege besteht die Möglichkeit, die Angehörigen aktiv in die Pflege mit einzubeziehen. Deren Aufgaben könnten sich von der Kontrolle der Flüssigkeitszufuhr bis hin zu kleinen Lageveränderungen erstrecken. Dies dient

- der kontinuierlichen Überwachung und Versorgung des ambulanten Patienten,
- der Unterstützung der Pflegekraft,
- der Selbstbewusstseinssteigerung der Angehörigen.

Die Dokumentation dieser Leistungen erfolgt einerseits vorrangig in der Pflegeanamnese, bei entsprechender Planungsrelevanz dann jedoch explizit in der Interventionsbeschreibung der Pflegeplanung. Natürlich müssen diese Maßnahmen auf das in der Planung gesetzte Pflegeziel hin ausgerichtet sein.

Beispiele für auf Angehörige bezogene Einträge
- Ehefrau stellt um 10:00 und 16:00 Uhr zwei Gläser Wasser zum Trinken auf den Nachttisch.
- Angehörige entfernen um 20:00 Uhr das Lagerungskissen im Rücken und bringen Pat. in die Rückenlage, dabei auf freiliegende Fersen achten.
- Tochter führt um 14:00 Uhr kleine passive Bewegungsübungen am rechten Arm durch: Zuerst Handgelenk beugen und strecken, dabei Unterarm fixieren; dann Ellenbogen beugen und strecken, dabei Oberarm fixieren.
- Sohn kommt jeden Tag um 18:00 Uhr und hilft beim Transfer vom Rollstuhl in das Bett.
- Ehemann gibt täglich gegen 11:30 Uhr das Mittagessen ein.
- Schwiegertochter wäscht dem Pat. jeden Abend gegen 19:00 Uhr den Rücken nochmals ab.

Planung der Pflegemaßnahmen/Pflegeintervention

Die Maßnahmen der Pflege müssen – ebenso wie die Ziele – realistisch und durchführbar sein!

Die Aufzeichnung erfolgt:
- **in Form von Handlungsanweisungen,**
- **unter Angabe des Zeitpunktes,**
- **der Häufigkeit und**
- **der Arbeitsmethode.**

**Anstelle der Beschreibung
der Pflegemaßnahmen können hier Pflegestandards zum Einsatz kommen.**

**Dazu genügt ein Hinweis auf die entsprechende Standardnummer
(z. B. „siehe Standard Nr. 21").
Pflegestandards müssen jedoch ebenfalls individuell ausgestaltet sein und auch die entsprechenden Qualifikationen
der Mitarbeiter beinhalten.**

Fazit

3.5.4   Exemplarisches Beispiel

Ausgehend vom Pflegeassessment in Kap. 3.2.5, der Pflegediagnose sowie den Pflegezielen in 3.4.2 schreitet die Pflegeprozessdokumentation folgendermaßen voran:

Datum Beginn	Nr.	Problem/Ressource	Ziel	Maßnahme	Dat.	Evaluation	Hdz.
31.03.	5	**Essen und Trinken** **Pflegediagnose:** Gefahr eines Flüssigkeitsdefizits **Risikofaktor:** Beeinträchtigte Fähigkeit zur Flüssigkeitsaufnahme durch Demenz. Tägliche Trinkmenge 800 ml pro Tag **Ressourcen:** Kann Trinkgefäße ergreifen und zum Mund führen; Getränkevorlieben sind bekannt; Bew. reagiert auf Anleitung; bevorzugt große Trinkgefäße.	Bewohner trinkt täglich 1 000 ml Flüssigkeit unter Anleitung bis 07.04.	• Trinkplan erstellen und Trinkprotokoll führen. • Lieblingsgetränke bereitstellen: morgens und nachmittags Kaffee, zwischendurch Wasser, abends 1 Flasche Bier • Große Trinkgefäße verwenden! • Verstärkt zu den Mahlzeiten und Zwischenmahlzeiten sowie um 18.00 und 20.00 Uhr zum Trinken anhalten; nachts nur bei Wachsein. • Auf korrekte Mundpflege achten: morgens zum Zähneputzen mit „Colgate" anleiten, jeweils nach den Mahlzeiten Mund mit Wasser spülen lassen.	siehe Kap. 3.7		

Der Eintrag bei herkömmlicher Planung ohne Pflegediagnose (siehe Beispiel in 3.3 und 3.4) ist identisch.

Im exemplarischen Beispiel findet sich kein Pflegestandard, da sich die Situation sehr individuell gestaltet. Zu beachten ist die besondere Einbindung bzw. Berücksichtigung der Ressourcen in den Pflegemaßnahmen.

Um ggf. Verwechslungen mit der Zielformulierung zu vermeiden hilft die Frage weiter: Was tut das Pflegepersonal?

3.5.5   Workshop

Wissen wiederholen

1. *Welche sind die entscheidenden Merkmale, die die MDK-Prüfanleitung an die Formulierung der Pflegeinterventionen stellt?*
2. *Wie können Sie den Anspruch auf Individualität der Pflegemaßnahme erfüllen?*
3. *Ihre Kollegin „pfeift" auf die in der Planung festgesetzten Maßnahmen und hält sich nicht daran. Erklären Sie ihr den Sinn und verdeutlichen Sie ihr die drohenden Konsequenzen.*
4. *Erläutern Sie, wie Sie mit Pflegestandards umgehen.*
5. *Welche Standards werden unterschieden?*
6. *Wie baut sich ein Prozessstandard auf?*
7. *Worauf sollten Sie bei der Verwendung von Standards unbedingt achten?*
8. *Wie können Sie die Tätigkeit von Angehörigen in Ihre Pflegeplanung einbinden?*

Wissen anwenden
Übung zur Formulierung von Pflegemaßnahmen
Benutzen Sie die im Workshop in Kap. 3.4.4 von Ihnen formulierten Pflegeziele, um daraus die richtigen Pflegemaßnahmen korrekt darzustellen.

Problemskizze	Zielformulierung aus Workshop 3.4.4	Maßnahme
Ein Bewohner hat vor Kurzem einen Apoplex mit Hemiparese re. erlitten. Er hat noch motorische Restfähigkeiten, ist sehr motiviert und möchte sich wenigstens in der Körperpflege selbstständig helfen können.		
Eine Patientin ist bettlägerig und immobil. Ihr droht ein Dekubitus.		
Eine Bewohnerin leidet unter Wahrnehmungsstörungen, sie hört Stimmen, zieht sich immer mehr zurück und verlässt ihr Zimmer nicht mehr.		
Ein örtlich und zeitlich desorientierter Heimbewohner gelangt auf der Suche nach seinem Zimmer immer wieder in andere Bewohnerzimmer. Deren Bewohner wiederum reagieren ziemlich aufgebracht.		
Nach einem grippalen Infekt hat eine Patienten in der ambulanten Pflege Atemprobleme. Eine Pneumonie droht.		

3.6 Die Pflegeintervention

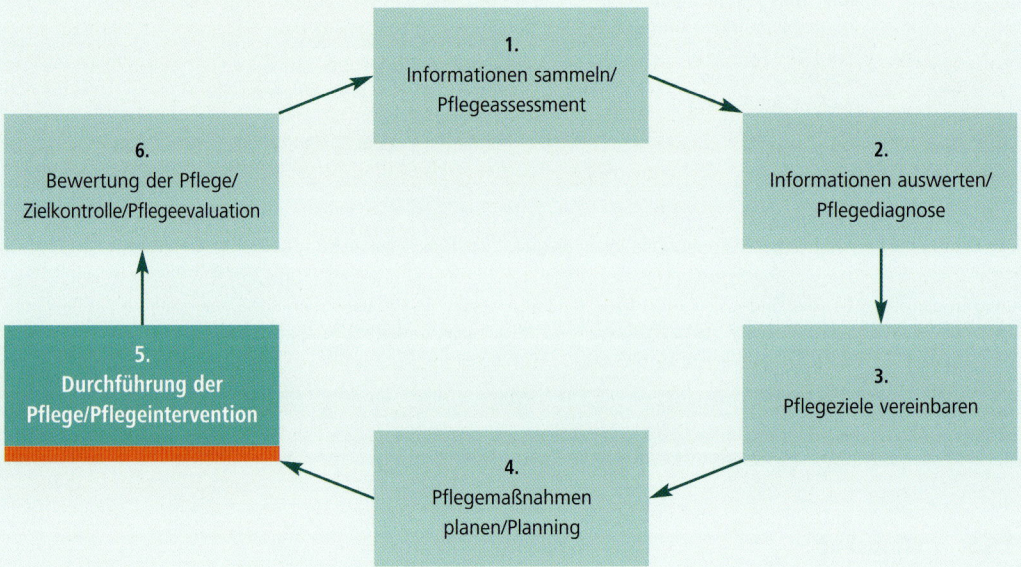

Bislang verlief die Prozesssteuerung sehr theoriegeleitet, d. h., auf den Grundlagen des Pflegeprozesses geschah (theoretisch gesehen) noch keine direkte Pflegehandlung. In dieser Stufe des Pflegeprozesses setzen die Pflegenden die in Schritt 4 geplanten Pflegemaßnahmen konkret in die Tat um.

i Definition

Pflegeintervention:

Die Pflegeintervention im herkömmlichen Sinne beschreibt ausgehend von Pflegediagnose, Pflegeziel und Pflegeplan den direkten Handlungseingriff in ein Geschehen.

Gewissermaßen handelt das Pflegepersonal als „Reaktion auf die Reaktion" eines Individuums im Zuge eines sich abspielenden Gesundheits- oder Lebensprozesses in Form einer bestimmten Pflegeleistung.

Sowohl für den Pflegeprozess an sich als auch für die Kostenträger der Pflege ist nunmehr die Darstellung der Pflegeleistungen in Form der Dokumentation unverzichtbar. Die erbrachten Leistungen müssen einerseits zur Abrechenbarkeit bei Pflege- und Krankenkassen transparent, also durchschaubar sein, andererseits den Pflegenden stets einen Rückblick auf den bisherigen Verlauf der Pflege erlauben.

Ein modernes Dokumentationssystem sieht daher in der Regel folgende Blätter vor:

- Den Pflegeverlaufsbericht (Kap. 3.6.1)
  In ihm werden Ereignisse der laufenden Pflege dokumentiert. Er legt die Situation eines Bewohners/Patienten vor, während und nach der Durchführung einer Pflegemaßnahme dar und ist das Kernstück in der Dokumentation des Pflegeverlaufes.
- Der Leistungsnachweis (Kap. 3.6.2)
- Die ärztlichen Verordnungen/Nachweis über die Durchführung ärztlicher Verordnungen (Kap. 3.6.3)
- Das Medikationsblatt/Medikamentenblatt (Kap. 3.6.3)
- Die Risikoerhebungsbögen: (Kap. 3.6.4)
  - Eine Skala zur Erhebung des Dekubitusrisikos (nach Norton, Braden oder Waterlow)
  - Das Wundversorgungsblatt
  - Den Lagerungsplan
  - Das Flüssigkeitsbilanzblatt über Einfuhr und Ausfuhr
- Das Vitalwerteblatt
- Je nach individueller Situation: Fixierung, Beschäftigung, Sturzprotokoll u. a.

Alle o. g. Blätter dienen der Dokumentation der Pflegeinterventionen bei jeweils unterschiedlichem Schwerpunkt. Die Führung der Einzelblätter ergibt sich aus der Pflicht zur Dokumentation (vgl. Kap. 4, Rechtliche Aspekte).

Leider sehen viele Pflegekräfte die Dokumentationspflicht als sehr zeitraubend und unnütze Arbeit an, die „ja nur für den MDK" getan wird, und erkennen nicht den Sinn, den eine Dokumentation spätestens bei der Evaluation erbringt. Denn die Pflegeevaluation (vgl. Kap. 3.7) erfolgt nicht nur zur Überprüfung der Pflegeziele, sondern auch, um die geleistete Pflege, die das Pflegeteam selbst unter nicht einfachen Bedingungen zu erbringen hat, entsprechend zu bewerten. Ebenso wenig lässt sich bei Nichterreichen des Zieles ohne Dokumentation die Fehlerquelle eruieren, die den Pflegemisserfolg verursachte.

Merke

!

Die Dokumentation der Pflegeintervention ist keine lästige Pflicht, sondern ermöglicht dem Pflegeteam die eigenständige Bewertung und Beurteilung der Leistung.

3.6.1   Der Pflege(verlaufs)bericht

Der Pflegeverlaufsbericht, auch kurz Bericht oder Berichtsblatt genannt, ist der in der Geschichte der Pflegedokumentation älteste Teil. Denn auch in Zeiten, als die Pflegeversicherung noch nicht existierte, haben die Pflegenden besondere Ereignisse in Form des Übergabebuches dokumentiert. Dieses bot jedoch keine Nachvollziehbarkeit der Ereignisse, man musste umständlich etliche Seiten zurückblättern und Einträge heraussuchen, um die allgemeine Pflegeentwicklung eines Bewohners oder Patienten zurückverfolgen zu können. Mit den industriell gefertigten Dokumentationssystemen hielt die bewohnerbezogene Dokumentation Einzug. Verläufe und Entwicklungen wurden mit den Einträgen im Pflegebericht transparenter und nachvollziehbar.

Der Pflegebericht hat das Ziel, sowohl langzeitige Pflegeverläufe als auch die aktuelle Befindlichkeit des Bewohners/Patienten widerzuspiegeln.

Der Pflegebericht schildert also die Situation des Bewohners/Patienten

- vor,
- während und
- nach der/den Pflegeintervention(en).

Kriterien zum Pflegebericht sind:

a) Regelmäßige Angaben zu Befindlichkeiten/Veränderungen
b) Reaktionen und Abweichungen auf pflegerische Maßnahmen
c) Verlauf spiegelt sich wider
d) Nicht wertende Beschreibungen

Der Pflegebericht gibt Auskunft über das Befinden des Pflegebedürftigen und dient der Information über Veränderungen. Die Eintragungen im Pflegebericht beziehen sich auf veränderte Probleme, Bedürfnisse und Fähigkeiten der pflegebedürftigen Person und der Bezugsperson im Hinblick auf die gesetzten Ziele. Sie stützen sich auf Beobachtungen der Pflegekraft und auf Äußerungen des Pflegebedürftigen und/oder seiner Bezugsperson im Hinblick auf die Pflegesituation. Darüber hinaus gibt der Pflegebericht über situationsbedingte Gründe für das Abweichen von der Pflegeplanung Auskunft. Die Eintragungen werden nicht wertend vorgenommen. Wenn keine Besonderheiten zu verzeichnen sind, weist der Pflegebericht keine täglichen Eintragungen auf.

Es kristallisieren sich folgende Merkmale heraus:

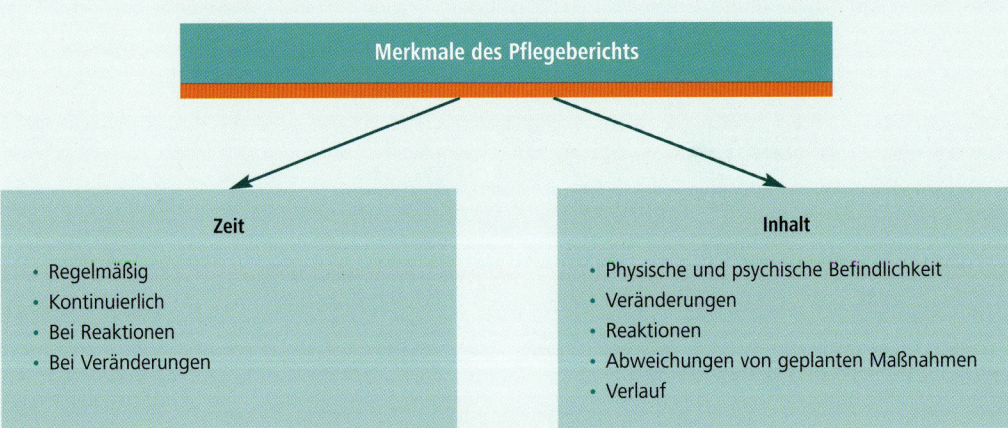

Zeitliche Merkmale = Wann und wie oft wird dokumentiert?
Regelmäßige Angaben:
Von der Forderung nach Regelmäßigkeit ist kein Automatismus zur täglichen oder gar schichtweisen verpflichtenden Dokumentation abzuleiten! Die Einträge im Pflegebericht haben situationsgemäß zu erfolgen und nicht wegen einer zeitlich definierten Grundlage.

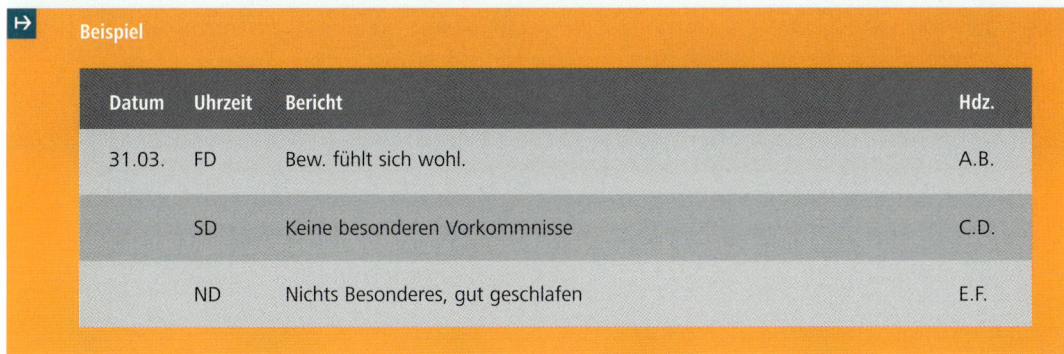

Beispiel

Datum	Uhrzeit	Bericht	Hdz.
31.03.	FD	Bew. fühlt sich wohl.	A.B.
	SD	Keine besonderen Vorkommnisse	C.D.
	ND	Nichts Besonderes, gut geschlafen	E.F.

In der Tat sind viele Pflegende immer noch der Meinung, man müsse in jeder Schicht einen Eintrag vornehmen. Sieht man sich die o. g. Berichtseinträge jedoch genauer an, könnten sie genauso gut auch unterbleiben, da sie keine prägnanten Aussagen beinhalten:

1. Die Befindlichkeit ist unklar, denn was heißt: „Fühlt sich wohl."?
2. Wenn keine „besonderen Vorkommnisse" waren, wieso wird dann überhaupt eingetragen?
3. Wenn der gute Schlaf „nichts Besonderes" ist, ist der Eintrag unnötig.
4. Die Einträge in der Spalte Uhrzeit müssen auch wirklich die Uhrzeit angeben!

> **Unter diesen Umständen ist es nicht verwunderlich, wenn die Pflegekräfte über Zeitmangel klagen. Wenn nur bei zehn von 30 Bewohnern einer Station so dokumentiert wird, beläuft sich der tägliche Zeitverlust auf 30 Minuten! Wenn keine Besonderheiten zu verzeichnen sind, weist der Pflegebericht keine täglichen Eintragungen auf.**

Die Regelmäßigkeit der Angaben ist bestimmt durch die jeweils gegebene Situation und durch den Pflegeaufwand. Bei Pflegebedürftigen der Stufe 3 werden sich in aller Regel mehr Einträge finden als bei denen der Stufe 1, ebenso bei fünf definierten Pflegediagnosen mehr als bei zwei. Es kann demnach keine konkreten Vorgaben geben, wann und wie oft im Pflegebericht eine Eintragung vorzunehmen ist, dies ist stets vom Einzelfall abhängig.

Beispiel

Ein Schwerstpflegebedürftiger mit apallischem Syndrom weist eine Fülle von Pflegeproblemen auf. Insbesondere im Bereich der Prophylaxen sind viele Tätigkeiten nötig, entsprechend häufig sind auch die Reaktionsmöglichkeiten des Bewohners/Patienten, aber auch die Beobachtungsmöglichkeiten des Pflegepersonals. So könnte im Rahmen der Dekubitusprophylaxe alle zwei bis drei Tage ein Eintrag über den Zustand der Haut erfolgen, da sich dieser auch täglich ändern kann. Eine Kontraktur hingegen entsteht nicht von einem Tag auf den anderen, hier genügt in der Regel eine wöchentliche Bemerkung.

Kontinuierliche Angaben:
Unter Kontinuität ist fortlaufende Dokumentation in Bezug auf ein bestimmtes Pflegeproblem gemeint. Hat ein Bewohner z. B. Fieber, müssen die Einträge unter Berücksichtigung der Vitalzeichen, Befindlichkeit und der durchgeführten Maßnahmen so lange fortgeführt werden, wie das Problem besteht.

Bei Reaktionen und Veränderungen:
Ein Eintrag in den Bericht ist jedes Mal vorzunehmen, wenn der Bewohner/Patient auf eine Pflegemaßnahme hin eine bestimmte Reaktion zeigt. Dieses zeitliche Merkmal ist insbesondere hinsichtlich der Pflegeplanung von Wichtigkeit.

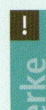

Merke

Der Pflegebericht fungiert als Bindeglied zwischen der Pflegeplanung und der durchgeführten Pflegetätigkeit. Er sollte sich stets auf die Pflegeplanung beziehen.

Da davon auszugehen ist, dass die in der Pflegeplanung beschriebenen und in der Intervention durchgeführten Maßnahmen zu einer Reaktion des Bewohners/Patienten führen, müssen diese für die spätere Evaluation schriftlich fixiert werden.

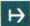 **Beispiel 1**

In der Pflegeplanung wird das Ziel verfolgt „Der Bewohner kann mit personeller Hilfe bis in zwei Wochen den Stationsflur einmal auf und ab gehen". In den Maßnahmen dazu sind tägliche und sich steigernde Gehübungen vereinbart worden. Die Entwicklung, die der Bewohner bis zu diesem Zeitpunkt vollzieht, soll sich im Bericht wiederfinden.

Datum	Uhrzeit	Bericht	Hdz.
31.03.	11:10	Herr B. war nach den Gehübungen heute sehr erschöpft, musste sich danach eine Stunde ausruhen.	C.D.
01.04.	18.30	Der Bew. hatte heute keinen Appetit, hat nichts zu Abend gegessen.	A.B.
02.04.	10:15	Herr B. konnte heute schon den halben Flur entlanggehen, war danach etwas kurzatmig, aber nicht mehr so erschöpft wie vorgestern.	C.D.
04.04.	22:30	Herr B. klagt, dass er nicht einschlafen kann. Habe ihm das Fenster gekippt.	N.S.
05.04.	0:15	Herr B. hat nicht mehr geläutet, schlief beim Rundgang tief und fest.	N.S.
05.04.	11:00	Heute hat Herr B. zum ersten Mal die eine Gehstrecke der Flurlänge geschafft, habe ihn dann mit dem Rollstuhl zurück ins Zimmer gefahren. Er wirkt schon viel motivierter, war danach aber doch sehr erschöpft und legte sich auf die Couch.	E.F.
06.–07.04	15:30	Konnten am Wochenende wegen mehrerer kleiner Zwischenfälle und halber Besetzung keine Gehübungen durchführen.	A.B.
08.04.	10:50	Wiederaufnahme der Gehübungen war etwas mühsam, Bew. ging mit meiner Hilfe etwa $\frac{3}{4}$ der Strecke vom vergangenen Freitag, freut sich aber, dass wir wieder mit ihm gehen.	E.F.

Die Auszüge aus dem obigen Pflegebericht verdeutlichen sehr anschaulich die Entwicklung, aber auch den kleinen Rückschritt. Ebenso finden sich Hinweise auf die Befindlichkeiten (z. B. 01.04.). Wenn am 14.04. das Pflegeziel überprüft wird, kann die Entwicklung sehr gut nachvollzogen werden. Sollten derartige Einträge wie am 06.–07.04. wiederholt auftreten, ergäbe dies einen Hinweis, falls das Ziel nicht erreicht werden sollte.

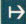 **Beispiel 2**

Im Pflegebericht über eine Bewohnerin stand über einen Zeitraum von drei Wochen hinweg eine Rötung unter der linken Brust im Mittelpunkt, die mit verschiedenen Mitteln behandelt wurde. Auf die Pflegeplanung wurde hingegen überhaupt kein Bezug genommen. Die Pflegekräften hatten somit gleich zwei Dokumentationsregeln verletzt:

1. Sie haben die Rötung, die später chronisch wurde, nicht als Intertrigoprophylaxe in die Pflegeplanung aufgenommen.
2. Sie haben keinen Bezug zur aktuellen Planung hergestellt, die noch vier weitere Pflegeprobleme behandelte.

Bei Veränderungen:

Veränderungen in der Befindlichkeit des Bewohners/Patienten sind unverzüglich zu notieren. Diese können sich als aktuelles und unvorhersehbares Geschehen (z. B. Sturz, grippaler Infekt) äußern oder ebenso als Reaktion auf die pflegerischen Interventionen (z. B. verbesserter Hautzustand).

Merke

! **Alle Einträge in den Pflegebericht müssen zeitnah, das heißt unverzüglich vorgenommen werden.**

Nehmen Sie das Dokumentationssystem immer mit in das Bewohnerzimmer. Somit verlieren Sie keine Zeit bei der Suche nach Informationen. Sie sparen sich viele unnötige Wege und Sie vergessen nichts, wenn Sie Einträge sofort vornehmen können. Auch ist die Vertraulichkeit der Daten gewährleistet, wenn Sie die Dokumentationsmappe im Auge haben.

Inhaltliche Merkmale = Was wird dokumentiert?

Die physische und psychische Befindlichkeit:

Die körperliche und geistig-seelische Situation ist dann im Bericht zu berücksichtigen, wenn sie dem „normalen" individuellen Zustand des Bewohners/Patienten nicht mehr entspricht, wenn er also Zeichen oder Verhaltensweisen aufweist, die deutlich von seinem Alltagsverhalten abweichen.

Im obigen Beispieleintrag vom 01.04. ist z. B. davon die Rede, dass der Bewohner nichts zu Abend gegessen hat. Da dies nicht den Gepflogenheiten des Bewohners entspricht, ist der Eintrag also gerechtfertigt.

Ebenso verhält es sich mit dem Nachtdiensteintrag vom 04. auf den 05.04. Die Einschlafstörung ist für den Bewohner nicht üblich.

Doch selbstverständlich muss auch ein sich ständig wiederholendes, „abnormes" Verhalten dokumentiert werden, da sich oftmals erst durch die Langzeitbeobachtung und -dokumentation ein therapeutischer Aspekt ergibt.

Beispiel

Ein Patient eines ambulanten Pflegedienstes ist morgens nur schwer erweckbar und nur mit Mühe wach zu halten. Beim Mittagsbesuch hingegen macht er einen erfrischten und klaren Eindruck. Erst durch die wiederholte Dokumentation dieses Sachverhalts entdeckt der Arzt, dass der Patient sich selbst mit Schlafmitteln versorgt hatte und diese öfters unkontrolliert einnimmt.

Reaktionen:

Oftmals kann man sich des Eindrucks nicht erwehren, die Pflegekräfte seien zu bescheiden. Dies wird bei einem Blick in die Dokumentationsmappen offenkundig, wenn in erster Linie defizitäre Zustände beschrieben sind und die Bewohner/Patienten nur aus Pflegeproblemen zu bestehen scheinen.

Es ist jedoch genauso erforderlich, die – zugegeben kleinen, aber doch vorhandenen – Erfolge der Pflege deutlich zu machen. Wenn der Bewohner/Patient z. B. am heutigen Tage drei Schritte mehr als sonst macht, kann dies als ein Pflegeerfolg angesehen werden und sollte als solcher im Pflegebericht auch genannt werden. Ebenso, wenn ein unter schweren Depressionen leidender Mensch den Pfleger anlacht …

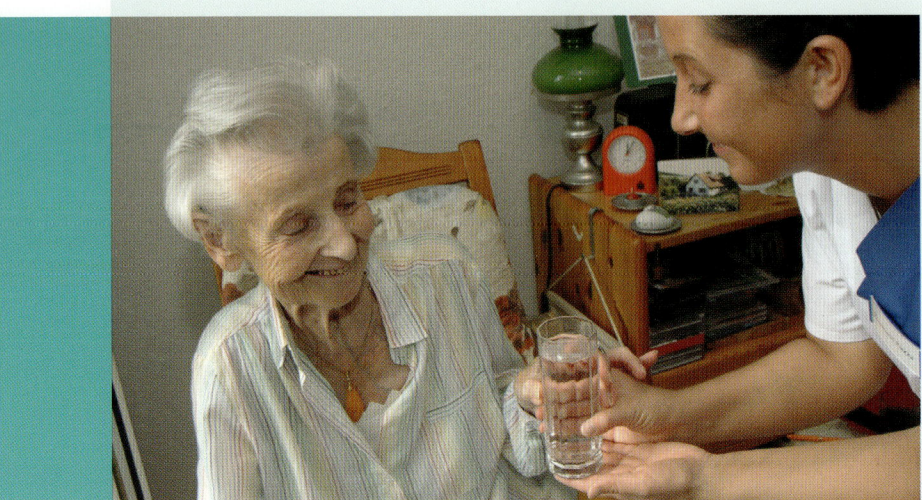

Auch das Lächeln einer depressiven Bewohnerin ist ein Pflegeerfolg!

In gleicher Art und Weise sind die Reaktionen des Bewohners auf die durchgeführten Maßnahmen zu dokumentieren: Sind diese Reaktionen zu erwarten gewesen oder traten sie unerwartet ein? Haben sich das Verhalten des Bewohners und/oder das Wohlbefinden verändert? Ist der Bewohner mit den Maßnahmen überfordert? Etc.

Langzeitverläufe:
Ganz im Sinne des Pflegeprozesses geschieht die Darstellung von Langzeitverläufen, also nicht akuten Geschehnissen. Genau dadurch wird der Prozess transparent. Die Langzeitverläufe gelingen immer dann, wenn der konkrete Bezug zwischen Pflegeplanung und Pflegebericht offensichtlich wird (s. o.).
Finden sich keine Verbindungen zwischen Planung und Bericht, lebt die Planung nicht. In diesem Fall ist davon auszugehen, dass die Planung nur auf dem Papier existiert und sich keiner der Pflegemitarbeiter an die Vorgaben hält. Die Qualitätsprüfer stoßen sehr schnell auf solche Pseudo-Planungen, wenn sie keine Berichtseinträge dazu in Beziehung setzen können.

Abweichung von Maßnahmen:
Hintergrund dieser Forderung ist die Tatsache, dass durch Personalengpässe, Notfälle, Erkrankungen usw. nicht immer die Maßnahmen so durchzuführen sind wie geplant. Demzufolge kommt es sowohl in der Häufigkeit als auch in der Methode, der Zeit und des Umfangs von Maßnahmen zu Abweichungen. Diese sind zu dokumentieren, um eine spätere, objektive Auswertung der Pflege zu gewährleisten.

Leider verschweigen Pflegende es schamhaft, wenn sie durch Engpässe die erforderlichen Maßnahmen nicht leisten konnten. Dennoch wäre es falsch, diese Tatsache nicht zu erwähnen, denn schließlich sollen die kontinuierlichen Maßnahmen klar der Zielerreichung dienen. Ein Ziel kann aber nicht erreicht werden, wenn die geplanten Maßnahmen nicht in der vorgesehenen Weise und Häufigkeit durchgeführt werden. Der Eintrag im Pflegebericht offenbart genau die Situation und macht die Probleme bei einer Nichterreichung des Zieles nachvollziehbar.

> **!**
> **Merke**
> **Nicht oder anders durchgeführte Pflegemaßnahmen müssen als Abweichung im Pflegebericht erwähnt werden.**

Akute Ereignisse:
Auch hier gilt: Alles, was sich außerhalb des normalen Tagesablaufes ereignet, sollte dem Pflegebericht zugeführt werden, vorrangig natürlich Ereignisse, die als gesundheitsschädigend anzusehen sind, wie z. B. Erbrechen und Übelkeit, Sturz, Weglaufen, Fieber usw.
Ebenso zu berücksichtigen sind die Ergebnisse einer Pflegevisite (vgl. Kap. 6.1.2) sowie ggf. Gesprächsnotizen bzw. -ergebnisse aus Gesprächen mit Ärzten, Behörden, Angehörigen usw.

Situationsgerechtes Handeln?

Dem Pflegebericht ist ein situationsgerechtes Handeln zu entnehmen, wenn klar hervorgeht, welche Maßnahmen wann, von wem und auf welche Art und Weise auf ein Ereignis hin unternommen worden sind UND diese Maßnahmen fachlich korrekt sind.

Entscheidend ist auch, dass aus dem Pflegebericht ersehen werden kann, ob einem bestimmten Ereignis nur einmalige Handlungen oder eine kontinuierliche Handlungskette folgen.

Beispiel

Datum	Uhrzeit	Bericht	Hdz.
31.03.	9:00	Frau F. gestürzt, keine sichtbaren Verletzungen	A.B.
01.04.	21:00	Bew. geistert durch die Gänge.	C.D.
04.04.	7:30	Frau F. fühlt sich nicht gut, hat nichts gefrühstückt.	E.F.
05.04.	14:00	Heute sehr müde	G.H.

Bei keinem der obigen Einträge ist ein situationsgerechtes Handeln erkennbar, denn auf die Beschreibung eines Ereignisses folgt keine Maßnahme.

Am 31.03. um 9:00 Uhr stürzt die Bewohnerin, doch kein Hinweis deutet auf den Unfallort. Ebenso wenig ist über die Maßnahmen zu erfahren, die nach dem Sturz ergriffen wurden. Wurde Frau F. denn überhaupt eingehend untersucht, damit die Aussage „keine sichtbaren Verletzungen" berechtigt ist? Weshalb stürzte sie? Wurde ihr Blutdruck ermittelt und erfolgten später weitergehende Beobachtungen?

Im Falle des nächtlichen „Geisterns" bleiben genauso viele Fragen offen wie bei den darauffolgenden Bemerkungen.

Fachlich korrekt müssten die Einträge im Pflegebericht beispielsweise lauten:

Datum	Uhrzeit	Bericht	Hdz.
31.03.	9:00	Frau F. in ihrem Zimmer vor der Toilette auf dem Boden liegend aufgefunden, konnte allein nicht aufstehen, macht sehr schockierten Eindruck und stammelt sinnlose Worte. Äußerlich keine sichtbaren Verletzungen wie Blutungen oder Hämatome; RR gemessen: 120/70 mmHg, Puls 100. Habe sie 10 Min. in Schocklage gelagert, hat sich dann rasch erholt und wurde ruhiger. Hausarzt Dr. W. wurde verständigt, ordnete sofortige Gabe von 20 gtt Miroton an.	A.B.
	9:20	20 gtt Miroton gegeben	A.B.
	10:05	RR jetzt 140/90 mmHg, Frau F. geht es sichtlich besser, sie bleibt aber bis zum Mittagessen liegen.	A.B.
	11:50	Frau F. hat nur wenig gegessen, der Schreck über den Sturz sitzt noch tief; Hinweis an den Spätdienst: Frau F. weiter beobachten und bei Verschlechterung Dr. W. informieren!	A.B.

Es ist durchaus möglich, dass die Kollegin im ersten Beispiel genauso gehandelt hat, nur ist es nicht schriftlich festgehalten. Demzufolge hat sie auch keine Rechtssicherheit, da sie kein fachliches und situationsgerechtes Verhalten nachweisen kann.

Die objektive, nicht wertende Schilderung

Die Beschreibung der physischen Befindlichkeit gelingt in den meisten Fällen recht gut. Wichtig ist, ähnlich wie bei der Problem- und Zielbeschreibung, die objektive Darstellung und Nachprüfbarkeit der Einträge. Es sollte demnach genauso dokumentiert werden, wie es gemessen oder beobachtet wurde.

 Im Pflegebericht ist kein Spielraum für Spekulationen und Interpretationen – daher immer objektiv dokumentieren.

Größere Probleme zeigen sich in der Praxis insbesondere dann, wenn es um die Beschreibung von psychischen Befindlichkeiten oder Verhaltensweisen geht. Aus diesem Grund empfiehlt sich das Anlegen einer Negativliste mit Ausdrücken, die keine genauen Aussagen treffen und viele Interpretationsmöglichkeiten offenlassen.

Solche Ausdrücke sind z. B. „gut" und „schlecht".

Ausdruck	Bemerkung
„Bew. ist *gut* drauf." („Bew. ist *schlecht* drauf.")	Was heißt das? Macht er Witze, ist er lustig oder bezieht sich die Aussage auf seine körperliche Aktivität?
„Wunde sieht *gut/besser* aus." („Wunde sieht *schlecht/böse* aus.")	Wie steht's um die Wundgröße, die Tiefe, den Belag, das Heilungsstadium etc.?
„Bewohner isst *schlecht*."	Eine Angabe der Essensmenge wäre hilfreicher, z. B.: „Bew. isst seit vorgestern immer nur die halbe Portion seines Mittagessens."

Auch allgemein gehaltene Aussagen sind nicht hilfreich:

Ausdruck	Bemerkung
„Patient ist sehr aggressiv."	Was ist unter „aggressiv" bei diesem Patienten zu verstehen? Tritt er, zwickt er, schlägt er oder schimpft er vielleicht bloß?
„Bewohner ist depressiv."	Wie zeigt sich das? Wie verhält er sich denn?
„Herr F. ist heute unmöglich!"	Was will uns die Kollegin damit sagen? Etwa, dass Herr F. ständig weglaufen möchte und von großer Unruhe getrieben ist? Oder klingelt er ständig ohne fassbaren Grund?
„Frau M. ist sehr verwirrt heute."	Wie definieren Sie „verwirrt"? Findet sie ihr Zimmer nicht? Hat sie ihr Portemonnaie verlegt? Sieht sie Besucher, wo keine sind? Trinkt sie aus der Blumenvase?

Merke

Bei allen Begebenheiten, die im Pflegebericht festgehalten werden müssen, gilt der Grundsatz:
Beschreiben Sie Ereignisse stets so, wie Sie sie direkt sehen und beobachten. Werten und interpretieren Sie nicht!

Mehrfachdokumentationen

Mehrfachdokumentationen sind z. B. doppelt eingetragene Vitalzeichen oder doppelt dokumentierte pflegerische Leistungen. Eine doppelte Dokumentation im alltäglichen Ablauf ist sehr zeitaufwändig und sollte unterbleiben. Die einzige Berechtigung zur mehrfachen Dokumentation besteht im Notfall.

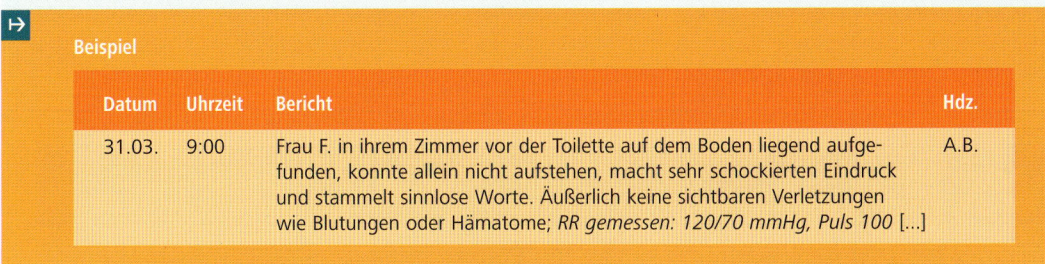

Beispiel

Datum	Uhrzeit	Bericht	Hdz.
31.03.	9:00	Frau F. in ihrem Zimmer vor der Toilette auf dem Boden liegend aufgefunden, konnte allein nicht aufstehen, macht sehr schockierten Eindruck und stammelt sinnlose Worte. Äußerlich keine sichtbaren Verletzungen wie Blutungen oder Hämatome; *RR gemessen: 120/70 mmHg, Puls 100* [...]	A.B.

In diesem Beispiel ist die Notierung der Vitalzeichen im Bericht und in der Vitalzeichendokumentation in Ordnung, es spiegelt die Außergewöhnlichkeit der Situation wider. Nicht angebracht hingegen sind Dokumentationen im Routineablauf, z. B. bei einer BZ-Messung. Hier ist die Eintragung bei den Vitalzeichen vollkommen ausreichend.

Weitere Grundregeln zur Dokumentation im Pflegebericht:

- Nur dokumentenechte Schreibmaterialien verwenden, also z. B. keinen Bleistift.
- Verschiedene Schichten dokumentieren in verschiedenen Farben, z. B. Frühschicht blau, Spätschicht grün, Nachtschicht rot.
- Formulierungen sind sachlich und fachlich einwandfrei zu gestalten. Die persönliche Meinung ist nicht gefragt.
- Fehleinträge werden deutlich als solche kenntlich gemacht und dürfen nur einfach durchgestrichen werden. Löschmittel wie Tintentod oder TippEx bzw. Überklebungen sind Dokumentenfälschungen und verboten. Geschriebene Worte dürfen nicht unkenntlich gemacht werden.
- Geschriebenes muss lesbar sein. Ggf. in Druckschrift schreiben, Freizeilen sind nicht gestattet.
- Mitarbeiter, die des schriftlichen Ausdrucks im Deutschen nicht oder nur wenig mächtig sind, haben sich die entsprechenden Kenntnisse anzueignen. Es gibt im Falle eines Rechtsstreits keinerlei Entschuldigung!
- Die Güte des Pflegeberichts bemisst sich nicht nach der Verwendung wohlklingender Fachausdrücke, sondern an der Nachvollziehbarkeit seiner Einträge!
- Alle fortlaufenden Berichtsblätter sind mit fortlaufenden Nummern und Jahresangaben zu versehen und erreichbar und chronologisch zu archivieren.

Merke

3.6.2 Die Leistungsnachweise

Alle Leistungen, die im Zuge des Pflegeprozesses erbracht werden, sollten sich in der Dokumentation wiederfinden. Dies gilt natürlich in erster Linie für Leistungen, deren Kosten von Dritten, also z. B. den Kranken- oder Pflegekassen oder den Sozialhilfeträgern übernommen werden. Als gleichrangig notwendig ist die Dokumentation der Leistungen jedoch auch aus juristischen Gründen.

Die Hersteller von Pflegedokumentationssystemen halten mittlerweile viele standardisierte Leistungsnachweise bereit, die nur noch bezüglich der einzelnen zu erbringenden Leistungen angepasst werden müssen.

In der Regel werden diese zunächst zwischen Grundpflege und Behandlungspflegenachweisen unterschieden, also den Leistungen, die im Rahmen der Pflegeversicherung und jenen der Krankenversicherung anfallen. Vielfach gibt es zusätzliche Unterteilungen der verschiedenen Dienstschichten, sodass für jede Schicht ein eigener Leistungsnachweis zu führen ist.

Die Führung der Leistungsnachweise verlangt durch die verschiedenen Tätigkeiten eine hohe Anzahl von täglichen Handzeichen, was bei den Pflegenden auf wenig Gegenliebe stößt. Um diese Flut zu reduzieren, sei hier nochmals an die zeitnahe Dokumentation erinnert, die durch das Mitführen der Dokumentationsmappe möglich wird. In über 80 % aller Pflegestationen wird jeweils erst zum Schichtende dokumentiert! Da liegt es nahe, dass die Pflegenden genervt sind und über die zeitliche Belastung durch die Dokumentation klagen. Das sofortige Abzeichnen der erbrachten Leistungen erübrigt den Dokumentationsstau am Ende der Schicht und schafft mehr – nicht weniger! – pflegerischen Freiraum.

Leider lassen viele standardisierte Leistungsnachweise kaum die Möglichkeit, Maßnahmen aufzulisten, die über den Abrechnungsrahmen hinausgehen, aber laut Pflegeplan durchgeführt werden müssen, wie z. B. die atemunterstützende Maßnahme ASE. Hierzu muss ein eigener Durchführungskontrollbogen angelegt werden oder die Leistungen in Form des Durchführungsnachweises dokumentiert werden:

Problem Nr.	Maßnahme	Häufig- keit	1	2	3	4	5	6	7	8	9	10	11	12	13	14	15	…
3	ASE	Morgens 1 x	CF	CF	CF	CF	CF	JBa	JBa	JBa	JBa	A.B.	A.B.	A.B.	A.B.	KH	KH	KH
		Abends 1 x	KH	KH	KH	KH	KH	KH	IK	IK	IK	IK	IK	JBa	JBa	JBa	JBa	JBa

Die durchzuführende Pflegemaßnahme, das Datum mit tageszeitlicher Zuordnung und das Handzeichen sind mit der oben dargestellten Tabelle möglich.
Die typischen Grundpflegemaßnahmen und eine Behandlungspflegeliste sind ohnehin in den industriell gefertigten Dokumentationssystemen beinhaltet.
Nicht in diesen Auflistungen geführte Maßnahmen müssen ggf. handschriftlich ergänzt oder, wie oben gezeigt, nachgewiesen werden.

Auch möglich: Leistungskomplexe abzeichnen
Ist in der Dokumentation, z. B. in der Anamnese oder in der Maßnahmenbeschreibung der Pflegeplanung, ein Leistungskomplex genau beschrieben, erübrigt sich die Abzeichnung der einzelnen Pflegehandlungen. Hier wird der gesamte Leistungskomplex mit einem einzigen Handzeichen bestätigt.

 Beispiel
Leistungskomplex Morgendliche Körperpflege:
- Bereitstellung der Waschutensilien (Waschhandschuh, Handtuch, Waschlotion XY) am Waschbecken
- Anleitung beim Waschen des Gesichts, des Oberkörpers und des Genitalbereichs
- Vollständige Übernahme des Waschen des Rückens und der Beine
- Anleitung zur Hautpflege
- Übernahme der Hautpflege des Rückens und der Beine
- Bereitstellen von Zahnpasta, Zahnbürste und Spülglas
- Anleitung zum Zähneputzen und Mundspülen
- Kämmen
- Hilfe bei Auswahl der Kleidung und beim Anziehen

Im Gegensatz zu den vielen Einzelhandzeichen ist bei einer vorliegenden Beschreibung nur ein Handzeichen nach Erledigung der morgendlichen Körperpflege nötig.

3.6.3 Die ärztlichen Verordnungen und das Medikamentenblatt

Die ärztlichen Verordnungen beziehen sich auf die Delegation von ärztlichen Tätigkeiten auf das Pflegepersonal, wie z. B. die Gabe von Injektionen oder die Behandlung von Wunden. Die Durchführung dieser Verordnungen ist streng von der urtümlichen Pflege abzugrenzen, die ja im Verantwortungsbereich der Pflegenden selbst liegt. Ähnliches geschieht in der Dokumentation. Pflege im Sinne der Pflegediagnosen und -maßnahmen wurden bereits in der Pflegeplanung erwähnt und dokumentiert (vgl. Kap. 3.3) Die Pflegeplanung selbst beinhaltet keine ärztlichen Tätigkeiten oder ärztlichen Anordnungen, diese müssen ausführlich als schriftliche Delegation im ärztlichen Verordnungsblatt festgehalten werden.

Im Klartext bedeutet dies für die Dokumentation, dass für die Beschreibung der ärztlichen Delegation dieselben Maßstäbe gelten, wie für die Pflegemaßnahmen in der Pflegeplanung. Es ist anzugeben:

- Die Arbeitsmethode
- Der Zeitpunkt
- Die Häufigkeit
- Die Mittel und Hilfsmittel
- Die zu verabreichenden Mengen (Dosierung)

Beispiel

Der Arzt verordnet einer Patientin 1 x wöchentlich eine Vitamin B 12-Injektion, ferner den Verbandswechsel des Ulcus cruris.

Beginn Datum	Hdz. Arzt	Anordnung	Abgesetzt Datum	Hdz. Arzt
31.03.	Dr. KL	Jeden Mittwoch 1 ml (= 1 Ampulle) Vitamin B 12-Komplex intramuskulär injizieren		
31.03.	Dr. KL	Ulcus cruris am re. Unterschenkel, jeweils am Montag, Mittwoch und Samstag Verbandswechsel: Spülung der Wunde mit Ringerlösung, vorsichtig trocken tupfen mit steriler Kompresse, Sofratüll®-Gaze zuschneiden und auf Wunde auflegen, Wundränder mit Panthenol-Salbe pflegen, Wundgebiet mit steriler Kompresse abdecken und mit Fixomull® fixieren	28.07.	Dr. KL
28.07.	Dr. KL	Ulcus cruris re. US: Epithelgewebe nur 1 x täglich mit Panthenol-Salbe vorsichtig dünn bestreichen, keine Wundabdeckung mehr vornehmen. Bei kleinen Wundverletzungen wieder sterile Kompresse und Fixomull verwenden.		

Auf diese Weise sind auch alle Änderungen vorzunehmen. Eine ärztliche Anordnung tritt erst dann außer Kraft, wenn das Absetzungsdatum mit dem Handzeichen des Arztes vermerkt ist. Die Maßnahme einfach durchzustreichen wäre gleichbedeutend mit einer nie eingetretenen Anordnung. Dies gilt auch für die Medikation.

Beispiel

Verordnungs-datum	Medikament	Verabreichungs-form	Morgens	Mittags	Abends	Nachts	Sonstige Zeiten	Hdz. Arzt	Abgesetzt Datum	Hdz. Arzt
31.03.	Novodigal® 0,1 mg	Tabletten	1	0	0	0	0	Dr. KL		
31.03.	Lactulose	Saft	10 ml	0	0	0	0	KL		
31.03.	Atosil®	Tropfen	5 Tr.	0	0	10 Tr.	0	KL		

Zu beachten ist bei den Medikamenten unbedingt die Verabreichungsform, da ein und dasselbe Medikament in verschiedenen Applikationsformen verabreicht werden kann. Die häufigsten Formen hierbei sind Tabletten, Kapseln, Dragees, Tropfen, Saft, Lösung, Zäpfchen (Suppositorien), Puder, Paste, Salbe, Creme usw.

Da ein und dasselbe Medikament auch in verschiedenen Konzentrationen auf dem Markt erhältlich sein kann, muss auch diese angegeben sein (z. B. 0,1 mg). Die Häufigkeit und tageszeitliche Zuordnung geschieht durch die Tabellierung morgens-mittags-abends usw. sowie die zugehörige Dosis (z. B. 1 Tbl.).

Etwas komplizierter wird es bei der Bedarfsmedikation:

Verordnungs-datum	Medikament	Verabreichungs-form	Morgens	Mittags	Abends	Nachts	Sonstige Zeiten	Hdz. Arzt	Abgesetzt Datum	Hdz. Arzt
31.03.	Neurocil® bei Bedarf	Tropfen						Dr. KL		
	Tramal® bei Bedarf	Tropfen						Dr. KL		

Eine Darstellung der Bedarfsmedikation wie in diesem Beispiel ist rechtlich unhaltbar! Es handelt sich um verschreibungspflichtige Medikamente, die mit hohen Nebenwirkungen einhergehen können. Es kann daher nicht dem Gutdünken einer Pflegekraft überlassen sein, wie viele Tropfen sie zu welchen Zeiten verabreicht.

Das Formblatt für die Bedarfsmedikation müsste demnach einen anderen Aufbau vorweisen:

Verordnungs-datum	Bedarfsmedi-kament mit Indikation	Verabreichungs-form	Einzeldosis	Höchstdosis innerhalb 24 Stunden	Sonstiges	Hdz. Arzt	Abgesetzt Datum	Hdz. Arzt
31.03.	Neurocil® bei akuter Unruhe mit Wahninhalten und Weglaufgefährdung	Tropfen	10 Tr.	30 Tr.	Mindestens 4 Std. Einnahmeabstand halten	Dr. KL		
31.03.	Tramal® bei starken Schmerzen im rechten Bein	Tropfen	10 Tr.	20 Tr.	Nicht in Verbindung mit Neurocil® verabreichen	Dr. KL		

Der Bedarf muss also klar definiert sein. Es ist nicht ausreichend, nur den Vermerk „bei Unruhe" oder „bei Schmerzen" hinzuzusetzen, dies würde den Spielraum für den Bedarf unzulässig erweitern und dem Missbrauch Tür und Tor öffnen. Unruhe und Schmerzen müssen näher beschrieben und eingegrenzt sein.

3.6.4 Weitere Dokumentationsanlagen

1. Das Wundversorgungsblatt bzw. die Wundanamnese und das Wundprotokoll

Ist eine Wundversorgung nach ärztlicher Anordnung erforderlich, erfolgt die Dokumentation des Heilungsverlaufes und der Wundversorgung in der eigenen Wunddokumentation auch unter Berücksichtigung der Anforderungen des Expertenstandards „Pflege von Menschen mit chronischen Wunden". Die Hersteller der Dokumentationssysteme haben bereits sehr gute Vorlagen dazu entwickelt. Dieses **wundspezifische Assessment** sollte jedenfalls folgende Punkte beinhalten:

- Wundart
- Wundlokalisation, evtl. in einer grafischen Darstellung
- Wunddauer
- Wundrezidivzahl
- Häufigste Gewebeart (Granulation, Nekrose, Fibrin ...)

- Exsudat/Transsudat (Quantität, Qualität)
- Wundgeruch (faulig, süßlich)
- Wundrand (mazeriert, unregelmäßig, geschwollen, nekrotisch)
- Wundumgebung (Rötung, Schwellung, Mazeration)
- Infektionszeichen
- Wundbeschreibung (Länge, Breite, Tiefe, Grad)
- Gradeinteilung bzw. die Wundstadien
- Wundheilung beeinflussende Faktoren (z. B. Adipositas, Diabetes mellitus etc.)
- Ggf. die verwendeten Medikamente
- Verbandstechnik nach ärztlicher Anordnung (s. o.)
- Wundheilungsverlaufsbericht mit den entsprechenden Nachweisen der durchgeführten Tätigkeiten

Das **pflegerische Assessment** umfasst zudem:

- Patienten-/Angehörigenwissen zur Wundursache, zeitlichen Vorstellungen der Heilung, Symptome (z. B. Geruch, Exsudat), Bedeutung spezieller Maßnahmen (Druckentlastung, Bewegung, Kompression)
- Wund- und therapiebedingte Einschränkungen
- Schmerz (Stärke, Qualität, Dauer, Ort, Situation), Mobilität, Abhängigkeit (personelle Hilfe), Schlafstörungen, Schwierigkeiten bei der körperlichen Hygiene und Kleidungswahl, psycho-soziale Verfassung (Depression, soziale Isolation)
- Vorhandene wundbezogene Hilfsmittel (Orthesen, Kompressionsstrümpfe, druckreduzierende Matratzen)
- Selbstmanagementkompetenz Bewohner/Patient und Angehörige im Umgang mit den Einschränkungen, Erhalt von Alltagsaktivitäten, krankheitsspezifischen Aktivitäten, Hautschutz, Ernährung, Blutzuckereinstellung, Raucherentwöhnung

2. Der Lagerungsplan/Bewegungsplan

Zwingend erforderlich ist ein Lagerungsplan als Nachweis zur Durchführung der beispielsweise im Zuge der Dekubitusprophylaxe geforderten Lagerungen zur Druckentlastung. Im Nationalen Expertenstandard zur Dekubitusprophylaxe wird bereits nicht mehr vom Lagerungs-, sondern vom Bewegungsplan gesprochen, der neben den passiven Lagerungen auch konkrete Maßnahmen zur Mobilisation (z. B. Heraussetzen in den Rollstuhl u. Ä.) berücksichtigt. Somit würde man auch den noch verbliebenen Fähigkeiten eines Bewohners/Patienten entgegenkommen und ihn nicht zur lebenslangen Bettlägerigkeit verdammen.

Ein ausgeklügelter Bewegungsplan kann in der Funktion eines Pflegestandards in den Pflegemaßnahmen der Pflegeplanung eingesetzt werden, wodurch die ausführliche Beschreibung der Maßnahme entfällt.

Zu berücksichtigen sind im Bewegungsplan allerdings nicht nur medizinisch-pflegerische Erfordernisse, sondern auch die Individualität des Bewohners/Patienten. Weigert sich der Pflegebedürftige bei den 30°-Lagerungen, sich auf die linke Seite lagern zu lassen, können Pflegende nicht gegen seinen Willen die Lagerung durchführen. Sie haben die Lagerungsintervalle im Bewegungsplan an die individuellen Wünsche anzupassen. Auch die Essenszeiten dürfen nicht übersehen werden, zu welchen sich die Lagerung auf den Rücken empfiehlt. Andernfalls wird es ein endloses Gezerre am Bewohner.

Beispiel eines individuellen „Bewegungsplans"

Uhrzeit	6:30	8:30	10:30	12:30	14:30	16:30	18:30	20:30	22:30	0:30	2:30	4:30
Lage	Re. 30°	Rücken	Rollstuhl	Re. 30°	Rollstuhl	Re. 30°	Rücken	Re. 30°	Rücken	Re. 30°	keine	Rücken
31.03.	A.B	A.B.	A.B.	A.B.	C.D.	C.D.	C.D.	C.D.	N.S.	N.S.	N.S.	N.S.
01.04												
02.04.												

Um 8:30 Uhr gibt es Frühstück, das Mittagessen nimmt der Bewohner noch im Rollstuhl ein, zum Abendessen um 18:30 Uhr erfolgt wieder eine Rückenlage. Da der Bewohner die rechte Seite bevorzugt und keine Hautrötungen auftreten, bleibt er während der Nacht über vier Stunden ungestört, um den Schlaf zu sichern.

3. Die Flüssigkeitsbilanzierung, das Einfuhr-/Ausfuhrblatt

Liegt bei einzelnen Bewohnern/Patienten der Verdacht nahe, dass sie zu wenig Flüssigkeit zu sich zu nehmen, greift die Pflicht zur Überwachung der Flüssigkeitszufuhr, um Folgeschäden zu vermeiden (Exsikkoseprophylaxe). Viele Dokumentationssysteme halten ein Bilanzierungsblatt vor, das allerdings sehr gezielt Einfuhr und Ausfuhr dokumentiert und ins Detail geht. In der Mehrzahl aller Fälle reicht es aus, nur die Einfuhrmenge zu bestimmen.

Die Form des Bilanzblattes gestaltet sich denkbar einfach:

Datum:	31.03.				
Uhrzeit:	Einfuhrmenge in ml	Art der Flüssigkeit	Hdz.	Ausfuhr in ml	Toilettentraining
8:00	200	Kaffee	A.B.	Ca. 400	X
9:15	100	Wasser	A.B.		
10:05	150	Wasser	A.B.		
12:10	200	Wasser mit Apfelsaft	A.B.	Ca. 300	X
14:00	250	Kaffee	C.D.		
16:15	150	Wasser mit Apfelsaft	C.D.	Ca. 400	X
18:00	250	Bier	C.D.	Ca. 200	X
19:10	250	Bier	C.D.		
20:00	100	Wasser	C.D.	Ca. 300	X
23:35	50	Wasser mit Apfelsaft	N.S.		
Summen	1 700 ml			1 600 ml	
Bilanz:		Ca. + 100 ml			

Ist die Messung der Ausfuhrmenge medizinisch wichtig, müssen die Mengen mit den gängigen Messverfahren genauer ermittelt werden.

Trinkplan

Die Anlage eines Trinkplanes empfiehlt sich, wenn die tägliche Trinkmenge nicht nur überwacht, sondern definitiv gesteigert werden soll. Ausgehend von den Vorlieben des Bewohners werden zu bestimmten Uhrzeiten die Mengen eines den Vorlieben entsprechenden Getränkes im Trinkplan vermerkt und sollten zu den vereinbarten Zeiten dem Bewohner eingegeben werden. Der Trinkplan verpflichtet das Pflegepersonal somit zur kontinuierlichen Flüssigkeitsgabe. Der Unterschied zur Flüssigkeitsbilanz besteht darin, nicht nur die getrunkene Menge festzuhalten, sondern die Flüssigkeitsgabe vorzugeben:

angelegt am	31.03.			
Uhrzeit:	geplante Einfuhrmenge gesamt 1 700 ml	Art der Flüssigkeit	verabreichte Menge	Hdz.
8:00	200	Kaffee		
9:00	100	Wasser		
10:00	150	Wasser		
12:00	200	Wasser mit Apfelsaft		
14:00	200	Kaffee		
16:00	200	Wasser mit Apfelsaft		
18:00	250	Bier		
19:00	250	Bier		
20:00	100	Wasser		
nachts	50	Wasser mit Apfelsaft		
Summen	1 700 ml			

Inkontinenz

Ist im Verbund mit der Flüssigkeitszufuhr im Rahmen der **Inkontinenz** auch ein Toilettentraining im Pflegeplan vorgesehen, kann das entsprechende Miktionsschema/Miktionsprotokoll mit dem Flüssigkeitsprotokoll kombiniert oder auch eigenständig geführt werden. Die Kombination Miktion mit der Spalte Ausfuhr in der obigen Tabelle rechts empfiehlt sich jedoch aufgrund der engen Relation zueinander.

Mangelernährung

Besteht der augenscheinliche Verdacht, dass ein Bewohner/Patient nicht genügend Nährstoffe zu sich nimmt bzw. nehmen kann, hat ein weitergehendes Assessment zu erfolgen. Besonders die im Rahmen des Expertenstandards Ernährungsmanagement erwähnte pflegerische Erfassung von Mangelernährung und deren Ursachen (PEMU) ist gut geeignet. Die PEMU ist unterteilt in ein Screening, das dann bei Auffälligkeiten in ein ausgedehntes Assessment mündet.

3.6.5 Sonstiges

In vielen Dokumentationssystemen finden sich weitere Nachweis- und Kontrollblätter, die je nach der individuellen Situation des Bewohners/Patienten ihre Verwendung finden. Eine zwingende Verpflichtung zur Anwendung dieser Blätter besteht zwar nicht, doch bieten sie sowohl eine gezieltere Evaluation der Pflege als auch eine höhere Rechtssicherheit.

Allen voran zu nennen ist:

- Das Vitalwerteblatt. In ihm werden die Werte zu Blutdruck, Puls, Temperatur, Gewicht und BZ festgehalten und zu einer Übersicht gebündelt, sodass der Verlauf oder ein Profil ersichtlich ist. Diese Übersicht ist allemal besser als ein alleiniger Eintrag im Pflegebericht, da hier die Auffindbarkeit der Werte erschwert ist.
- Der Injektionsplan. Hierin werden die ärztlich angeordneten Injektionen s.c. und i.m. mit Datum, Uhrzeit, Handzeichen und den obligatorischen Angaben zum Injektionsmedikament verzeichnet und nach Durchführung nachgewiesen.
- Freiheitsentziehende Maßnahmen. Sind diese notwendig und juristisch erlaubt, werden sie unter Angabe des Datums, der Uhrzeit und des Grundes eingetragen.
- Ausscheidungsblatt/Inkontinenz-Versorgungsblatt. Sowohl die einzelnen Ausscheidungen/Miktionen als auch die jeweilige Versorgung mit dem Inkontinenzhilfsmittel werden aufgezeichnet. Der Verbrauch ist somit nachvollziehbarer.
- Therapieblatt. In das Therapieblatt tragen die Therapeuten (Logopäden, Ergotherapeuten, Physiotherapeuten) ihre Besuche und ggf. Bemerkungen ein.
- Beschäftigungsplanung. Im Beschäftigungsplan werden die Angebote zur Tagesgestaltung und die entsprechenden Teilnahmen dokumentiert.

3.6.6   Workshop

Aufgaben

Wissen wiederholen

1. *Welche Dokumentationsblätter sollte ein modernes Dokumentationssystem beinhalten?*
2. *Welche Merkmale weist ein Pflegebericht auf?*
3. *Zählen Sie weitere Grundlagen zur Führung des Pflegeberichts auf.*
4. *Wie vermeiden Sie im Pflegebericht wertende und subjektive Einträge?*
5. *Nach welchen Kriterien sollten die ärztlichen Anordnungen in der Dokumentation festgehalten werden?*
6. *Worauf achten Sie bei der Dokumentation der Bedarfsmedikation?*
7. *Wie dokumentieren Sie die Dekubitusgefährdung eines Bewohners/Patienten?*
8. *Welche Einträge muss die Wunddokumentation beinhalten?*
9. *Welche Kriterien sollte der Lagerungsplan berücksichtigen?*
10. *Welche weiteren Dokumentationsblätter kennen Sie?*

Wissen anwenden

Bilden Sie in Ihrer Klasse oder Ihrem Arbeitsteam zwei Gruppen. Eine Gruppe agiert, die andere beobachtet und dokumentiert:

In der agierenden Gruppe übernimmt jeder Teilnehmer eine Rolle:
Person A: Der „Depressive"
Person B: Der „Aggressive"
Person C: Der „Verwirrte"
Person D: Der „Unmögliche"
Person E: Die „Schwester", der „Pfleger"

Spielen Sie eine ca. 15 minütige Alltagsszene aus dem Aufenthaltsbereich einer x-beliebigen Station.

Die beobachtende Gruppe hat nun die Aufgabe, alle Verhaltensweisen der Personen A bis D in einem fiktiven Pflegebericht zu dokumentieren.
Vergleichen Sie anschließend Ihre Aufzeichnungen. Wie viele davon enthalten wertende und verallgemeinernde Aussagen, welche sind neutral und spiegeln einfach nur das Beobachtete wider?

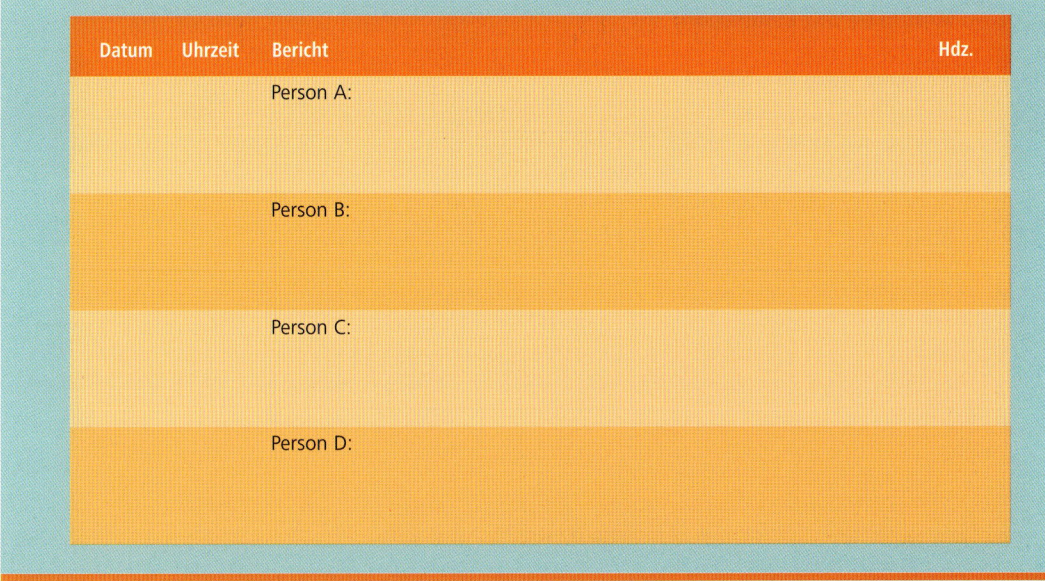

Datum	Uhrzeit	Bericht	Hdz.
		Person A:	
		Person B:	
		Person C:	
		Person D:	

3.7 Die Pflegeevaluation

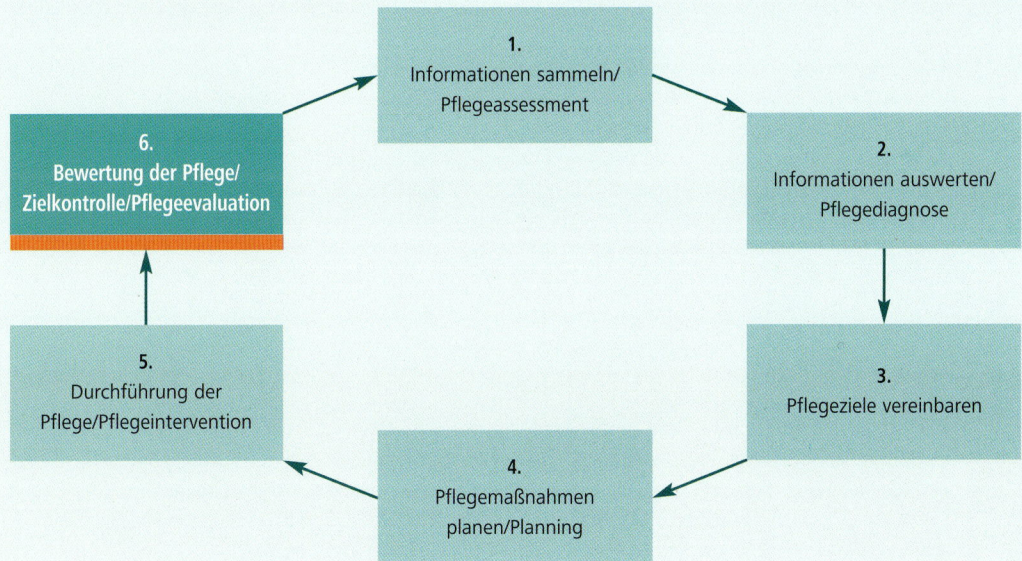

Mit der Pflegeevaluation schließt sich der Kreis des Pflegeprozesses. Was in den vorhergehenden Schritten erarbeitet, geplant und durchgeführt wurde, wird nun der Überprüfung unterzogen. Der Erfolg oder Misserfolg der planerischen und pflegerischen Maßnahmen tritt in diesem Abschnitt zutage.

Leider zeigen sich hier in der Praxis oft eklatante Schwächen. Aus nicht nachvollziehbaren Gründen gelingt die Evaluation in der erforderlichen Form nur in den wenigsten Fällen, und das, obwohl man viel Zeit und Arbeit in den bisherigen Verlauf des Pflegeprozesses investiert hat. Der Pflegeprozess wird an dieser Stelle abrupt unterbrochen und nicht korrekt zu Ende geführt. Erkennbar wird dies an den leeren Stellen der Dokumentationen; selten ist in der letzten Spalte des Pflegeplanungsblattes ein Pflegeergebnis konkret benannt.

3.7.1 Merkmale der Evaluation

Wann hat die Überprüfung zu erfolgen?

1. Regelmäßig, d. h. in festgelegten Zeitabständen. Üblich sind jeweils vier bis sechs Wochen, z. B. im Rahmen von Pflegeplanungsgesprächen oder Pflegevisiten oder
2. zu dem im Pflegeziel gesetzten Zieldatum (siehe Kap. 3.4) oder
3. sofort bei pflegerelevanten Veränderungen in der Situation des Bewohners.

Der MDK forderte noch 2005 (vgl. S. 67):

> „Werden Pflegeergebnisse regelmäßig überprüft und definierte Pflegeziele und geplante Pflegemaßnahmen angepasst?
>
> a) *Regelmäßig überprüft*
> b) *Pflegeziele bei Bedarf angepasst*
> c) *Pflegemaßnahmen bei Bedarf angepasst*
> d) *Durch PFK*
>
> Die Auswertung/Evaluation der Pflegeplanung dient der Erfolgskontrolle pflegerischen Handelns und der Überprüfung der Angemessenheit der Pflegeziele und Pflegemaßnahmen. Die Pflegefachkraft beurteilt unter Einbeziehung des Pflegebedürftigen und dessen Bezugsperson das Erreichen der geplanten Pflegeziele und hält die Bewertung schriftlich fest; ggf. wird eine Neuanpassung der Pflegeplanung an die aktuelle Situation erforderlich. Die Ergebniskontrollen erfolgen:
> – bei unvorhergesehenen Veränderungen,
> – bei Aufnahme oder stetiger Verschlechterung und
> – zum Zeitpunkt der geplanten Neueinschätzung.
> In der verbindlichen Pflegeplanung sind die einzelnen Pflegeziele für einen bestimmten Zeitraum festgelegt worden. Am Tag des Kontrolldatums wird überprüft, ob die geplanten Zielsetzungen mittels der geplanten Pflegemaßnahmen erreicht werden konnten. Dies schließt die kontinuierliche Beurteilung der Pflegeintervention nicht aus, wie z. B. die Beurteilung des Hautzustandes bei jedem Lagerungswechsel. Dabei sollten bestehender Optimierungsbedarf erkannt und entsprechende Korrekturen vorgenommen werden."

Beispiel
Die Heimbewohnerin Maria K. wird laut Pflegeplan nach einer schweren Lungenentzündung mit Gehübungen mobilisiert. In drei Wochen soll das Pflegeziel „Bewohnerin geht mit Gehstock selbstständig und sicher einmal den Flur auf und ab" überprüft werden. Vor vier Tagen hat sie plötzlich einen kleinen Apoplex mit linksseitigen Lähmungserscheinungen erlitten und heute wurde sie wieder in das Heim zurückverlegt. Die Pflegeplanung mit Zielen und Maßnahmen muss neu an die veränderte Situation angepasst werden.

Nach welchen Gesichtspunkten soll die Überprüfung durchgeführt werden?
Ausschlaggebend ist die Zielformulierung, von ihr hängt auch die Qualität der Evaluation entscheidend ab.

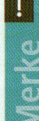
! Die Überprüfung der Pflege ist dann gelungen, wenn die Frage, ob das Ziel erreicht ist, mit einem klaren „Ja" oder „Nein" beantwortet werden kann.

Die Beurteilung der Wirksamkeit der Pflege kann anhand folgender Kriterien überprüft werden:

- Wurden die genannten Ziele im gesetzten Zeitrahmen erreicht?
- Waren die Maßnahmen angemessen?
- Wie haben sich die Maßnahmen auf das Befinden des Bewohners/Patienten und seine Bereitschaft zur Zusammenarbeit ausgewirkt?
- Sind neue Probleme aufgetaucht?
- Sind aufgrund der Maßnahmen Veränderungen im Zustand des Bewohners aufgetreten?

Der Pflegedokumentation, hier insbesondere der rechten Spalte des Pflegeplanungsblattes, müssen demnach bestimmte Informationen zu entnehmen sein:

1. **Das Pflegeergebnis muss benannt werden.**
2. **Die Frage nach dem Erreichen des Pflegeziels muss beantwortet werden.**
3. **Die Konsequenzen aus dem Ergebnis müssen aufgeführt werden.**

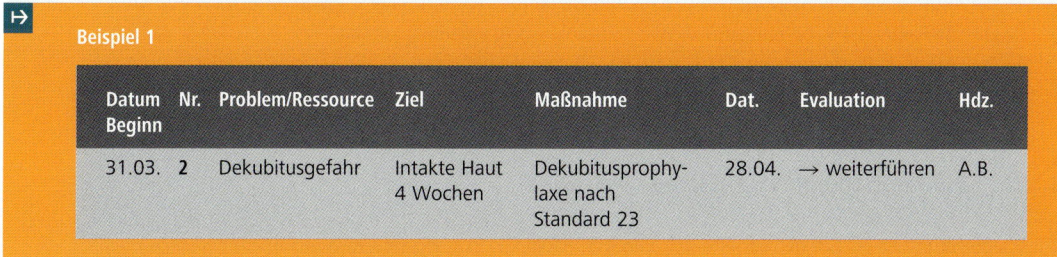

Beispiel 1

Datum Beginn	Nr.	Problem/Ressource	Ziel	Maßnahme	Dat.	Evaluation	Hdz.
31.03.	2	Dekubitusgefahr	Intakte Haut 4 Wochen	Dekubitusprophylaxe nach Standard 23	28.04.	→ weiterführen	A.B.

Im gezeigten Beispiel treten Mängel an allen Ecken und Enden auf. Nachdem das Problem nicht spezifiziert ist, wird das Ziel ebenso unscharf. Welche Maßnahmen werden nun individuell auf den Bewohner bezogen geleistet? Entsprechend schwach fällt auch die Überprüfung aus. „Weiterführen" ist kein Ergebnis, die Antwort auf das erreichte Ziel fehlt und als Konsequenz könnte man ziehen: „Weiter wurschteln".

In der Evaluation müssen, wie in den vorhergehenden Dokumentationsschritten, nachvollziehbare Angaben geleistet werden, die klar machen, weshalb die Maßnahme weiterzuführen oder ggf. zu verändern ist. Die Pflegeerfolge sollen sichtbar gemacht, die Misserfolge zugegeben werden. Erst dann kann man den Ursachen auf den Grund gehen.

Beispiel 2

Datum Beginn	Nr.	Problem/Ressource	Ziel	Maßnahme	Dat.	Evaluation	Hdz.
31.03.	2	**Bewegen:** P: Der Bewohner ist vor allem im Sakralbereich und an den Trochanteren dekubitusgefährdet. Risikofaktoren: • Bettlägerigkeit • Kachexie (48 kg bei 1,65 m) • Feuchtigkeit (Inkontinenz) R: Erhält 1 000 ml Tee und 1 500 ml Sondennahrung über PEG	Bewohner hat an den Rollhügeln und am Kreuzbein intakte Haut (zu überprüfen am 28.04.).	**Dekubitusprophylaxe nach Standard 23:** Lagerungen nach Lagerungsplan, morgens, mittags und abends Hautpflege an den Rollhügeln mit Nivea® w/o-Lotion, im Sakralbereich mit Panthenol-Salbe	12.04.	Haut am Kreuzbein intakt, an den Rollhügeln tritt zeitweise Rötung auf, die nur langsam weicht. Ziel nicht erreicht – Hautpflegemaßnahmen sind an den Rollhügeln nicht effektiv genug, werden geändert. Nächste Kontrolle: 09.05.	A.B.

| 12.04. | 2 | Wie oben | Zu überprüfen am 09.05. | Lagerungsintervalle beibehalten, Hautpflege an den Rollhügeln ebenfalls mit Panthenol-Salbe durchführen, auch nachts beim Wechsel der Einlagen! |

In diesem Beispiel lässt sich aufgrund der klaren Zielbeschreibung eine exakte Zielkontrolle/Evaluation durchführen. Angegeben sind:

1. Das Pflegeergebnis: Haut am Kreuzbein intakt, die zeitweise Rötung an den Rollhügeln
2. Das Ziel erreicht: Nein, denn an den Rollhügeln droht Gefahr, die Haut ist dort NICHT intakt.
3. Die Konsequenz: Die Maßnahmen der Hautpflege werden forciert, indem die im Kreuzbein erfolgreich angewandte Panthenol-Salbe nun zusätzlich auch nachts zur Anwendung kommt.
4. Die Evaluation fand schon am 12.04. statt, das Pflegeteam hat sofort auf die Veränderung der Haut reagiert und die Planung angepasst.

3.7.2   Die Erforschung der Fehlerquellen

Das Pflegeteam muss ehrlich genug sein, sich den Misserfolg der Planung und Pflegemaßnahmen einzugestehen, es darf ihn jedoch nicht kritiklos hinnehmen. Konkret beginnt nun eine strukturierte Suche nach den möglichen Fehlerquellen. Der scheinbare oder offenbare Grund des Nichterreichens des Pflegezieles fließt auch kurz in die Evaluation mit ein (siehe Beispiel: Hautpflegemaßnahmen nicht effektiv). Dadurch stellt das Pflegeteam seine Professionalität unter Beweis.

Die Suche nach den Fehlerquellen läuft adäquat zum Pflegeprozess ab, beginnt demzufolge in der Anamnese und endet bei der Pflegeintervention. Diese Fragen können weiterhelfen:

- **Anamnese:** Haben wir alle Informationen gesammelt? Haben wir wichtige Details übersehen?
- **Pflegediagnose:** Haben wir die richtige Diagnose gestellt, die Situation richtig erkannt?
- **Pflegeziel:** Haben wir das Pflegeziel zu hoch angesetzt? Haben wir den Zeitraum zu kurz bemessen? Hat das Pflegeziel den Bewohner überfordert oder haben wir das Ziel nicht mit ihm abgesprochen? Haben alle Pflegemitarbeiter das Ziel eindeutig verstanden oder wurde es fehlinterpretiert?
- **Planung der Maßnahmen:** Waren die Maßnahmen auf den Bewohner abgestimmt, haben sie ihn überfordert? Gibt es Alternativen zu den Maßnahmen? Wurden die Maßnahmen nach den neuesten pflegewissenschaftlichen Erkenntnissen geplant? Waren die Maßnahmen überhaupt personell und materiell in unserer Einrichtung machbar?
- **Pflegeintervention:** Waren unsere Mitarbeiter für die Maßnahmen ausreichend qualifiziert? Konnten wir wirklich
  – alle geplanten Maßnahmen
  – zu den vorgegebenen Zeitpunkten
  – in der erforderlichen Häufigkeit
  – mit der vorgesehenen Arbeitsmethode
  durchführen?

3.7.3   Exemplarisches Beispiel

Ausgehend von unserem sich entwickelnden exemplarischen Beispiel in den Kapiteln 3.2 bis 3.5 schließt sich mit der Evaluation der Beispielkreis.
Die Pflegeintervention hat über sieben Tage hinweg stattgefunden. Im Pflegebericht fanden sich bezüglich der Flüssigkeitsaufnahme verschiedene Einträge im Pflegebericht:

Datum	Uhrzeit	Bericht	Hdz.
31.03.	16:10	Habe Bilanzblatt angelegt, Beginn mit 100 ml Kaffee um 15:00 Uhr.	A.B.
01.04.	8:40	Bew. hat deutlich gesagt, er wolle den Frühstückskaffee nicht trinken.	C.D.
03.04.	5:00	Herr F. hat diese Nacht durchgeschlafen, hat nichts getrunken.	N.S.
06.04.	19:00	Bew. setzt die Anleitung zum Trinken gut um, nippt aber immer nur.	A.B.

Zusammenschau des exemplarischen Beispiels

Datum Beginn	Nr.	Problem/Ressource	Ziel	Maßnahme	Hdz.	Dat.	Evaluation	Hdz.
31.03.	5	**Essen und Trinken** **Pflegediagnose:** Gefahr eines Flüssigkeitsdefizits. **Risikofaktor:** Beeinträchtigte Fähigkeit zur Flüssigkeitsaufnahme durch Demenz. Tägliche Trinkmenge 800 ml pro Tag. **Ressourcen:** Kann Trinkgefäße ergreifen und zum Mund führen; Getränkevorlieben sind bekannt; Bew. reagiert auf Anleitung; bevorzugt große Trinkgefäße.	Bewohner trinkt täglich 1 000 ml Flüssigkeit unter Anleitung, bis 07.04.	• Flüssigkeitsbilanz erstellen und führen. • Lieblingsgetränke bereitstellen: Morgens und nachmittags Kaffee, zwischendurch Wasser, abends 1 Flasche Bier • Große Trinkgefäße verwenden! • Verstärkt zu den Mahlzeiten und Zwischenmahlzeiten sowie um 18:00 und 20:00 Uhr zum Trinken anhalten; nachts nur bei Wachsein. • Auf korrekte Mundpflege achten: morgens zum Zähne putzen mit „Colgate" anleiten, jeweils nach den Mahlzeiten Mund mit Wasser spülen lassen.	A.B.	07.04.	**Ergebnis:** Bewohner trinkt tgl. 900 ml, Entwicklung ist sichtbar, aber **Ziel** nicht erreicht. Zeitrahmen war für Bewohner zu kurz. **Konsequenz:** Maßnahmen weiterführen, Zielvorgaben um eine Woche verschieben.	C.D.
07.04.	5	Wie oben	Ziel bleibt wie oben, nächste Überprüfung am 14.04.	Wie oben	C.D.			
Erläuterungen		Problem muss nicht wiederholt werden, da es weiterhin so besteht.	Hier muss nur das nächste Zieldatum eingetragen werden, da Ziel gleich ist.	Maßnahmen müssen nicht wiederholt werden, da unverändert.			Nächster Termin: 14.07.	

▶ **Da die fortlaufende Planung viel Platz benötigt, sollte je Pflegeproblem ein eigenes Planungsblatt verwendet werden! Ansonsten wird die Planung unübersichtlich und schreckt vom Lesen ab.**

3.7.4 Workshop

Wissen wiederholen

1. *Wann sollen die Pflegeziele jeweils überprüft werden?*
2. *Nach welchen Kriterien findet die Überprüfung des Pflegergebnisses statt?*
3. *Wie wird in der Evaluation verfahren, wenn ein Pflegeziel erreicht wird?*
4. *Wie wird die Pflegeplanung fortgeführt, wenn das Ergebnis negativ ausfällt?*
5. *Welche Punkte sollte die Dokumentation der Pflegeevaluation beinhalten?*
6. *Welche Fehlerquellen sind im Falle des Nichterreichens eines Pflegeziels zu berücksichtigen?*
7. *Was sind die NOC?*

Wissen anwenden

Entwerfen Sie zu den Pflegezielen und Maßnahmen, die Sie in Workshop 3.4.4 und 3.5.5 entwickelt haben, jeweils die fiktive Evaluation, wobei zwei von Ihren fünf Zielen nicht erreicht wurden.

Problemskizze	Zielformulierung	Maßnahme	Evaluation
Ein Bewohner hat vor Kurzem einen Apoplex mit Hemiparese re. erlitten. Er hat noch motorische Restfähigkeiten, ist sehr motiviert und möchte sich wenigstens in der Körperpflege selbstständig helfen können.			
Eine Patientin ist bettlägerig und immobil. Ihr droht ein Dekubitus.			
Eine Bewohnerin leidet unter Wahrnehmungsstörungen, sie hört Stimmen, zieht sich immer mehr zurück und verlässt ihr Zimmer nicht mehr.			
Ein örtlich und zeitlich desorientierter Heimbewohner gelangt auf der Suche nach seinem Zimmer immer wieder in andere Bewohnerzimmer. Deren Bewohner wiederum reagieren ziemlich aufgebracht.			
Nach einem grippalen Infekt hat eine Patienten in der ambulanten Pflege Atemprobleme. Eine Pneumonie droht.			

3.8 Das Strukturmodell im Rahmen der Einführung der Effizienzsteigerung der Pflegedokumentation

Das Bundesministerium für Gesundheit führte in der Zeit von September 2013 bis Februar 2014 einen Praxistest zur Steigerung der Effizienz der Pflegedokumentation in der ambulanten und in der stationären Langzeitpflege durch. Unter der Projektleitung von Elisabeth Beikirch wurde versucht, dem überbordenden Ausmaß an Pflegedokumentation Herr zu werden und Strategien sowie Vorgehensweisen zu entwickeln, welche den Pflegekräften in der ambulanten und stationären Pflege eine zeitsparende und nutzbringende Dokumentationsweise ermöglichen. Als Ergebnis wurde das Strukturmodell veröffentlicht.

Mit dem Strukturmodell eröffnen sich nunmehr Chancen, die Dokumentation in ihrer Effizienz erheblich zu steigern und den bisher hohen Zeitaufwand drastisch zu reduzieren. Um diesen Weg gehen zu können, bedarf es allerdings eines grundsätzlichen Umdenkens: Paradigmenwechsel, Abschied von festgefahrenen Strukturen und die Bereitschaft zur Verantwortung sind als Voraussetzung zum Gelingen des neuen Modells unabdingbar.

Zu Jahresbeginn 2015 wurde eigens dafür ein Büro errichtet, das den Auftrag bekam, die Implementierung des Modells in Deutschland zu begleiten und die Einrichtungen über eine entsprechende Website auf dem Laufenden zu halten.

Alle Anschauungsmaterialien, Handlungsanleitungen, Vordrucke etc. für das Strukturmodell sind daher über diese Website abrufbar:

www.ein-step.de

3.8.1   Zielsetzung

- 25 % aller ambulanten und stationären Einrichtungen sollen mit dem neuen Strukturmodell erreicht werden und ihre Dokumentation umstellen.
- Das Strukturmodell soll fachlich und juristisch belastbar sein.
- Die Pflegedokumentation soll verschlankt werden.

Seit Frühjahr 2015 läuft die Implementierungsphase, wozu speziell ausgebildete Multiplikatoren die interessierten und registrierten Einrichtungen aufsuchen und die Mitarbeiter entsprechend schulen. Bei sachgemäßer und konsequenter Anwendung des Strukturmodells kann die Zeitersparnis bei der Dokumentation durchaus bis zu 50 % betragen, wie teilnehmende Einrichtungen berichteten.

Eine Pflicht für Heime und ambulante Pflegedienste zur Teilnahme am Bundesmodell besteht zwar nicht, doch tun sich im Rahmen des Modells realistische Chancen auf, nicht nur den zeitlichen Aufwand der Pflegedokumentation, sondern auch die Belastung der Mitarbeiter mit bürokratischen Aufgaben deutlich zu reduzieren.

!
Merke
Die effiziente Pflegedokumentation mit dem Strukturmodell zeigt sich bereits als ein mögliches gewichtiges Argument bei der Wahl der Arbeitsstelle.

3.8.2   Hintergründe

In einer gewissen Verselbstständigung nicht existenter, aber in vielen Einrichtungen aus Angst vor einer schlechten Bewertung durch den MDK oder die Heimaufsichtsbehörden eingeführter interner Vorgaben zur Pflegedokumentation steigerte sich das Dokumentationsaufkommen in den letzten Jahren immens.

Eine ineffiziente und wenig nutzbringende Dokumentation zeigt folgende Merkmale bzw. interne Vorgaben:

- Wichtige Inhalte der Pflegeanamnese, welche die Gewohnheiten, Wünsche und Abneigungen des zu Pflegenden – also seine Individualität – beschreiben, werden nicht erfasst. Anstelle dessen tritt ein automatisiertes Gesamtassessment *aller* Risikobereiche, was zu dem absurden Ergebnis führt, dass mobile Heimbewohner und Patienten, die sehr wohl noch zu einer eigenständigen Positionsveränderung fähig sind, in einem Risikoassessment zur Dekubitusgefahr erfasst werden. Auch sichtlich nicht unterernährte Bewohner und Patienten werden mittels Assessmentbögen auf die Risiken zur Unterernährung hin geprüft. In diesem Sinne vollziehen sich auch alle weiteren Assessments zur Risikoerkennung, was selbstverständlich einen hohen Dokumentationsaufwand bedeutet. Eine gezielte Betrachtung der Risiken aus individueller Sicht erfolgt nicht, man „verlässt" sich auf die Assessments, um bei Qualitätsprüfungen nicht Gefahr zu laufen, eine weniger gute Bewertung zu erhalten.

- Pflegeplanungen werden in allen Strukturteilen (z. B. in allen 13 ABEDL®) erstellt, obwohl daraus eine völlige Unübersichtlichkeit resultiert, die in der Praxis rein aus personellen Gründen nicht zur Umsetzung kommen kann. Vielfach existieren Planungen, die, aneinandergelegt, eine Strecke von 2,5 Metern ergäben …
- Die Zielsetzungen in der Planung sind nicht individualisiert oder nicht überprüfbar (z. B. „Bewohner fühlt sich wohl …"). Sie könnten demnach auch unterbleiben.
- Für Pflege(-verlaufs)berichte gibt es seitens des Qualitätsmanagements Vorgaben zur mindestens einmal täglichen Eintragung, in extremen Fällen auch zum Eintrag jeder Schicht. Das widerspricht einer Berichtsauffassung, die davon ausgeht, dass nur Abweichungen und nicht Normalität zu dokumentieren sind.
- Durchführungsnachweise werden vielerorts einzeln abgezeichnet. Eine Pflegefachkraft muss demnach pro Schicht nicht selten bis zu 80 Handzeichen abgeben.
- Evaluationstermine sind automatisiert und nicht individualisiert. Sie finden in regelmäßigen Abständen statt, die nicht auf den einzelnen Bewohner/Patienten und seine Situation abgestimmt sind.
- Qualitätsbeauftragte handeln nach der Maxime „mehr Dokumentation bedeutet mehr Sicherheit". Als Konsequenz daraus ergeben sich Vorgaben an die Mitarbeiter, die diesen die individualisierte Lenkung und Gestaltung des Pflegeprozesses aus der Hand nehmen.

Vieles, was nun im neuen Strukturmodell angestoßen wurde, war bereits bekannt. Die Pflegedokumentation entwickelte im Kontext der Qualitätsprüfungen allerdings eine Eigendynamik, die nicht mehr steuerbar war. Es war daher an der Zeit, mit dem Strukturmodell einen Neustart zu wagen. Man drückte sozusagen den Reset-Knopf.

3.8.3 Pflegeprozess zweimal anders: Von 6 auf 4 Stufen

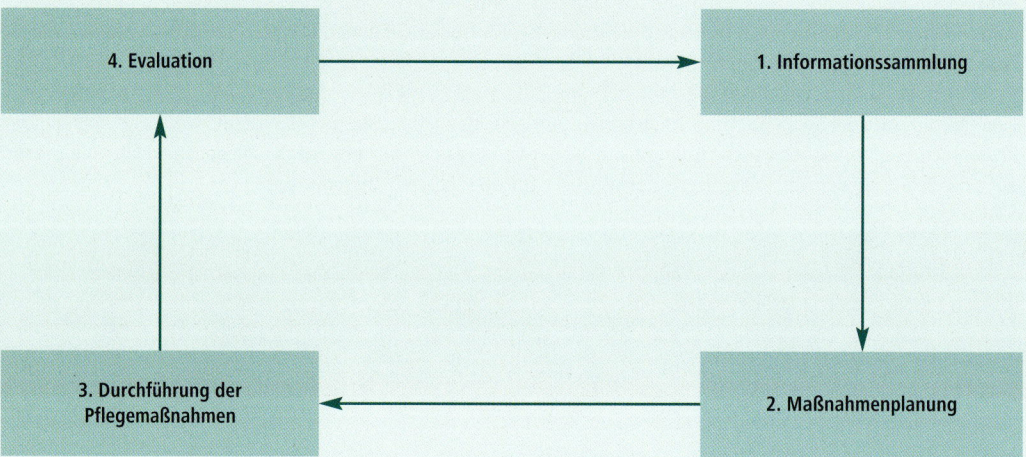

Die Pflegedokumentation hat die Aufgabe, den Pflegeprozess transparent und für andere nachvollziehbar werden zu lassen. Insofern erscheint es logisch, den in Deutschland gängigen sechsstufigen Pflegeprozess nach Fiechter/Meier einer Überprüfung zu unterziehen und andere Pflegeprozessmodelle zur etwaigen Verwendung in Erwägung zu ziehen.

Die Projektgruppe entschied sich daher zum vierstufen Modell nach der WHO (siehe vorstehende Abbildung). Im Zuge der Anwendung eines vierstufen Modells sind zwei Prozessschritte weniger zu dokumentieren: Ressourcen und Probleme erkennen sowie Pflegeziele setzen. Beide bisher in klassischen Pflegeplanungen berücksichtigten Schritte werden künftig in die Stufen 1 und 2 integriert bzw. nicht mehr separat verschriftlicht.

Aufgabe der effizienzgesteigerten Pflegedokumentation nach dem Strukturmodell ist es nun, diesen vierstufigen Pflegeprozess abzubilden. Dies geschieht mittels folgender Dokumentationsteile:

1. Pflege- und Risikoassessment mit der strukturierten Informationssammlung (SIS)
2. Pflegeplanung mittels der Tagesstruktur
3. Dokumentation der Besonderheiten bei der Durchführung der Pflege im Pflege(verlaufs-)bericht
4. Evaluation in individueller Form wahlweise in Tagesstruktur, Pflegebericht oder eigenem Formular

Paradigmenwechsel: Abkehr von Pflegemodellen in der Informationssammlung

Nicht nur die Abkehr vom bisher geläufigen Pflegeprozessmodell stellt einen Paradigmenwechsel dar, sondern auch der Verzicht auf eine Informationssammlung nach den Strukturen eines Pflegemodells. In der überwiegenden Zahl der ambulanten und stationären Pflegeeinrichtungen in Deutschland findet die Pflegeanamnese nach den Strukturen der fördernden Prozesspflege von Prof. Monika Krohwinkel statt. Die Sammlung von Informationen bezieht sich dabei auf die 13 ABEDL® und die Inhalte werden im Pflegeanamnesebogen diesen zugeordnet.

In Anlehnung an das künftige **N**eue **B**egutachtungs-**A**ssessment (NBA – Einführung 2017 mit dem neuen Pflegebedürftigkeitsbegriff) werden die Informationen über den Patienten oder Bewohner künftig nicht mehr in einer ABEDL®- oder ATL-Struktur gesammelt, sondern in Themenfeldern, die dem NBA entsprechen. Insofern geht das Strukturmodell nicht nur neue Wege, sondern greift den künftigen Entwicklungen auch schon vor.

Themenfelder im Strukturmodell

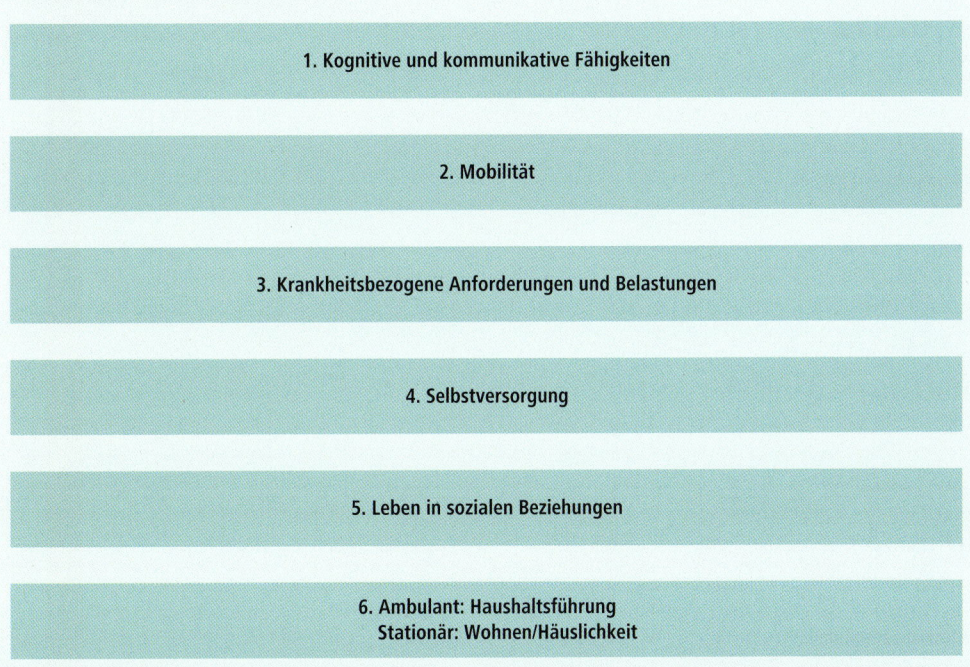

1. Kognitive und kommunikative Fähigkeiten

2. Mobilität

3. Krankheitsbezogene Anforderungen und Belastungen

4. Selbstversorgung

5. Leben in sozialen Beziehungen

6. Ambulant: Haushaltsführung
Stationär: Wohnen/Häuslichkeit

Die Erläuterungen zu den Themenfeldern finden Sie in Kapitel 3.8.5.

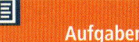

Aufgaben

Stellen Sie die Themenfelder der bisherigen ABEDL®- bzw. ATL-Struktur gegenüber. Welche Bereiche finden sich wieder, welche nicht?

Das Strukturmodell in der ambulanten Pflege

Beim Strukturmodell unterscheidet sich die ambulante von der stationären Version. Dies begründet sich in der haftungsrechtlichen und abrechnungstechnischen Situation der jeweiligen Versorgungsformen.

Strukturmodell ambulante Pflege

Stammblatt

Strukturierte Informationssammlung SIS:
Aus Sicht des Klienten und mit professionellem Filter mit 6 Themenfeldern

Ärztliche Verordnungen:
gemäß SGB V

Verständigungsprozess:
Anteil der Angehörigen – Leistung des Pflegedienstes

Verständigung und Vertrag

Maßnahmenplanung:
Planung unter der Berücksichtigung der Besonderheiten und Bedürfnisse des Patienten

Durchführungsnachweis:
Pflegeleistungen der Grundpflege und ärztliche Verordnungen

Berichteblatt:
Pflegeverlaufsbericht mit Abweichungen

Evaluation:
individuell
internes QM

1. **Die Stammdaten** des Patienten werden, wie bisher, auf dem Stammblatt erfasst.
2. In der **strukturierten Informationssammlung** SIS werden nunmehr die Fähigkeiten und Probleme des Patienten aus seiner Sicht und aus der Sicht des professionellen Pflegepersonals festgehalten. Die SIS ist in die sechs Themenfelder untergliedert. In die SIS wird auch die Biografie integriert, sodass ein weiterer Biografiebogen entfällt.
3. Die ärztlichen Verordnungen werden wie bisher auf den vorgesehenen Bögen dokumentiert.
4. In einem **Verständigungsprozess** zwischen Patient und Pflegedienst werden die Pflegemaßnahmen, die sich aufgrund der Erkenntnisse in der SIS ergeben haben und in deren Folge eine Beratung stattzufinden hat, besprochen, angeboten und vereinbart.
5. In einem **Pflegevertrag** werden diese Vereinbarungen schriftlich festgehalten.

6. Der Pflegedienst erstellt mit dem Patienten einen **Pflegemaßnahmenplan** in Form einer Tagesstruktur (ohne Pflegeziele) und berücksichtigt dabei die Besonderheiten und Bedürfnisse.

7. Nach durchgeführter Pflegeleistung erfolgt die Dokumentation der Grund- und Behandlungspflege in den üblichen **Durchführungsnachweisen**.

8. Nur noch **Abweichungen vom Maßnahmenplan und Besonderheiten** werden im **Pflegebericht** dokumentiert.

9. Die **Evaluation** der Pflegemaßnahmen erfolgt nach einem individuell vereinbarten Zeitpunkt oder bei akuten Veränderungen. Dies kann in einem separaten Formblatt, im Maßnahmenbogen oder im Bericht erfolgen (internes Qualitätsmanagement)

Aufgaben

1. Arbeiten Sie die Unterschiede dieses Strukturmodells zu den bisher üblichen Vorgehensweisen heraus.

2. In welchen Bereichen sehen Sie Einsparungen bzw. Erleichterungen in der Pflegedokumentation?

Das Strukturmodell in der stationären Pflege

Im Strukturmodell der stationären Pflege fallen zwei Unterscheide zum ambulanten Modell auf:

- Der Verständigungsprozess vollzieht sich direkt im Anschluss an die SIS und bedarf keines expliziten Pflegevertrages.
- Der Durchführungsnachweis für die Grundpflege entfällt. Der Nachweis ist nur noch für die Behandlungspflege zu führen.

Strukturmodell stationäre Pflege

Stammblatt

Strukturierte Informationssammlung SIS:
Aus Sicht des Klienten und mit professionellem Filter mit 6 Themenfeldern
+ Verständigungsprozess

Ärztliche Verordnungen:
Behandlungspflege

Maßnahmenplanung:
Planung unter der Berücksichtigung der Besonderheiten und Bedürfnisse;
Grundlage Verständigungsprozess mit Grundpflege, Behandlungspflege, Risikomanagement und soziale Betreuung

Durchführungsnachweis:
nur für Behandlungspflege

Berichteblatt:
Pflegeverlaufsbericht mit Abweichungen

Evaluation:
individuell
internes QM

1. **Die Stammdaten** des Patienten werden wie bisher auf dem Stammblatt erfasst.
2. In der **strukturierten Informationssammlung SIS** werden wiederum die Fähigkeiten und Probleme des Patienten aus seiner Sicht und aus der Sicht des professionellen Pflegepersonals festgehalten. Ebenso fließen die Biografiedaten ein. Ausnahme: Einrichtungen mit einem speziellen Biografiemodell können auch weiterhin den Biografiebogen nutzen und dies im internen Qualitätsmanagement festlegen. Bereits jetzt erfolgt – im Unterschied zur ambulanten Version – der Verständigungsprozess mit dem Bewohner und ggf. seinen Angehörigen über die entsprechenden Leistungen der Pflege. Der Pflegevertrag – wie in der ambulanten Struktur – entfällt hier.
3. Die **ärztlichen Verordnungen** (Behandlungspflege) werden wie bisher auf den vorgesehenen Bögen dokumentiert.
4. Die Pflegefachkräfte erstellen mit dem Bewohner einen **Pflegemaßnahmenplan** in Form einer Tagesstruktur (ohne Pflegeziele). Als Grundlage dienen hier der Verständigungsprozess mit dem Heimbewohner zur Grundpflege, Behandlungspflege und sozialen Betreuung sowie das Risikomanagement zu den in der SIS eruierten Risikobereichen.
5. Nach durchgeführter Behandlungspflege erfolgt die Dokumentation in den üblichen **Durchführungsnachweisen**. Leistungen der Grundpflege werden hingegen nicht mehr in einem separaten Leistungsnachweis (für den stationären Bereich) geführt! Hier gilt fortan die sogenannte „Immer-so-Routine" (Immer-so-Beweis): Alle Grundpflegemaßnahmen, die im Maßnahmenplan in der Tagesstruktur aufgeführt sind, gelten im Sinne einer Routine als verrichtet, solange es keine anderslautenden Einträge im Pflegebericht (siehe 6.) gibt.
6. Nur noch **Abweichungen vom Maßnahmenplan und Besonderheiten** werden im Pflegebericht bzw. Berichteblatt dokumentiert.
7. Die **Evaluation** der Pflegemaßnahmen erfolgt nach einem individuell vereinbarten Zeitpunkt oder bei akuten Veränderungen. Dies kann in einem separaten Formblatt, im Maßnahmebogen oder im Bericht erfolgen. Dies festzulegen ist Aufgabe des internen Qualitätsmanagements.

Aufgaben

1. Arbeiten Sie auch die Unterschiede dieses stationären Strukturmodells zu den bisher üblichen Vorgehensweisen in der stationären Pflege heraus.
2. In welchen Bereichen sehen Sie hier Einsparungen bzw. Erleichterungen in der Pflegedokumentation?

3.8.4 Die Erfassung und Dokumentation der Stammdaten

Bei den Stammdaten, die auf dem Stammblatt erfasst und dokumentiert werden, ergeben sich im Vergleich zur konventionellen Pflegedokumentation keine Unterschiede.
Zur Stammdatenerhebung siehe auch Kapitel 3.2.1.

3.8.5 Die Strukturierte Informationssammlung (SIS)

Die SIS gibt es in einer Ausführung jeweils für die ambulante und für die stationäre Pflege. Das Formblatt der SIS ist im Aufbau verbindlich, d. h., es sollen keine Erweiterungen durch zusätzlich eingefügte Strukturen und keine Vergrößerung des vorgesehenen Platzes erfolgen.

Das SIS-Formblatt kann in der ambulanten wie stationären Version auf der schon erwähnten Website www.ein-step.de kostenfrei heruntergeladen werden:

SIS – **ambulant** –

Strukturierte Informationssammlung | Name der pflegebedürftigen Person | Geburtsdatum | Gespräch am/Handzeichen Pflegefachkraft | pflegebedürftige Person/Angehöriger/Betreuer

Was bewegt Sie im Augenblick? Was brauchen Sie? Was können wir für Sie tun?

Themenfeld 1 – kognitive und kommunikative Fähigkeiten

Themenfeld 2 – Mobilität und Beweglichkeit

Themenfeld 3 – krankheitsbezogene Anforderungen und Belastungen

Themenfeld 4 – Selbstversorgung

Themenfeld 5 – Leben in sozialen Beziehungen

Themenfeld 6 – Haushaltsführung

Erste fachliche Einschätzung der für die Pflege und Betreuung relevanten Risiken und Phänomene

	Dekubitus				Sturz				Inkontinenz				Schmerz				Ernährung				Sonstiges			
		weitere Ein-schätzung notwendig		Beratung		weitere Ein-schätzung notwendig		Beratung		weitere Ein-schätzung notwendig		Beratung		weitere Ein-schätzung notwendig		Beratung		weitere Ein-schätzung notwendig		Beratung		weitere Ein-schätzung notwendig		Beratung
	ja	nein	ja	nein		ja	nein	ja	nein		ja	nein	ja	nein		ja	nein	ja	nein		ja	nein	ja	nein		ja	nein	ja	nein	
1. kognitive und kommunikative Fähigkeiten																									
2. Mobilität und Beweglichkeit																									
3. krankheitsbez. Anforderungen u. Belastungen																									
4. Selbstversorgung																									
5. Leben in sozialen Beziehungen																									

Quelle: Strukturierte Informationssammlung (SIS) ambulant, Version 1.2/2015, Projektbüro Ein-STEP, c/o IGES Institut GmbH, Berlin

SIS – **stationär** –

Strukturierte Informationssammlung   Name der pflegebedürftigen Person   Geburtsdatum   Gespräch am/Handzeichen Pflegefachkraft   pflegebedürftige Person/Angehöriger/Betreuer

Was bewegt Sie im Augenblick? Was brauchen Sie? Was können wir für Sie tun?

Themenfeld 1 – kognitive und kommunikative Fähigkeiten

Themenfeld 2 – Mobilität und Beweglichkeit

Themenfeld 3 – krankheitsbezogene Anforderungen und Belastungen

Themenfeld 4 – Selbstversorgung

Themenfeld 5 – Leben in sozialen Beziehungen

Themenfeld 6 – Wohnen/Häuslichkeit

Erste fachliche Einschätzung der für die Pflege und Betreuung relevanten Risiken und Phänomene

	Dekubitus		weitere Einschätzung notwendig		Sturz		weitere Einschätzung notwendig		Inkontinenz		weitere Einschätzung notwendig		Schmerz		weitere Einschätzung notwendig		Ernährung		weitere Einschätzung notwendig		Sonstiges		weitere Einschätzung notwendig	
	ja	nein	ja	nein	ja	nein	ja	nein	ja	nein	ja	nein	ja	nein	ja	nein	ja	nein	ja	nein	ja	nein	ja	nein
1. kognitive und kommunikative Fähigkeiten	☐	☐	☐	☐	☐	☐	☐	☐	☐	☐	☐	☐	☐	☐	☐	☐	☐	☐	☐	☐	☐	☐	☐	☐
2. Mobilität und Beweglichkeit	☐	☐	☐	☐	☐	☐	☐	☐	☐	☐	☐	☐	☐	☐	☐	☐	☐	☐	☐	☐	☐	☐	☐	☐
3. krankheitsbezogene Anforderungen und Belastungen	☐	☐	☐	☐	☐	☐	☐	☐	☐	☐	☐	☐	☐	☐	☐	☐	☐	☐	☐	☐	☐	☐	☐	☐
4. Selbstversorgung	☐	☐	☐	☐	☐	☐	☐	☐	☐	☐	☐	☐	☐	☐	☐	☐	☐	☐	☐	☐	☐	☐	☐	☐
5. Leben in sozialen Beziehungen	☐	☐	☐	☐	☐	☐	☐	☐	☐	☐	☐	☐	☐	☐	☐	☐	☐	☐	☐	☐	☐	☐	☐	☐

Quelle: Strukturierte Informationssammlung (SIS) stationär, Version 1.2/2015, Projektbüro Ein-STEP, c/o IGES Institut GmbH, Berlin

> **Merke**
>
> **!**
>
> **Nicht das Formblatt der SIS steigert die Effizienz der Pflegedokumentation, sondern die Gesamtheit des Strukturmodells. Es ist daher dringend davon abzuraten, nur den Pflegeanamnesebogen gegen das SIS-Formular auszutauschen.**

Die Abschnitte der SIS

Die SIS unterteilt sich in die Teile A, B, C 1 und C 2:

Teil A

Allgemeiner Teil mit Bewohner-/Patientenangaben

Teil B

Situationsbeschreibung aus der Sicht des Bewohners/Patienten: Dies stellt ein Novum in der Dokumentation dar. In diesem Teil wird die Sichtweise des Bewohners/Patienten in seinen Worten dargestellt. Pflegende dokumentieren also nicht in der dritten Person, sondern wörtlich in der Ich-Form. Auch wenn die Aussagen nicht auf eine Frage zutreffen oder ohne Zusammenhang sind (etwa bei Demenz), erfolgt die Mitschrift mit genau dieser Aussage. Diese ungewohnte Form verlangt etwas Übung seitens der Pflegenden, eröffnet ihnen aber einen vollkommen neuen Blick aus der Perspektive des Patienten oder Bewohners und lässt unter Umständen seine wahren Probleme erkennen.

Teil C 1

Sechs Themenfelder der SIS:

1. Kognitive und kommunikative Fähigkeiten
2. Mobilität und Beweglichkeit
3. Krankheitsbezogene Anforderungen und Belastungen
4. Selbstversorgung
5. Leben in sozialen Beziehungen
6. Häuslichkeit/Wohnen (stat.) und Haushaltsführung (amb.)

Teil C 2

Risikomatrix: Einschätzung, ob ein Risiko in Verschränkung mit den Kontextkategorien (Themenfeldern) vorliegt bezüglich: Dekubitus, Sturz, Inkontinenz, Schmerz, Ernährung, Sonstiges

Die Anwendung und Inhalte der SIS

Teil A

In Teil A finden sich die Angaben zu Bewohner/Patient, ebenso das Datum des Gesprächs, das Handzeichen der aufzeichnenden Pflegefachkraft und die Möglichkeit für eine Bestätigung durch die pflegebedürftige Person, dessen Angehörige bzw. Betreuer.

Teil B

- **Schilderung der Situation und der Probleme oder des Hilfebedarfs aus der Sicht des Bewohners/Patienten:** In einem sogenannten narrativen Interview befragt die Pflegefachkraft den Bewohner/Patienten nach seinem derzeitigen Befinden und seiner Sicht der aktuellen Situation.
  - **Zielsetzung:** Wirkliche Probleme und Sichtweisen des Bewohners/Patienten erkennen, denn oftmals sind die vom Pflegepersonal erkannten Probleme nicht die realen Probleme des Betroffenen.
- **Dokumentation erfolgt unverfälscht:** Dokumentiert wird nicht in indirekter, sondern in direkter Rede in der Ich-Form. Pflegende tun gut daran, einfach zuzuhören und ihre fachliche Sicht auszublenden („Fachkraftbrille abnehmen"). Der Bewohner/Patient sieht seine Lage teilweise ganz anders, als Pflegefachkräfte es tun.

  Beispiele:
  - „Ich habe Angst, anderen Leuten zur Last zu fallen."
  - „Ich möchte nicht, dass mich mein Sohn zur Toilette bringt."
  - „Ich schäme mich sehr, wenn ich in die Hose pinkle …"

Wichtig: Auch scheinbar nicht stimmige Aussagen können zur Verdeutlichung eins beeinträchtigten geistigen Zustandes wörtlich dokumentiert werden.

Beispiel: „Ich weiß nicht, wann ich hier morgen zur Arbeit kommen soll ..."

- **Eingangsfragen:** Folgende Fragen können den Gesprächseinstieg erleichtern:
  - „Was bewegt Sie im Augenblick?
  - Was brauchen Sie?
  - Was können wir für Sie tun?"

Selbstverständlich sind auch weitere und andere Fragen möglich, eine genaue Vorschrift kann es diesbezüglich kaum geben. Die Fragestellung hängt selbstverständlich wesentlich von der geistigen Verfassung des Bewohners/Patienten ab und sollte sich stets auf dessen Niveau bewegen. Kann ein Bewohner/Patient sich nicht mehr äußern, dann wird dies objektiv auch so vermerkt: „Bewohner kann sich nicht äußern"

Teil C 1

Erfassen und beschreiben Sie hier die Angaben individuell und situationsgerecht aus Ihrer Sicht als Pflegefachkraft – jetzt mit einem professionellen Filter. Individuell und situationsgerecht bedeutet in diesem Zusammenhang, dass stets in Abhängigkeit vom Grad einer Hilfs- bzw. Pflegebedürftigkeit aus zu dokumentieren ist. Wenig Hilfebedarf bedeutet weniger Dokumentation. Umreißen Sie die Problembeschreibung in aller Kürze, denn Sie gehen später in der Maßnahmenplanung wieder darauf ein. Berücksichtigen Sie dabei in allen Themenfeldern **die Gewohnheiten** des Bewohners/Patienten und seine **biografischen Besonderheiten**.

Hinweis: Auf Detailbeschreibungen bei den Fragestellungen verweisen wir an dieser Stelle auf die Pflegeanamnese-Bereiche aus Kapitel 3.2.2. Sollten sich bei manchen Bewohnern/Patienten also besondere Probleme auftun, finden Sie dort die entsprechenden Inhalte und mögliche tiefer gehende Fragestellungen.

Themenfeld 1: Kognitive und kommunikative Fähigkeiten (Kap. 3.2.2, Bereich 1)	**Leitfrage:** Inwieweit ist die pflegebedürftige Person in der Lage, sich zeitlich, persönlich und örtlich zu orientieren und zu interagieren sowie Risiken und Gefahren, auch unter Beachtung von Aspekten des herausfordernden Verhaltens, zu erkennen? **Ressourcen und Hilfebedarf im kognitiven Bereich** **Ressourcen und Hilfebedarf im kommunikativen Bereich**
Themenfeld 2: Mobilität und Beweglichkeit (Kap. 3.2.2, Bereich 2)	**Leitfrage:** Inwieweit ist die pflegebedürftige Person in der Lage, sich frei und selbstständig innerhalb und außerhalb der Wohnung bzw. des Wohnbereichs, auch unter Beachtung von Aspekten des herausfordernden Verhaltens, zu bewegen? **Ressourcen und Hilfebedarf beim Liegen, Sitzen, Stehen und Gehen innerhalb und außerhalb des Wohnbereichs** **Ressourcen und Hilfebedarf bei feinmotorischen Tätigkeiten** **Bedarf an und Umgang mit Hilfsmitteln**
Themenfeld 3: Krankheitsbezogene Anforderungen und Belastungen (Kap. 3.2.2, Bereiche 3, 11, 13)	**Leitfrage:** Inwieweit liegen krankheits- und therapiebedingte sowie für Pflege und Betreuung relevante Einschränkungen bei der pflegebedürftigen Person vor? **Ressourcen und Hilfebedarf im Rahmen der gesundheitlichen Situation** **Einschränkungen und Belastungen durch Erkrankungen** **Möglichkeiten der Compliance** **Wichtig:** In diesem Themenfeld geht es nicht um die Aufzählung und Erklärung der Diagnosen und Medikamente! Diese sind an einer anderen Stelle der Dokumentation bereits gelistet. Das Themenfeld geht auf Folgen von Diagnosen im Lebensalltag ein.

Themenfeld 4: Selbstversorgung (Kap. 3.2.2, Bereiche 4, 5, 6, 7)	**Leitfrage:** Inwieweit ist die Fähigkeit der pflegebedürftigen Person zur Körperpflege, zum Kleiden, zur Ernährung und zur Ausscheidung eingeschränkt? **Ressourcen und Hilfebedarf bei:** • Körperpflege • Kleiden • Essen und Trinken • Ausscheiden
Themenfeld 5: Leben in sozialen Beziehungen (Kap. 3.2.2, Bereiche 9, 12)	**Leitfrage:** Inwieweit kann die pflegebedürftige Person Aktivitäten im näheren Umfeld und im außerhäuslichen Bereich selbst gestalten? **Ressourcen und Hilfebedarf bei Kontakten und Aktivitäten im häuslichen und außerhäuslichen Bereich** **Bestehende Kontakte zu Angehörigen und Bekannten etc.** **Verhältnis zu Angehörigen** **Vorlieben für bestimmte Aktivitäten**
Themenfeld 6: Haushaltsführung (amb.)	**Fähigkeit zur Organisation des eigenen Haushalts** **Netzwerk: Angehörige, Nachbarn …** **Spezielle Angebote (z. B. Hausnotruf)** **Wohnraumanpassung** **Sicherheit**
Themenfeld 6: Wohnen/Häuslichkeit (stat.)	**Umsetzung eigener Bedürfnisse und Bedarfe in Hinsicht auf Wohnen und Häuslichkeit** **Wünsche zu Raumgestaltung, Pflanzen, Haustieren, Orientierungshilfen etc.** **Sicherheit**

> Die Dokumentation stimmt mit später evtl. festgestellten Risiken überein: Gemeint ist hierbei, dass ein Risiko, welches später in der Risikomatrix in C 2 mit „Ja" angekreuzt wird, mit den Feststellungen in den Themenfeldern übereinstimmen muss. Beispiel: Es sind keine Einträge in Themenfeld 2 zum Gehen und zum Gangbild vorhanden. Dennoch wird in Teil C 2 ein Risiko für den Sturz in Bezug auf Themenfeld 2 angekreuzt. Das ist nicht logisch nachvollziehbar.

Teil C 2: Risikomatrix

Erste fachliche Einschätzung der für die Pflege und Betreuung relevanten Risiken und Phänomene																					Sonstiges		
	Dekubitus		weitere Einschätzung notwendig		Sturz		weitere Einschätzung notwendig		Inkontinenz		weitere Einschätzung notwendig		Schmerz		weitere Einschätzung notwendig		Ernährung		weitere Einschätzung notwendig				weitere Einschätzung notwendig	
	ja	nein	ja	nein	ja	nein	ja	nein	ja	nein	ja	nein	ja	nein	ja	nein	ja	nein	ja	nein	ja	nein	ja	nein
1. kognitive und kommunikative Fähigkeiten	☐	☐	☐	☐	☐	☐	☐	☐	☐	☐	☐	☐	☐	☐	☐	☐	☐	☐	☐	☐	☐	☐	☐	☐
2. Mobilität und Beweglichkeit	☐	☐	☐	☐	☐	☐	☐	☐	☐	☐	☐	☐	☐	☐	☐	☐	☐	☐	☐	☐	☐	☐	☐	☐
3. krankheitsbezogene Anforderungen und Belastungen	☐	☐	☐	☐	☐	☐	☐	☐	☐	☐	☐	☐	☐	☐	☐	☐	☐	☐	☐	☐	☐	☐	☐	☐
4. Selbstversorgung	☐	☐	☐	☐	☐	☐	☐	☐	☐	☐	☐	☐	☐	☐	☐	☐	☐	☐	☐	☐	☐	☐	☐	☐
5. Leben in sozialen Beziehungen	☐	☐	☐	☐	☐	☐	☐	☐	☐	☐	☐	☐	☐	☐	☐	☐	☐	☐	☐	☐	☐	☐	☐	☐

Quelle: Strukturierte Informationssammlung (SIS) stationär, Version 1.2/2015, Projektbüro Ein-STEP, c/o IGES Institut GmbH, Berlin

In der Risikomatrix der SIS wird eingeschätzt, ob es ein Risiko in Bezug zu den Kontextkategorien gibt (ja/nein) und ob entweder für die weitere Abklärung oder für eine spezielle Maßnahmenplanung weitere Assessments oder Experten zu Rate gezogen werden müssen (ja/nein).

Die Risikomatrix erfordert ein hohes Maß an Fachlichkeit und Verantwortung. Mithilfe der Matrix soll verhindert werden, dass, wie in der Vergangenheit oft geschehen, die Risikoassessmentinstrumente willkürlich auf alle Bewohner/Patienten angewendet werden und so ein erhebliches Dokumentationsaufkommen verursacht wird.

Die Pflegefachkraft entscheidet nunmehr zunächst ohne die Zuhilfenahme eines Assessmentinstruments, ob ein Risiko in folgenden Bereichen vorliegt:

- Dekubitus
- Sturz
- Inkontinenz
- Schmerz
- Ernährung
- Sonstiges (kann selbst hinzugefügt werden, z. B. Kontrakturrisiko, Weglaufgefährdung …)

Wenn die Pflegefachkraft sich eines Risikos nicht sicher ist, kann sie *„weitere Einschätzung notwendig"* ankreuzen. Diese weitere Einschätzung kann nun durch ein spezifisches und möglichst im internen Qualitätsmanagement festgelegtes Assessmentinstrument erfolgen.

Beispiel
Die Pflegefachkraft schätzt das Risiko zur Ernährung (Mangelernährung) als nicht vorhanden ein, ist aber nicht ganz sicher und führt noch das PEMU-Assessment des Expertenstandards zur Mangelernährung durch. Sie kreuzt beim Risiko „Nein" an, bei weiterer Einschätzung ein „Ja". Eine weitere Einschätzung kann auch über eine kollegiale Expertise erfolgen. Die Ergebnisse weiterer Assessments oder Expertisen finden sich dann im Pflegebericht und in der Maßnahmenplanung wieder.

Die Einschätzung des Risikos in den o. g. Bereichen ist den einzelnen Themenfeldern zuzuordnen. Eine Sturzgefahr in Bezug auf eine Gangunsicherheit ist demnach in Themenfeld 2 einzuordnen, eine Sturzgefährdung durch Sehbeeinträchtigung in Themenfeld 1. In der späteren Maßnahmenplanung wird darauf Bezug genommen. Insofern sei hier nochmals auf die Wichtigkeit übereinstimmender Feststellungen in den Themenfeldern hingewiesen.

Ambulant: Beratungsbedarf: In der ambulanten Version der SIS gibt es zusätzlich noch eine Spalte Beratung. Im Zusammenhang mit der Erhebung in C 1 und der Risikomatrix führt der ambulante Pflegedienst zugleich eine Beratung durch und kreuzt dies ggf. nach der erfolgten Beratung an.

3.8.6 Die Maßnahmenplanung

Die Planung der erforderlichen Pflegemaßnahmen weicht von der konventionellen Pflegeplanung insofern ab, als sie nicht mehr nach dem „Problem/Ressource–Ziel-Maßnahme"-Schema erfolgt, sondern in Form einer Tagesstruktur.

Die Tagesstruktur kann auf verschiedene Art und Weise dargestellt werden:

- Die Planung kann chronologisch den Tagesablauf abbilden und Schritt für Schritt durch den Tag führen.
- Die Tagesstruktur kann auch kompakt geformt und nach Themenfeldern geordnet werden (z. B. Maßnahmen in Themenfeld 2, dann Maßnahmen im Themenfeld 4 …).
- Mix aus beidem: Themenfelder werden chronologisch aufgeführt und ggf. zu den entsprechenden Zeiten wiederholt.

Für welche Vorgehensweise man sich entscheidet, hängt davon ab, wie sie im internen QM festgelegt wurde.

Merke

Die Maßnahmenplanung nach dem neuen Strukturmodell beinhaltet keine verschriftlichten Pflegeziele mehr. Die Ziele leiten sich logisch aus den Angaben in der SIS ab und finden sich im fachlichen Zusammenhang der formulierten Maßnahmen wieder, ohne explizit geschrieben werden zu müssen.

Pflegeziele bedürfen demnach künftig keiner schriftlichen Darstellung mehr. Das erspart vielen Mitarbeitern in der ambulanten und stationären Pflege eine Menge Zeit.

Beispiel

Stellt man in der Risikomatrix der SIS fest, dass ein Bewohner/Patient ein Risiko zur Dekubitusentstehung hat, so ist es nur logisch, dass in der Maßnahmenplanung der Tagesstruktur entsprechende Bewegungsmaßnahmen bzw. Lagerungen sowie Hautpflegemaßnahmen auftauchen. Ein darauf ausgerichtetes Pflegeziel erübrigt sich demnach.

Für die Formulierung der Maßnahmen in der Tagesstruktur gelten dieselben Regeln wie in der Maßnahmenbeschreibung der konventionellen Planung mit Problem–Ziel-Maßnahme. Siehe hierzu Kapitel 3.5.1 bis 3.5.3.

Muster eines Tagesstrukturblattes

Themenfeld	Uhrzeit	Lfd. Nr.	Maßnahmen	Hdz	Datum	Betrifft lfd. Nr.	Maßnahmenänderung	Hdz.

Es empfiehlt sich bei einer chronologischen Aufzeichnung folgendes Vorgehen:
- In der ersten Spalte wird das betreffende Themenfeld eingetragen, z. B. Nr. 4, Selbstversorgung Körperpflege.
- Spalte 2 gibt nun die Uhrzeit an, zu welcher die in Spalte 4 zu beschreibende Maßnahme durchzuführen ist.
- Spalte 3: Jede für sich abgeschlossene Maßnahme erhält eine laufende Nummer. So kann bei der Evaluation oder einer Maßnahmenänderung sehr schnell auf die Maßnahmennummer verwiesen werden.
- In der Spalte 4 wird die entsprechende Pflegemaßnahme beschrieben. Beachten Sie bitte: Selbstverständlichkeiten wie Anklopfen, Guten-Morgen-Sagen etc. müssen nicht in der Tagesstruktur erwähnt werden. Es ist auch möglich, bei Erfüllung der entsprechenden Kriterien (siehe Kap. 3.5.3) mit Pflegestandards die Maßnahmenbeschreibung zu gestalten.
- Die Maßnahme wird in den Spalten 5 und 6 mit dem Handzeichen der Bezugspflegekraft und dem Erstellungsdatum versehen.
- Die Spalten 7–9 betreffen etwaige Veränderungen an den Maßnahmen. In Spalte 7 wird hierzu die laufende Maßnahmennummer der zu ändernden Maßnahme eingetragen, in Spalte 8 wird die Änderung beschrieben und in Spalte 9 mit dem Handzeichen der Bezugspflegekraft bestätigt.

Sich im Tagesablauf wiederholende Maßnahmen (z. B. Lagerungen) müssen nicht jedes Mal detailliert beschrieben werden. Hier reicht zur gegebenen Uhrzeit ein Verweis auf die bereits beschriebene Maßnahme: „Siehe lfd. Nr. XY".

Prophylaktische Maßnahmen müssen dann in der Tagesstruktur auftauchen, wenn in der Risikomatrix ein Risiko festgestellt wurde.

Auch die Zeitpunkte der Behandlungspflege können in die Tagesstruktur übernommen werden. Dort allerdings erfolgt nur ein Verweis auf die in den entsprechenden ärztlichen Anordnungen, Wundversorgungen o. Ä. beschriebenen Behandlungspflegemaßnahmen. Ähnlich verhält es sich mit Maßnahmen der sozialen Betreuung.

Bei Angaben, wie z. B. „*2 x wöchentlich* Baden", ist die Durchführung im Pflegebericht zu belegen. Oder: „Teilnahme am Angebot laut Wochenplan der sozialen Betreuung …" Auch hierzu muss die Durchführung im Pflegebericht hinterlegt werden. Je genauer die Angaben in der Maßnahmenbeschreibung sind, desto weniger muss später als durchgeführt dokumentiert sein.

3.8.7   Der Durchführungsnachweis

Immer-so-Beweis in der stationären Pflege

In der Tagesstruktur geplante und beschriebene Maßnahmen werden „immer so" durchgeführt, vorausgesetzt, sie sind so verfasst, dass sie exakt formuliert und für jedermann nachvollziehbar sind.

Aus juristischer Sicht erübrigt sich deshalb unter dieser bestimmten Bedingung im stationären Bereich die Führung eines Durchführungsnachweises für die Grundpflege.

Abweichungen von den Maßnahmen, also von der „Immer-so-Routine" (bzw. Immer-so-Beweis), müssen im Pflegebericht festgehalten werden.

Die Behandlungspflege benötigt aus haftungsrechtlichen Gründen (ärztl. Verordnung) nach wie vor eine tägliche Führung des Durchführungsnachweises. Ebenso verhält es sich mit den Maßnahmen zur zusätzlichen Betreuungsleitung.

Ambulant: Aufgrund der Abrechnung der Leistungen in der Grundpflege und der geschlossenen Pflegeverträge sind in der ambulanten Pflege weiterhin auch die Grundpflegeleistungen in einem Durchführungsnachweis täglich abzuzeichnen.

Die Zusammenfassung in Maßnahmenkomplexe ist möglich (vgl. Kap. 3.6.2).

3.8.8   Der Pflege(verlaufs)bericht

Die Führung des Pflegeverlaufsberichtes im neuen Strukturmodell betont stets die Abweichungen. Schwerpunktmäßig müssen gemäß der geltenden „Immer-so-Routine" Abweichungen von geplanten Maßnahmen in der Tagesstruktur hier ihren Niederschlag finden. Selbstverständlich sind auch Abweichungen von „normalen" Verhaltensweisen der Bewohner/Patienten oder besondere Ereignisse zu dokumentieren.

Automatisierte Einträge im Pflegeverlaufsbericht, z. B. jeden Tag oder je Schicht, sind zu vermeiden.

Ist in der SIS-Risikomatrix ein Risiko festgestellt worden, so hat nicht nur die Planung in der Tagesstruktur zu erfolgen, sondern auch weiterhin der Nachweis der durchgeführten Maßnahmen mit den üblichen Nachweisformularen. Beispiel: Es wurde ein Risiko für einen Dekubitus festgestellt – demnach ist auch der Bewegungsplan mit den darin vermerkten Bewegungs- und Lagerungsintervallen mit Handzeichen zu führen.

Sonstige Richtlinien siehe Kap. 3.6.1.

3.8.9   Die Evaluation

Die Evaluation bezieht sich auf mögliche weitere Einschätzungen in der Risikomatrix, auf die Abweichung von geplanten Maßnahmen und ggf. deren Änderung oder auf aktuelle Einträge im Pflegebericht. Entgegen der konventionellen Planungsweise wird nicht mehr das Pflegeziel evaluiert.

Für die Zeitpunkte der Evaluation empfiehlt das Strukturmodell des Gesundheitsministeriums:

- **Individuell** in Abhängigkeit vom stabilen oder instabilen Gesundheitszustand
- **Angepasst in Zeitkorridoren**, die einer zu erwartenden Entwicklung entsprechen. Beispiel: Bei einer Patientin, die dem Risiko eines Flüssigkeitsdefizits ausgesetzt ist, ist ein kürzerer Evaluationszeitraum (z. B. sieben Tage) anzusetzen als bei einem Patienten, bei dem Sie rehabilitative Maßnahmen zum selbstständigen Waschen des Oberkörpers ansetzen.
- **Anlassbezogen:** Die Evaluation erfolgt nicht zum festgelegten Zeitpunkt, sondern ggf. sofort in und nach besonderen Situationen, wie z. B. nach einem Sturz.
- **Routinemäßig:** Das Festlegen routinemäßiger Evaluationen im Rahmen des Qualitätsmanagements ist zwar nach wie vor möglich, sollte aber auch hier an die Situation, die Risiken, die Reaktionen usw. des Bewohners/Patienten angepasst sein. Schematische Routinen (z. B. alle acht Wochen Planung evaluieren) sind zu vermeiden.

Die Evaluation kann in einer Spalte der Tagesstruktur, im Pflegeverlaufsbericht oder in einem eigenen Evaluationsblatt erfolgen. Dazu gibt es keine verbindlichen Regelungen, vielmehr hat diese das interne QM zu treffen.

3.8.10   Die Umstellung auf das neue Strukturmodell

Eine Pflicht zur Einführung des neuen Strukturmodells gibt es nicht, wohl aber das Angebot, sich als Einrichtung registrieren und durch einen der etwa 650 Multiplikatoren in Deutschland schulen zu lassen.

Wer sich für das Modell entscheidet, sollte sich allerdings im Vorfeld darüber klar sein, dass es weitaus mehr bedeutet, als nur eine Dokumentationsmappe neu zu bestücken. Der gesamte Pflegeprozess und die Prozessdokumentation müssen neu gedacht werden.

Die Heim- oder Pflegedienststrukturen und das QM sind aufgrund des tiefgreifenden Paradigmenwechsels vollkommen neu zu organisieren. Anpassungsbedarfe zeigen sich unter Umständen in folgenden Punkten:

1. Einrichtungskonzept
2. Unternehmensleitbild
3. Pflegekonzept
4. Betreuungskonzept
5. Verfahrensanweisung zum Einzug
6. Biografie
7. Verfahrensanweisung zum Umzugsmanagement innerhalb der Einrichtung
8. Einarbeitungskonzept
9. Stellenbeschreibungen
10. Expertenstandards
11. Audits zu Expertenstandards
12. Verfahrensanweisung zu Dokumentation usw.

Als Entscheidungshilfe für oder gegen die Umstellung auf das neue Strukturmodell sei hier nur eine Frage gestellt:

„Sind wir mit unserer Pflegedokumentation zufrieden?"

Wer diese Frage mit „Nein" beantwortet, sollte das Modell und den Umstieg ernsthaft in Erwägung ziehen.

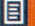

Aufgaben

Nehmen Sie eine fertige konventionelle Pflegeanamnese und eine Pflegeplanung eines Ihnen bekannten Patienten/Bewohners zur Hand. Versuchen Sie nun zusammen mit einem Kollegen, die Angaben aus der Anamnese und der Planung in eine SIS und die Tagesstruktur zu übertragen. Vergleichen Sie:

• Den Zeitaufwand zum Erstellen
• Den Leseaufwand und die Zeit, die Sie zur Erfassung der Daten und Angaben benötigen
• Die Aussagekraft der einen und der anderen Dokumentationsweise

Zu welchem Ergebnis gelangen Sie und Ihr Kollege?

Literaturtipps:
Beikirch, E./Kämmer, K./Roes, M. Prof. Dr.: Handlungsanleitung (Version 1.1) zur praktischen Anwendung des Strukturmodells […], März 2015, zum Download auf www.ein-step.de.
  Internet: www.ein-step.de; Website des Büros zur Einführung des Strukturmodells zur Entbürokratisierung der Pflegedokumentation.

4 Rechtliche Aspekte

Die Arbeit als staatlich anerkannter Altenpfleger ist wie in allen anderen Bereichen ebenso der Notwendigkeit von gesellschaftlichen Normen, in diesem Fall also den rechtlichen Bedingungen, unterworfen.

Um gegenüber den Anforderungen des Berufes und zur Durchsetzung beruflicher Interessen gesellschaftlich mehr Gewicht zu bekommen, haben sich die Pflegeberufe der examinierten Krankenschwestern/Krankenpfleger wie auch die staatlich anerkannten Altenpflegerinnen in Berufsverbänden organisiert. Die bedeutendsten auf Bundesebene sind:

- Arbeitsgemeinschaft Deutscher Schwesternverbände und Pflegeorganisationen (Caritas, Diakonie, Rotes Kreuz)
- Deutscher Berufsverband für Pflegeberufe e. V.
- Deutscher Berufsverband für Altenpflege e. V.

Neben diesen Berufsverbänden, die sich auf Landesebene und Bundesebene zusammenschließen, können sich die Mitarbeiter der Pflegeberufe noch in den jeweiligen Gewerkschaften organisieren.

Die Berufsverbände nehmen verschiedene Aufgaben für das einzelne Mitglied wahr:

- Sammelbecken von Interessen und Meinungen innerhalb der Pflegeberufe
- Angebot von Weiter- und Fortbildungen von Mitgliedern
- Schutz der Mitglieder mit einer Rechtsschutz- und Berufshaftpflicht versicherung

In jüngster Zeit sind auch Bestrebungen erkennbar, eine Pflegekammer in den Bundesländern zu etablieren. Ziel dieser beruflichen Selbstverwaltung soll – analog beispielsweise zur Ärztekammer – die Entwicklung eines einheitlichen Berufsbildes unter Einbeziehung der Erstellung einer Prüfungs- und Ausbildungsordnung sein, um eine Stärkung des Berufsstandes sowohl unter den Angehörigen der Pflegeberufe als auch gegenüber den staatlichen Stellen zu entwickeln. Mögliche Aufgaben könnten die Förderung und Regelung von beruflichen Fort- und Weiterbildungsmaßnahmen, die Benennung von Sachverständigen sowie die Beratung bei Gesetzesvorhaben der Länder oder des Bundes sein. Alle Angehörigen der Pflegeberufe müssten sich registrieren lassen. Gegenüber den bestehenden Berufsverbänden wären die Pflegekammern durch die Gestaltung der Organisation als Körperschaft des öffentlichen Rechtes durchaus durch die Einbeziehung in die Gestaltung eines einheitlichen Staatsexamens im Vorteil.

Welche rechtlichen Aspekte bestehen hinsichtlich der Pflegedokumentation?

Generelle Rechtsebenen

Zivilrecht:

Die Bestimmungen des Zivilrechtes sind m Bürgerlichen Gesetzbuch (BGB) geregelt. Dieses Zivilrecht regelt die Beziehungen zwischen natürlichen oder juristischen Personen. Es wird nur auf Antrag einer Person, die betroffen ist, tätig und regelt den Streitfall zumeist vor Gericht.

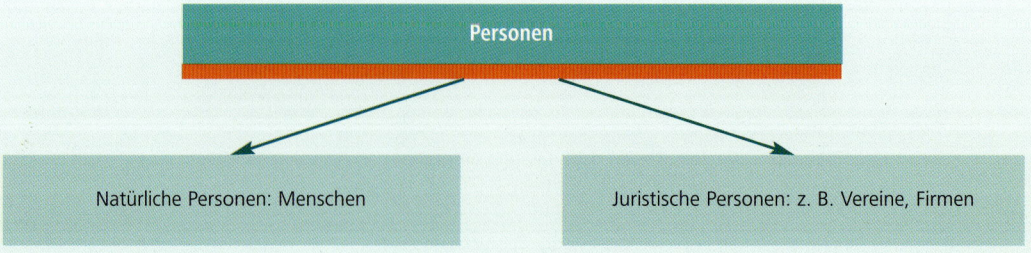

Strafrecht:

Das Strafrecht regelt alle wichtigen Angelegenheiten, die für alle Bürger von gemeinsamem Interesse sind. Der Staat lässt sich bei der Behandlung dieser Interessen des Rechtes durch den Staatsanwalt vertreten. Dieser führt das Recht aus und strebt in den meisten Fällen eine Bestrafung des Vergehens vor Gericht an.

Man erhält in beiden rechtlichen Formen unterschiedliche Ergebnisse. Im Strafrecht werden Strafen (Geldstrafen, Haftstrafen) verhängt und im Zivilrecht bekommt einer der Streitparteien Recht zugesprochen.

Das für Pflegeberufe wichtige Haftungsrecht wird in beiden Rechtsebenen behandelt.
Grundsätzlich haftet jeder Bürger für seine Taten. Kann man jedoch davon ausgehen, dass der Mensch aufgrund seiner Ausbildung und seines Wissens das Ergebnis seiner Tat bereits vorher einschätzen kann, so werden natürlich größere Anforderungen an ihn gestellt.

Im Sinne des BGB handelt ein Mensch dann fahrlässig, wenn er die erforderliche Sorgfalt außer Acht lässt (§ 276 BGB). Im Strafrecht handelt jedoch der Mensch fahrlässig, wenn er nach seinen persönlichen Qualifikationen zur objektiven Sorgfalt verpflichtet und fähig ist, diese jedoch außer Acht lässt.

4.1 Haftungsrechtliche Aspekte in der Pflegedokumentation

Der Bundesgerichtshof hat bereits 1986 festgestellt, dass die Führung von ordnungsgemäßen Krankenunterlagen eine ärztliche Pflicht sei. Diese Entscheidung wurde 1987 auch auf die Dokumentation von pflegerischen Unterlagen ausgeweitet. Das Gericht gab einer Klägerin in einem Schadenersatzprozess recht. In dem Streitfall fehlte eine ausreichende Pflegedokumentation. Das Gericht entschied deswegen auf mangelhafte Pflege. Eine derartige Beweiserleichterung zugunsten des Versicherten oder Patienten kommt dann in Betracht, wenn die Pflegedokumentation

- lückenhaft ist,
- unzulänglich ist
- und damit die Aufklärung des Sachverhaltes unzumutbar erschwert wird.

Diese Regelungen gelten insbesondere bei pflegerischen Sachverhalten wie der Pflege und Durchführung der Behandlung hinsichtlich der hochgradigen Gefahr einer Entstehung eines Dekubitus, von Kontrakturen oder von Problemen in dem Bereich der Nahrungs- und Flüssigkeitsaufnahme von Patienten oder Betreuten.

Merke

Fehlen wesentliche Sachverhalte in den Pflegedokumentationsunterlagen, zum Beispiel über die Feststellung einer erheblichen Dekubitusgefahr, aber auch Aufzeichnungen über die Durchführung der getroffenen pflegerischen Maßnahmen oder die Durchführung von angeordneten ärztlichen Anweisungen, so kann dies im Schadensfall als ernst zu nehmender Hinweis gelten, dass die Durchführung vorbeugender Maßnahmen nicht in einem ausreichenden Maße beachtet wurde.

In diesem Sinne besteht eine strafrechtlich relevante Fahrlässigkeit, wenn die/der ausgebildete Krankenschwester/Krankenpfleger oder staatlich anerkannte Altenpfleger aus seiner fachlichen und persönlichen Qualifikation die Pflegedokumentation lückenhaft und nicht nachvollziehbar führt und es hierbei zu einem Streitfall oder zu Regressforderungen zum Beispiel vonseiten der Krankenkassen kommt.

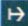

Beispiel

Bei einer Versicherten ist es aufgrund eines Infektes zu einer Dekubitusbildung am Kreuzbein gekommen. Die Pflegefachkraft spricht mit dem Hausarzt ab, welche behandlungspflegerischen Maßnahmen getroffen werden. Diese vereinbarten Maßnahmen werden nicht in der Dokumentation vermerkt. Die Maßnahmen sollen zweimal täglich durchgeführt werden. Aufgrund der erheblichen Belastung des Pflegepersonals kommt es häufig vor, dass die Maßnahmen zwar durchgeführt werden, jedoch bei Ende des Dienstes die notwendigen Leistungsnachweise nicht geführt werden. Der Zustand der Haut wird nicht ausreichend dokumentiert. Planerische Maßnahmen werden nicht in der Pflegeplanung sichtbar. Aufgrund des Vorfalles beschweren sich die Angehörigen bei der zuständigen Pflegekasse über die mangelnde Pflege. Das Pflegeteam hat erhebliche Probleme, einen sachgerechten Umgang mit diesem Pflegesachverhalt nachzuweisen. Im Falle eines Streitfalles vor Gericht würde die Einrichtung der Klägerin wahrscheinlich unterliegen.

Eine standesgemäße Grundlage für die Pflicht zur Führung einer aussagefähigen Pflegedokumentation findet man auch in den Ausbildungsrichtlinien für die Krankenpflege. § 4 des Krankenpflegeausbildungsgesetzes formuliert das Ausbildungsziel einer sach- und fachkundigen, umfassenden und geplanten Pflege des Patienten.

Neben diesen haftungsrechtlichen Grundlagen sind aber auch noch andere Aspekte wichtig.

4.2 Schweigepflicht und Datenschutz

In dem Bezug des Umgangs mit den Informationen der Pflegedokumentation gelten die allgemeinen Grundlagen unseres Berufsbildes. Wie gehen wir aber praktisch damit um?

Innerhalb der stationären Einrichtung scheint dies etwas einfacher zu sein. Die Pflegedokumentationen lagern meistens innerhalb des Stationszimmers, das für Unbefugte unzugänglich ist. Mitarbeiter, die die Dokumentationen zu den Bewohnern bei Durchführung der Pflege mitnehmen, müssen dann dafür sorgen, dass die Unterlagen nicht unbeaufsichtigt zum Beispiel auf dem Pflegewagen im Gang liegen.

Zugriff zu den Informationen haben in erster Linie das Pflegeteam und der behandelnde Arzt. Der Versicherte darf eine Einsichtnahme verlangen, die gewährt werden muss.

Merke

Die Weitergabe von Bewohnerinformationen an Dritte (Angehörige, Freunde) ist nur mit Zustimmung des Versicherten möglich. Diese sollte schriftlich vorliegen.

Eine telefonische Auskunft über Inhalte der Pflegedokumentation oder über Befindlichkeiten des Versicherten ist in keinem Fall angemessen. Viele Pflegeteams führen neben der Pflegedokumentation aber auch noch Pläne (Badepläne, Tropfenpläne, Injektionspläne), die gerne offen in den Stationszimmern aufgehängt werden und somit von Dritten als Informationen genutzt werden könnten. Auch diese Teilinformationen sollten aus datenschutzrechtlichen Aspekten nicht offen und derart augenscheinlich weitergegeben werden.

Im Bereich der ambulanten Pflege bleibt die Pflegedokumentation bei dem Versicherten im Wohnbereich. Gründe hierfür liegen in der Gewährleistung von wichtigen Informationen für den behandelnden Hausarzt bei dem jeweiligen Hausbesuch oder bei einem aktuellen Notfall zur Grundlage für Maßnahmen durch den anwesenden Mediziner. Aber auch hier hat der Mitarbeiter des Pflegedienstes dafür zu sorgen, dass die Pflegedokumentation nicht offensichtlich Dritten zur Verfügung steht. Nachdem zumeist individuelle und persönliche Daten innerhalb der Pflegedokumentation gesammelt werden, dürfen diese Informationen nicht den Nachbarn oder anderen Interessierten zur Verfügung gestellt werden.

Auch in den Übergabegesprächen der Pflegeteammitglieder haben diese dafür Sorge zu tragen, dass die persönlichen Informationen über Versicherte und deren Lebenssituationen nicht Dritten zur Kenntnis kommen. Insbesondere beim ambulanten Pflegedienst, dessen Mitarbeiter die Übergabegespräche nicht im Büro, sondern telefonisch von zu Hause oder bei der Übergabe des Kraftfahrzeuges auf der Straße oder in der Öffentlichkeit durchführen, haben diese eine besondere Vorsicht bei der Weitergabe von wesentlichen persönlichen Informationen von Versicherten walten zu lassen.

Achten Sie darauf, dass bei Ihren Übergabegesprächen keine dritten Personen Informationen über Ihre Klienten erhalten können.

Schwierige Situationen

Bei der Betreuung von Versicherten zu Hause haben die Pflegedienste zwei Aufgaben. Die erste Aufgabe ist die Gewährleistung der Sicherstellung der Pflege bei Geldleistungen der Pflegeversicherung. In § 37 Abs. 3 SGB XI formuliert der Gesetzgeber:

§ 37 Abs. 3 SGB XI

(3) Pflegebedürftige, die Pflegegeld nach Absatz 1 beziehen, haben

1. bei Pflegestufe I und II halbjährlich einmal

2. bei Pflegestufe III vierteljährlich einmal

eine Beratung in der eigenen Häuslichkeit durch eine zugelassene Pflegeeinrichtung [...] oder, sofern dies durch eine zugelassene Pflegeeinrichtung vor Ort [...] nicht gewährleistet werden kann, durch eine von der Pflegekasse beauftragte, jedoch von ihr nicht beschäftigte Pflegefachkraft abzurufen. Die Beratung dient der Sicherung der Qualität der häuslichen Pflege und der regelmäßigen Hilfestellung und praktischen pflegefachlichen Unterstützung der häuslich Pflegenden [...]

Sobald der Pflegedienst bei dem Versicherten einen Teil oder vollkommen die Pflege (zweite Aufgabe) übernimmt, geht der Gesetzgeber davon aus, dass diese Sicherstellung der Qualität und die regelmäßigen praktischen Unterstützungen der häuslich Pflegenden durch den Pflegedienst übernommen wird. Aus diesem Grund sind die Beratungsbesuche nach § 37 Abs. 3 StGB XI hinfällig.

Nachdem aber der Pflegedienst zum einen die Beratungsfunktion für den häuslich Pflegenden zu übernehmen hat, zum anderen aber dieser häuslich Pflegende auch Kunde bei der aktuellen Durchführung der Pflege ist, kommt es manchmal zu Konfliktsituationen. Gerade in Hinblick auf die Sicherstellung der Pflege mit der Gewährleistung von Pflegequalität kann es beim Umgang mit dem sozialen Umfeld des Versicherten zu erheblichen Konflikten kommen, wenn die Pflege zum Beispiel bei den notwendigen Lagerungen, der Zuführung von Flüssigkeit für den Versicherten oder Ähnliches aufgrund der Einstellung oder bei erheblicher Sparsamkeit der Angehörigen nicht gesichert ist.

Einerseits muss sich der Mitarbeiter absichern, dass er die Pflegepersonen und den Versicherten immer wieder darauf hingewiesen hat, dass zum Beispiel Lagerungen notwendig sind oder die Durchführung von angemessenen Lagerungen gezeigt wurden sowie Hilfsmittel hierfür besprochen wurden. Andererseits führen diese Dokumentationen unweigerlich zu einer mit Konflikt beladenen Situation zwischen Pflegedienst und Pflegepersonen. Dies gilt besonders, wenn die Pflegedokumentation zu einem gern gelesenen Medium der Pflegepersonen wird und die Inhalte der Berichtsblätter immer mehr zu Wertungen der Mitarbeiter des Pflegedienstes über die vorgefundene Situation werden. Aus diesem Grund kann es manchmal notwendig sein, dass der Pflegedienst dazu übergeht, eine weitere Dokumentation über diese speziellen Fragen zu führen.

Der Pflegedienst ist für die vorhandene Pflegequalität zu Hause zuständig. Er muss sich absichern, um nicht haftungsrechtlich belangt werden zu können.

4.3   Sonstige Gründe zur Führung von Pflegedokumentationen

Neben den bestehenden berufsethischen und haftungsrechtlichen Aspekten, die Pflegemitarbeiter im Allgemeinen zur Durchführung einer Pflegedokumentation verpflichten, haben die einzelnen Pflegeorganisationen der Altenhilfe selbst mit ihren Kunden Verträge abgeschlossen.

Im Bereich des Vertragsrechtes (Heimvertrag/Pflegevertrag) verpflichten sich die Pflegeorganisationen zu einer sach- und fachgerechten Pflege des Bewohners oder des Versicherten. Der Nachweis hierfür kann nur durch eine nachvollziehbare Pflegedokumentation gewährleistet werden.

Innerhalb der gesetzlichen Grundlagen des SGB XI wurde der § 113 geschaffen, um den Spitzenverband Bund der Pflegekassen und den Vereinigungen der Träger von Pflegeeinrichtungen gemeinsam Grundlagen und Maßstäbe erarbeiten zu lassen, was eine sach- und fachgerechte Pflege und deren messbare Qualität bedeutet. Erkennbar wird dies an dem bundeseinheitlichen Konzept zur Überprüfung der Pflegequalität. In die Bewertung der Prozess- und Ergebnisqualität geht auch die Darstellung des Pflegeprozesses mit einer nachvollziehbaren Pflegedokumentation ein.

4.4   Handzeichen und Beweispflicht

Je nachdem, welches Pflegedokumentationssystem von einer Einrichtung angewendet wird, kann es dazu kommen, dass einzelne Verrichtungen innerhalb der durchgeführten Pflege mit einer gekürzten Unterschrift des jeweiligen Mitarbeiters dokumentiert werden.

> **!**
> **Merke**
>
> Diese Kürzel sollten sich von anderen Kürzeln der Kollegen abheben und fälschungssicher sein.

Was bedeutet fälschungssicher?

Großbuchstaben in Druckschrift können mit etwas Übung in kürzester Zeit von Dritten nachgemacht werden. Deswegen haben Sie Mut, hier ihr eigenes Schriftbild einzubringen. Dieses Kürzel ist nicht dafür da, einen Schönheitswettbewerb zu gewinnen. Die einzige Aufgabe ist die Identifikation Ihrer Person mit der von Ihnen geleisteten Arbeit. Dieses Handzeichen sollte in der Regel aus zwei zusammenhängenden Buchstaben bestehen, so wird ein Fälschen der Zeichen erschwert.

Um diese Identifikation zu erleichtern, verfügt die Pflegeorganisation über Mitarbeiterlisten, in denen die Kürzel aufgeführt sind und leicht überblickt werden können. Diese Mitarbeiterlisten bestehen aus Vor- und Zuname des Beschäftigten, der Qualifikation des Mitarbeiters und üblicherweise sogar das Ein- und Austrittsdatum. Schön wäre es, wenn bereits am ersten Tag der Arbeitsaufnahme in der Einrichtung diese Liste mit dem Namen des Mitarbeiters aktualisiert würde. Sie gilt aber noch als aktuell, wenn spätestens nach einer Woche der neue Mitarbeiter vermerkt ist.

Darüber hinaus sind auch die Unterschriften natürlich nicht mit fälschbaren Mitteln (Bleistift, Füller) durchzuführen.

Beispiel einer Handzeichenliste

Nr.	Name	Qualifikation	Eintritt	Zeichen	Austritt	
1	Pangritz, Rüdiger	Altenpfleger	01.01.2011	*P. R.*		Falsch
1	Pangritz, Rüdiger	Altenpfleger	01.01.2011	*Rp*		Richtig
2	Berga, Joachim	Altenpfleger	15.01.2011	*J.B.*		Falsch
2	Berga, Joachim	Altenpfleger	15.01.2011	*Jß.*		Richtig
3	Musterfrau, Barbara	Hilfskraft	01.04.1998		30.07.2010	Richtig

Was wird je nach Anwendung des Pflegedokumentationssystems mit dem Handzeichen dokumentiert?

Mit dem Handzeichen dokumentieren Sie Ihre durchgeführten Leistungen, die anhand des Pflegeprozesses innerhalb der Pflegedokumentation ersichtlich werden. Folgende Informationen müssen nachvollziehbar dokumentiert werden

- Leistungen der Dekubitusprophylaxe
- Leistungen der sozialen Betreuung (zusätzliche Betreuungskräfte nach § 87 b SGB XI)
- Leistungen der hauswirtschaftlichen Betreuung (bei ambulanter Versorgung)
- Leistungen der medizinischen Behandlungspflege

Je nach Ausrichtung der Betriebsorganisation werden diese Handzeichen in Komplexen oder Einzelverrichtungen nachgewiesen. Sollten die Pflegeorganisationen Durchführungskomplexe im Bereich der Pflege erarbeitet haben, so muss trotzdem die Durchführung der Einzelverrichtung zweifelsfrei nachvollziehbar sein.

Im Grundsatz können die Bereiche der Grundpflege und der Behandlungspflege unterschieden werden. Während im Bereich der Durchführung medizinischer Behandlungspflege auf der Basis einer Verordnung durch einen Vertragsarzt ein Einzelnachweis der geleisteten Tätigkeit notwendig ist, gilt dies unter der Berücksichtigung der bisherigen Rechtsprechungen im Rahmen der Grundpflege unter gewissen Bedingungen nicht im gleichen Maße. Es ist möglich, auf die Aufzeichnung regelhafter Einzelnachweise zu verzichten, wenn eine ausführliche Informationssammlung, ein nachvollziehbarer Maßnahmenplan unter der Berücksichtigung der aktuellen Pflegeprozessplanung vorhanden ist. Abweichungen der regelhaften Durchführung der Grundpflege müssen jedoch festgehalten werden. In diesem Fall kann durch die Hinzuziehung von weiteren Zeugen im Schadensfall die Durchführung der grundpflegerischen Leistungen rekonstruiert werden.

Anders verhält sich der Fall in der ambulanten Versorgung von Klienten. Hier wird in den einzelnen Bundesländern vielfach in der Abrechnung die einzelne Leistung vergütet. In diesem Fall ist auf einen Nachweis dieser Einzelleistungen nicht zu verzichten.

4.5 Handzeichen und Dokumentationsberechtigung

Wer ist berechtigt, die Pflegedokumentation zu führen? Wer darf darin zeichnen?

Führen Pflegepersonen im häuslichen Bereich die Pflege am Versicherten durch, so haben diese nicht die Verpflichtung, dies zu dokumentieren.

Für die Pflegemitarbeiter gilt:

Merke

Was der einzelne Mitarbeiter bei der Durchführung der Pflege des Versicherten geleistet hat, wird von ihm persönlich abgezeichnet.

Dies gilt für alle Verrichtungen und für alle Berufsgruppen innerhalb eines Pflegeteams. Dies gilt ebenso für Hilfskräfte, Zivildienstleistende, Mitarbeiter der Betreuung, Praktikanten und andere Berufsgruppen, die in den individuellen Pflegeprozess des Versicherten einbezogen sind.

Der **Hausarzt** ist nicht verpflichtet, seine Informationen und ärztlichen Anordnungen innerhalb der Pflegedokumentation nachzuweisen. Der behandelnde Hausarzt führt seine eigene Dokumentation über den Versicherten in seiner Arztpraxis. Viele – besonders jüngere – Ärzte sind aber dennoch bereit, die angeordnete medikamentöse Behandlung und die Durchführung der medizinischen Behandlungspflege (zum Beispiel Durchführung von Verbandswechseln) nachvollziehbar zu dokumentieren. Vielfach ist hier einfach Aufklärung über die rechtlichen Aspekte, denen die Pflegeberufe im Bereich der Pflegedokumentation ausgesetzt sind, notwendig. (vgl. Kapitel 4.1).

Merke

Die fachgerechte Führung der Pflegedokumentation und die Inhalte der Pflegedokumentation liegt in dem Verantwortungsbereich der Pflegefachkraft.

Innerhalb der Pflegeplanung und der Evaluation ist diese Verantwortung nachvollziehbar zu gestalten. Dies bedeutet, dass das jeweilige Handzeichen der Pflegefachkraft bei der transparenten Pflegeplanung und Evaluation des Pflegeprozesses vorhanden ist.

Wie bei allen Eintragungen gilt auch bei den Handzeichen aller am Pflegeprozess beteiligter Mitarbeiter:

- Alle schriftlichen Informationen der Pflegedokumentation dürfen niemals von einer dritten Person, die ebenfalls zur Dokumentation berechtigt ist, inhaltlich abgeändert oder gestrichen werden. (Urkundenfälschung nach § 267 StGB).
- Die Informationen müssen fälschungssicher sein.
- Änderungen müssen nachvollziehbar dargestellt sein.

4.6   Durchführungsmatrix in der Benutzung der Pflegedokumentation

In diesem Kapitel wurde viel über Verantwortung und Qualifikation gesprochen. Wie verhält es sich aber in der Praxis beim Führen der Pflegedokumentation? Welche Aufgaben dürfen auch an ungelernte Helfer oder Fachpflegehelfer delegiert werden? Welche Aufgaben müssen aufgrund ihrer Wichtigkeit von der Pflegefachkraft erledigt werden? Die folgende Tabelle soll – nach Formblättern einer Pflegedokumentation geordnet – darüber Aufschluss geben.

Formblatt	Pflegehilfskraft	Pflegefachkraft
Stammblatt	—— (Unterstützende Tätigkeiten)	X
Anamnese und Biografie	—— (Unterstützende Tätigkeiten)	X
Pflegeplanung	—— (Unterstützende Tätigkeiten)	X
Vitalwerteblatt	X (je nach interner Delegationsregelung)	X
Medikamentenblatt	——	X
Nachweis der ärztlichen Verordnung	——	X
Lagerungsnachweis	X	X
Ein- und Ausfuhrnachweise	X	X
Ernährungsnachweise	X	X
Leistungsnachweise allgemein	X [die/der durchführende(n) Mitarbeiter/-in]	X [die/der durchführende(n) Mitarbeiter/-in]
Nachweis der medizinischen Behandlungspflege	X (je nach interner Delegationsregelung)	X
Berichteblatt	X	X
Assessments wie Braden- oder Nortonskala, Sturzrisiko, Schmerz	——	X
Assessment zur Kontinenzförderung (allgemeine Messdaten, Führen der Nachweise)	X	X
Evaluationsnachweise mit Auswertungen von Messdaten, Nachweisen	——	X
Pflegevisiten	——	X

4.7   Workshop

Aufgaben

1. Stellen Sie sich einen Versicherten vor, der nach einem Schlaganfall bettlägerig ist, in der Mobilisation kaum mehr eigene Fähigkeiten besitzt, bei dem eine Inkontinenz vorliegt und der auch im Bereich der Nahrungs- und Flüssigkeitsaufnahme auf Ihre Hilfe angewiesen ist. Erstellen Sie einen groben Pflegeplan und überlegen sich, wie viele Handzeichen (Einzelverrichtungen) über 24 Stunden notwendig sind, um Ihren eigenen Pflegeplan für Dritte nachvollziehbar zu machen.

2. Bilden Sie Arbeitsgruppen und diskutieren Sie Ihre Erfahrungen innerhalb Ihres Praktikums mit der Durchführung der Handzeichen im Bereich der Pflegedokumentation. Hat jeder Ihrer Kollegen die eigenen Leistungen per Handzeichen nachgewiesen? Kommt es vor, dass die Schichtleitungen die Handzeichen von Kollegen übernehmen? Wie oft haben Sie vergessen, Ihr Handzeichen zu machen?

3. Sie sind im Praktikum. Stellen Sie fest, wie viel Zeit es benötigt, die ausreichende Anzahl von Handzeichen bei Ihren betreuten Versicherten zu machen.
   Berücksichtigen Sie, ob die Handzeichen zeitnah nachgewiesen werden oder bei Schichtende. Werden Hilfsmittel wie Scanner angewendet? Wie oft kam es vor, dass die Arbeitszeit zur Dokumentation der Leistungen nicht ausreichte?
   Bringen Sie Ihre Informationen mit in Ihre Ausbildungsstätte und diskutieren Sie die Ergebnisse in Arbeitsgruppen und im Plenum.

Merke

Alle schriftlichen Informationen der Pflegedokumentation dürfen niemals von einer dritten Person, die ebenfalls zur Dokumentation berechtigt ist, inhaltlich abgeändert oder gestrichen werden (Urkundenfälschung nach § 267 StGB). Die Informationen müssen fälschungssicher sein. Änderungen müssen nachvollziehbar dargestellt sein.

Fazit

Die Mitarbeiter in der Altenpflege erbringen viele Dienstleistungen für den Klienten und die Einrichtung. Diese sind jeweils vertraglich vereinbart. Aus dieser vertraglichen Vereinbarung ergibt sich, dass die jeweiligen Mitarbeiter für ihr Handeln haften. Diese gilt umso mehr, wenn man bei Mitarbeitern aufgrund des Berufsbildes ein fachlich fundiertes Verhalten erwarten kann. Um in einem Streitfall sein eigenes Handeln nachvollziehbar darstellen zu können, benötigt der Mitarbeiter eine entsprechende Dokumentation seines Handelns.

5 Umgang mit Dokumentationssystemen: Zeitersparnis und Effizienz

5.1 Die geläufigsten Systeme: Chancen und Risiken

Inzwischen haben Sie erfahren, dass die Pflegedokumentation ein Abbild **unseres Pflegesystems** und des **angewendeten Pflegemodells** ist. Mit der Anwendung des Pflegedokumentationssystems sollen also verschiedene Aufgaben bewältigt werden.

Die wichtigsten Aufgaben sollen hier nochmals genannt werden:

- Ganzheitliche Darstellungsmöglichkeit
- Klientenzentriertheit
- Darstellung der Individualität
- Übersichtlichkeit
- Transparenz
- Nachvollziehbarkeit
- Qualitätssicherung

Wenn wir vorhaben, ein neues Pflegedokumentationssystem aufzubauen oder ein bestehendes abzuändern, müssen wir uns also die Frage stellen, ob das neu anzuwendende Pflegedokumentationssystem den Pflegenden die Möglichkeit eröffnet, die Pflege des Klienten

- **ganzheitlich,**
- **individuell und**
- **übersichtlich**

darzustellen.

Weiter werden bei dieser Entscheidung aber auch andere wesentliche Fragestellungen eine große Rolle spielen:

- Ermöglicht das Dokumentationssystem eine zeitnahe und effiziente Handhabung?
- Wird das System von allen Mitarbeitern verstanden?
- Welche Fähigkeiten haben die Mitarbeiter im Bereich des Umgangs mit Computern?
- Haben alle Mitarbeiter einen Zugriff auf das System?
- Unterstützt das Pflegedokumentationssystem die Pflegenden in dem Bemühen, einerseits die Bedürfnisse, Fähigkeiten und Probleme der Klienten und andererseits die durchgeführten Leistungen einfach und nachvollziehbar darzustellen?

Diese Fragen sind besonders in Zeiten der immer geringer werdenden personellen Ressourcen der Einrichtungen von großer Bedeutung. Auch wirtschaftliche Faktoren (auf Dauer eingefrorene Entgelte der Sozialhilfeverwaltungen und der Pflegekassen) werden Einrichtungen der ambulanten und vollstationären Altenhilfe dazu bringen, auch in Fragen der Pflegedokumentation auf Reduzierung des Umfanges sowie auf ein besseres Zeitmanagement zu pochen.

Die Zeiten, in denen die Pflegenden für jede Schicht ein eigenes Buch geführt haben, sind sicherlich vorbei. Heute wird in der Regel in einem System von allen dokumentiert. Hierbei sind zwei verschiedene Methoden möglich:

- In handschriftlicher Form
- In elektronischer Form

5.1.1   Die Pflegedokumentation in handschriftlicher Form

Heute kann man auf dem Pflegemarkt von verschiedenen Anbietern unterschiedliche Formulare zur Pflegedokumentation erstehen.

In der Regel haben die Einrichtungen die Möglichkeit, durch ein Baukastensystem ihre eigene Pflegedokumentation zusammenzustellen.
Neben den Fragen des angewendeten Pflegemodells ist auch von Bedeutung, wie viel Platz für die notwendigen Eintragungen vorhanden ist und ob die Darstellungen der Ressourcen und Probleme des Klienten übersichtlich sind.

Haben die Pflegenden vorher datenbezogene Informationen in einem einzigen Buch für den Frühdienst gesammelt, ermöglicht die klientenzentrierte Form der Pflegedokumentation es den Pflegenden, alle Informationen über den Klienten an einem Platz zu sammeln.

Durch die Eintragungen jedes einzelnen Teammitglieds erfährt dieses sein Verantwortungsgefühl. Nachdem jedes Teammitglied in der Pflegedokumentation schreibt, kann es seinen Wert erfahren, seine Motivation daraus herleiten und die eigene Leistungsfähigkeit darstellen.
Durch die Dokumentation des gemeinsamen Handelns wird zudem das Pflegebewusstsein durch die Darstellung von Art, Umfang und Qualität des pflegerischen Handelns gegenüber anderen Berufsgruppen gestärkt.
Durch den Nachweis der Kontinuität ermöglicht es auch, Fortschritte, Veränderungen und Entwicklungen in ganzen Verläufen darzustellen.

Welche Vorteile hat aber nun die handschriftliche Version auf vorher festgelegten Formularen?

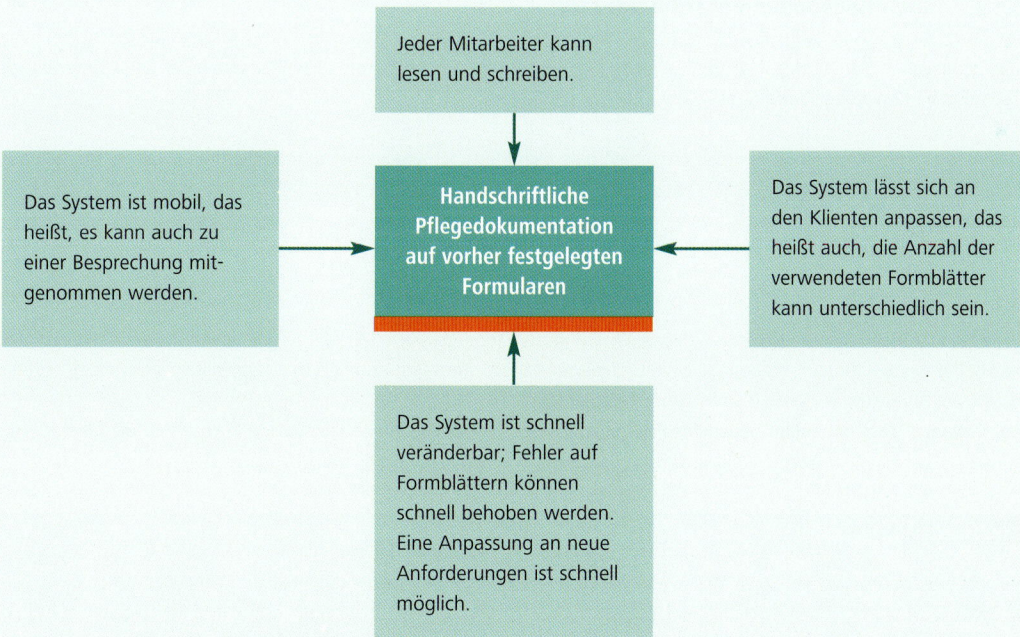

Eine handschriftliche Version der Pflegedokumentation ermöglicht den Pflegenden, die Mappe mit den Formularen auch zum Versicherten mitzunehmen und vor Ort alles einzusehen und ebenso vor Ort die notwendigen Eintragungen zu machen. Zum großen Vorteil wird dies, wenn die Einrichtung mit dem angewendeten Pflegesystem der Bereichspflege oder schon mit Teilen der Bezugspflege arbeitet.
Eine Dokumentation vor Ort ermöglicht, dies zeitnah durchzuführen. Somit ist eine externe Führung von einzelnen Formularen, wie zum Beispiel dem Lagerungsplan oder der Flüssigkeitsbilanz, nicht notwendig.

Um dies aber gewährleisten zu können, muss die Einrichtung die Art und Weise der mobilen Dokumentationsmöglichkeiten durchdenken. So sind hier zum Beispiel abschließbare Pflegewagen notwendig, damit der Mitarbeiter die gewonnene Zeit nicht mit Wegen zwischen Versicherten und Stationszimmer wieder verliert. Zudem weisen datenschutzrechtliche Gründe darauf hin, dass die Pflegedokumentation nicht von Dritten eingesehen werden darf.

Beispiel

Auf einer großen Pflegestation, die sich über drei Ebenen erstreckt, haben sich die Mitarbeiter Bezugsgruppen geschaffen, um individueller den Bewohner pflegen zu können. Kurz vor der Vormittagspause kommen alle Mitarbeiter zusammen, um die ersten Eintragungen im Dokumentationssystem zum machen. Der zweite große Dokumentationszeitpunkt ist immer kurz vor Ende der Arbeit beziehungsweise während der Übergabe zum Spätdienst. Viele der Mitarbeiter müssen ihre Arbeitszeit überziehen, da sie zur Protokollierung während des gesamten Tages nicht die Möglichkeit hatten. Immer wieder kam es dazu, dass wichtige Informationen in der Pflegedokumentation fehlten.

Die verantwortliche Pflegefachkraft entschloss sich auszuprobieren, ob es den Mitarbeitern nicht angenehm wäre, die Pflegedokumentationen in ihre Arbeitsbereiche mitzunehmen. Nach einem Teilversuch einer Bezugsgruppe konnte die Maßnahme auf alle Bereiche umgesetzt werden. Die Mitarbeiter dokumentierten beim Versicherten vor Ort und vergaßen kaum mehr, etwas einzutragen.

Merke

Durch ein mobiles Pflegedokumentationssystem kann die Dokumentation von durchgeführten Handlungen sowie auch die Beschreibung der Befindlichkeiten der Klienten im unmittelbaren Zusammenhang der Situation erfolgen.

5.1.2   Die Pflegedokumentation per EDV

Eine steigende Anzahl von Einrichtungen haben sich bisher dazu entschlossen, ihre Pflegedokumentation, wie bereits ihre normale Kundenverwaltung, auch über EDV zu verwalten.

Während es vor Jahren schon geheißen hat, dass bald kein Mensch mehr per Hand dokumentieren werde, hat sich der Boom in Grenzen gehalten und viele „vorschnelle" Einrichtungen lassen ihre Mitarbeiter wieder wie gewohnt per Hand dokumentieren.

Was ist geschehen?

Viele Einrichtungen haben übersehen, dass auch grundsätzlich interessierte Mitarbeiter mit einem neuen Werkzeug eingearbeitet werden müssen. Neben diesen interessierten Mitarbeitern gibt und gab es aber genauso viele, die die Arbeit am PC aus Unsicherheit oder anderen Gründen ablehnten.

Der Gedanke, dass mit einem neuen Medium mit so vielen versprochenen Möglichkeiten auch gleich die Pflegedokumentation perfekt sein würde, stellte sich grundsätzlich als falsche Annahme heraus.

Merke

Für die Anwendung des elektronischen Hilfsmittels PC müssen die Mitarbeiter in kostenintensiven Kursen mit dem allgemeinen System und mit der elektronischen Anwendung fortgebildet, angeleitet und begleitet werden.

Organisatorische Fragen wie „Wie viele Zugänge und Bildschirme erhalten die Mitarbeiter auf den jeweiligen Stationen?" sind genauso wichtig wie die organisatorische Absicherung der Daten hinsichtlich der Fälschungssicherheit, der Absicherung des Stromnetzes und der Regelung der Zugangsberechtigungen.

Dies sind erhebliche Probleme, die keine kostengünstigen Lösungsmöglichkeiten generell vorhalten, sodass sich Einrichtungen immer darüber bewusst sein müssen, dass derartige Einführungen erheblich mehr Kapital benötigen als die bisherigen handschriftlichen Möglichkeiten.

Welche Vorteile hat das elektronische Medium?

Mitarbeiter können auch auf ältere Geschehnisse in den einzelnen Bereichen des Klienten schnell und bequem zurückgreifen.

Die Informationen über durchgeführte Leistungen können sofort in Rechnungen aufgenommen werden.

Mitarbeiter dokumentieren anhand eines stationären PC, einer tragbaren Version oder über Scannertechnik.

Selbstentwickelte oder vom Betreiber der Software gelieferte Pflegestandards lassen sich in der Pflegedokumentation leicht aufrufen und können in die Arbeit einfließen.

Informationen über den Klienten lassen sich auch mit anderen Bereichen vernetzen. (Leistungsnachweis, Pflegebericht, Pflege- und Maßnahmenplanung)

Der Pflegebedarf der Klienten lässt sich sowohl zeitlich als auch inhaltlich darstellen und der personelle Aufwand damit berechnen.

Beispiel

Durch den Einsatz der Hard- und Software mit Strichcodestreifen kann sich die Verwaltungstätigkeit im Büro um ein Vielfaches verkürzen. Zur Abrechnung der Leistungsnachweise braucht der Inhaber nicht mehr auf seine Mitarbeiter zu warten, die ihm die Leistungsnachweise jeden Monatsanfang in das Büro bringen. Durch ein einfaches Aufrufen am Bildschirm können die Leistungen überprüft werden und per Mausklick auch an die Abrechnungsstelle weitergegeben werden.
Der Mitarbeiter selbst kann sich auf die Führung der Pflegedokumentation konzentrieren.

Oder:

Das Pflegedokumentationsprogramm kann mir als Mitarbeiter zeigen, welche Leistungen bei dem Klienten am heutigen Tag noch nicht abgezeichnet wurden. Das System macht mich darauf aufmerksam. Vielleicht habe ich die Maßnahme vergessen, oder die Maßnahme konnte nicht stattfinden. Also muss ich im Pflegebericht noch etwas dazu vermerken.

5.2   Erweiterungsmöglichkeiten und individuelle Nutzung

Standardisierte Pflegedokumentationen in Papierform bieten für die Nutzer verschiedene Eigenschaften:

1. Als Einrichtung kann ich mir sicher sein, dass die angebotenen Formblätter als inhaltlich vollständig gelten dürfen. Alle notwendigen Informationen können durch die Pflegemitarbeiter damit aufgenommen werden.
2. Inzwischen bieten alle Anbieter verschiedene Formblätter zu den einzelnen Sachgebieten an, aus denen die Einrichtung je nach Wunsch und Bedürfnis auswählen kann.
3. Innerhalb der Anbieter sind die einzelnen Formulare flexibel zusammenzustellen.

Die Einrichtung kann also, je nachdem, welches Pflegemodell sie anwendet, ob soziale Betreuung angeboten wird oder ob Messinstrumente im Bereich des Dekubitus, der Sturzprophylaxe oder anderer Prophylaxen notwendig werden, die Pflegedokumentation klientenbezogen individuell nutzen.

Darüber hinaus kann sich die Einrichtung entscheiden, ob ein stationäres oder ein mobiles System zur Anwendung kommt, und somit die strukturellen Voraussetzungen auch hier der Arbeitsweise der Mitarbeiter angepasst werden können.

Anders ist dies bei der Nutzung auf elektronischem Weg. Die Einrichtung muss sich im Wesentlichen schon bei Beginn darüber im Klaren sein, welche einzelnen Bausteine für sie wichtig sind. Eine nachträgliche Erweiterung des Programms ist nur erschwert möglich. Das Gleiche gilt für eine Veränderung der Maske und der einzelnen Ansichten sowie die Erweiterung der Informationsinhalte innerhalb der Masken.

5.3   Dokumentationssysteme Marke „Eigenbau"

Einige Einrichtungen sind auch aus Kostengründen dazu übergegangen, einzelne oder alle Formblätter selbst nach ihren Wünschen und Bedürfnissen am Computer einzurichten. Diese werden dann entweder bei Bedarf im Büro ausgedruckt oder bei einer Druckerei für die Einrichtung selbst in Auftrag gegeben.

Welche Gefahren können dabei auftauchen?

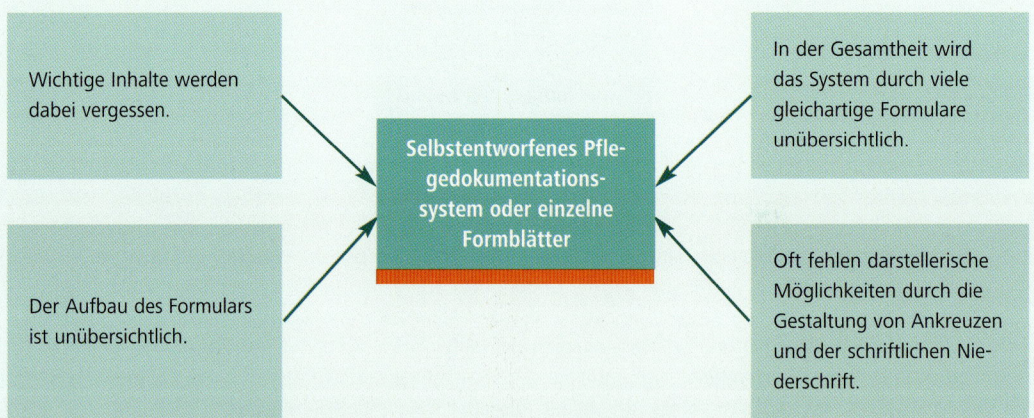

Wichtige Inhalte werden dabei vergessen
Innerhalb der spezifischen Formblätter sind die Aussagen, die getroffen werden sollten, standardisiert.
Fehlt zum Beispiel innerhalb des Stammblattes der Hinweis auf eventuelle Betreuungsregelungen seitens des zuständigen Amtsgerichtes, so fehlen den Pflegemitarbeitern unter Umständen wichtige Informationen bei der Realisierung von Wünschen des Klienten oder bei einer bevorstehenden Krankenhauseinweisung. Fehlen zum Beispiel im Formblatt zu den freiheitsentziehenden Maßnahmen der Grund der Freiheitsentziehung oder der Zeitpunkt der Anwendung, so kann im Ernstfall die nachvollziehbare Dokumentation daran scheitern.

Wichtig ist also, dass die Inhalte von der Einrichtung hinsichtlich ihrer Vollständigkeit auch unter Hinzuziehung anderer Beispiele oder des Wissens von anderen Beratungsinstitutionen (Heimaufsicht, MDK) überprüft werden.

Der Aufbau des Formulars ist unübersichtlich
Viele Kollegen aus unserem Fachgebiet sind bereits sehr gut in das elektronische Medium eingearbeitet. Trotzdem kann es vorkommen, dass für unsere Mitarbeiter die Gestaltung des Formblattes nicht eindeutig oder einsichtig ist.
Auch in der Gestaltung des Formblattes (Aufnahme von Informationen, Benutzerfreundlichkeit) liegen oft Hindernisse. Bevor das Formblatt wirklich in Druck geht oder von allen benutzt werden muss, sollten mehrere Testläufe bei verschiedenen Teams oder Mitarbeitern durchlaufen werden, um die Benutzerfreundlichkeit auch wirklich sicherzustellen. Es wird für alle Beteiligten am Ende ärgerlich sein, dass durch die formale Aufbereitung die Handhabung der Informationen erschwert wird oder ein Hindernis für seine Benutzung darstellt.

In der Gesamtheit wird das System durch viele gleichartige Formulare unübersichtlich
Von den gekauften, standardisierten Pflegedokumentationen kennen wir es. Jedes Blatt ist in Farbe, Aufmachung und Größe verschieden und reiht sich so in das Gesamtwerk Pflegedokumentation ein. Dadurch wird eine Übersichtlichkeit einzig durch Größe und Farbe erreicht.

Allein schon durch die Farbe weiß der Mitarbeiter, welcher Formularinhalt sich verbirgt. Manche Kollegen suchen nicht mehr das Formblatt „Pflegeplanung", sondern einzig das gelbe oder rote etc.

Diese Gedanken machen sich Einrichtungen, die ihre Formulare selbst entwerfen, nur in sehr geringem Maße. Dadurch ergibt sich zum Beispiel, dass alle Formblätter gleich groß sind und die gleiche Farbe besitzen. Suchen Sie von 15 gleichartigen Blättern jetzt in kurzer Zeit das gewünschte heraus. Es wird Ihnen schwerfallen.

Eine Veränderung des Formats birgt aber wieder die Notwendigkeit, mehr Wissen über den Umgang des Gestaltungsprogramms zu haben, oder es erhöht die Kosten beim Druck.

Oft fehlen darstellerische Möglichkeiten durch die Gestaltung von Ankreuzen und der schriftlichen Niederschrift

Ein wichtiger Grund für die Einrichtung, ein eigenes Formblatt zu entwerfen, ist die Möglichkeit, der eigenen inhaltlichen Gewichtung der Informationen einen größeren Rahmen zu setzen. Betrachten Sie verschiedene standardisierte Pflegedokumentationen, die Sie kaufen können. In manchen können Sie keine Anamnese, so wie in Kap. 3.2.2. beschrieben, ausführen. Wie sollten Sie auch die individuellen Möglichkeiten und Defizite eines Schlaganfallpatienten mit Hemiparese links und Restfähigkeiten sowohl in den Händen als auch in den Beinen auf dreimal 10 cm Zeile im Bereich der Mobilität unterbringen?

Folglich werden Sie darüber nachdenken, ob es nicht sinnvoll wäre, ein eigenes Formblatt zu entwerfen.

Hat Ihnen bisher die Möglichkeit des Freitextes gefehlt, werden Sie hauptsächlich jetzt eine freie Gestaltung bevorzugen. Haben Sie die Erfahrung gemacht, dass Sie mit freien Textmöglichkeiten nicht zurechtgekommen sind, werden Sie ein Kreuzverfahren entwickeln, um keine Informationen zu vergessen.

Wie so oft liegt sicherlich die Wahrheit in der Mitte. Nur wenn Sie beide Formen anwenden, werden Sie erreichen, dass alle Informationen, sowohl die der standardisierten Art als auch der beschreibenden Fähigkeiten und Defizite, auf dem Formblatt vereint sind.

Wenn diese Form dann auch an die Fähigkeiten ihrer Kollegen und Mitarbeiter angepasst ist, werden Sie dieses Formular auch als unterstützend für Ihre Arbeit empfinden.

5.4 Die effiziente Gestaltung der Pflegedokumentation – oder – müssen die Mitarbeiter täglich so lange sitzen und Handzeichen machen?

Welche Möglichkeiten haben sich Einrichtungen und Mitarbeiter, das Führen der Pflegedokumentation möglichst effizient zu organisieren?

Von den Pflegemitarbeitern hört man immer gleichartige Klagen:

- „Die Bürokratie der Arbeit wird immer größer."
- „Wir schreiben nur noch und sind nicht mehr für unsere Klienten da."
- „Wir machen bis zu 100 Handzeichen pro Tag bei einem Klienten."
- „Wir dokumentieren doch sowieso nur für die Prüfungsinstanzen. Und wenn die da sind, haben wir wieder alles falsch gemacht!"

Wie wir bereits wissen, haben die Pflegekräfte, auch aus rechtlichen Gesichtspunkten (Haftungsrecht, Strafrecht, Ausbildungsrecht), die Verpflichtung zur Führung einer nachvollziehbaren Pflegedokumentation. Welche Möglichkeiten bieten sich aber, den Arbeitsaufwand zu verringern?

Aus der Sicht der Qualitätssicherung besteht ein gewichtiger Grundsatz:

Über das, was am meisten Geld kostet, wissen die Unternehmen meist am wenigsten.

Allgemein wird immer der enorme Zeitaufwand für die Pflegedokumentation beanstandet. Andererseits können die Unternehmen bisher keine qualifizierten und konkreten Aussagen über den tatsächlichen Aufwand zur Führung der Pflegedokumentation machen. Aus der Organisationsberatung ist bekannt, dass folgende Zeiten zugrunde gelegt werden können.

Einmalige Zeiten:	
Die Erstellung einer individuellen Anamnese mit Biografie:	2 Stunden
Die Erstellung einer Pflegeplanung:	2 Stunden
Wiederkehrende Zeiten:	
Evaluation des Pflegeprozesses im individuell festgelegten Turnus in:	
Den notwendigen Bereichen des Klienten	10 Minuten/14 Tage = 1 Min.
Einlegen neuer Formblätter einmal monatlich	20 Minuten/monatl. = 1 Min.
Überarbeiten der Informationssammlung alle zwei Monate	60 Minuten/ = 1 Min.
Tägliche Zeiten der Dokumentation:	
Führen der Leistungsnachweise, schichtweise; insgesamt	3 Min.
Informationsniederlegung im Bericht, pro Tag für gesamte Schichten	2 Min.
Summe/je Bewohner und Tag inkl. Übergabe	**ca. 10 Minuten**

Der notwendige Informationsfluss beträgt für jeden Bewohner darüber hinaus noch durchschnittlich ein bis zwei Minuten jeden Tag, sodass sich ein durchschnittlicher Gesamtbedarf von etwa zehn bis fünfzehn Minuten bei der täglichen Dokumentation je Bewohner ergibt.

Es zeigt sich, dass die fachliche Arbeit auch durch ein erhebliches Maß an Zeit zusätzlich für Schreibarbeiten und den Informationsfluss zwischen Mitarbeitern sowie der Kommunikation mit Klienten, Kooperationspartnern, Familienangehörigen oder anderen belastet wird.

Um aber als Einrichtung eine Klärung der Prozesse herbeiführen zu können, ist es notwendig, dass Verantwortungsbereiche der einzelnen Funktionen letztendlich genau festgelegt werden.
So lassen sich die Zeitanforderungen den jeweiligen Funktionsbereichen zuordnen und planen. Je genauer Verantwortungsbereiche festgelegt sind, desto genauer ist auch der Umfang des Zeitbedarfes feststellbar.

Ein weiterer Schritt für die bessere Verteilung von Aufgaben im Bereich der Pflegedokumentation ist die Änderung des Pflegesystems von Funktionspflege hin zu Bezugs- oder Bereichspflege.

Funktionspflege	Bezugspflege
Hilfskräfte übernehmen nur Grundpflege und hauswirtschaftliche Tätigkeiten.	Je nach persönlicher Eignung und persönlicher Qualifikation kann eine Hilfskraft auch Aufgaben im Bereich der med. Behandlungspflege übernehmen.
Pflegefachkräfte sind für die gesamte medizinische Behandlungspflege von allen Klienten zuständig.	Der Mitarbeiter ist nur für eine Gruppe von Klienten zuständig.
Entscheidungen über den Pflegeprozess werden nur von der Pflegefachkraft getroffen.	Auch die Hilfskraft sammelt verwertbare Informationen und bringt sie als gleichwertiges Mitglied des Teams ein.

Nicht der Grundsatz „Nur die Pflegefachkraft ist für die Pflegeplanung zuständig" ist richtig, sondern der Ansatz, dass je nach Funktion des Pflegemitarbeiters Zuständigkeiten festgelegt werden. Folglich hat auch die Pflegehilfskraft entsprechend der Fähigkeiten notwendige Aufgaben innerhalb der Pflegedokumentation.

Ein weiterer Ansatzpunkt ist die Fragestellung, ob wirklich jede Hilfeleistung am Klienten einzeln nachgewiesen werden muss.
Wiederum ist dies eindeutig von der jeweiligen Pflegeorganisation der Pflegeeinrichtung abhängig.
Je deutlicher die Pflegeeinrichtung ihre Aufgaben innerhalb der indirekten und direkten Pflege des Klienten jeweiligen Mitarbeitern zuordnet, desto einfacher wird eine Reduzierung der übermäßigen Handzeichenmenge erreicht werden.
Eine zusätzliche Möglichkeit bietet die Einführung von Standardpflegeplänen (eine Zusammensetzung von Einzelstandards auf der Basis von ganzheitlichen, pflegerischen Abläufen).

Beispiel

Als Beispiel darf Ihnen eine einfache Darstellung dienen:

Die morgendliche Grundpflege findet in der Regel als Einheit statt. Grundsätzlich jedoch ist dies die Zusammenführung der Pflegestandards:

Ganzkörperwäsche bzw. Teilkörperwäsche

- Zahnpflege
- Nagelpflege
- Evtl. rasieren
- Wechsel der Inkontinenzartikel
- Evtl. Lagerungen

Während viele vollstationäre Einrichtungen für die einzelnen Durchführungen jeweils ein Handzeichen setzen lassen, könnten diese bei einer Festlegung im Pflegeplan durch ein Handzeichen für die gesamte Einheit ersetzt werden.

In den letzten zehn Jahren haben auch politische Vertreter in einzelnen Bundesländern versucht, mit ausgesuchten Einrichtungen einer Ausuferung der Pflegedokumentation entgegenzuwirken. Das jüngste Beispiel ist die Empfehlung zur „Effizienzsteigerung der Pflegedokumentation" durch die damalige Ombudsfrau zur Entbürokratisierung der Pflege des Bundesministeriums für Gesundheit. Das Projekt wurde gemeinsam mit der Bundesarbeitsgemeinschaft der Freien Wohlfahrtsverbände e. V. und dem Bundesverband privater Anbieter sozialer Dienste e. V. durchgeführt. Der Abschlussbericht lag im April 2014 vor.

In der Zusammenfassung wurde betont, dass die wichtigsten Hauptakteure zu einer effizienten Pflegedokumentation das pflegerische Management mit seinen gut ausgebildeten Pflegefachkräften der Einrichtung sind.

Als Grundlage für dieses Projekt wurde abseits der nachvollziehbaren Anwendung eines Pflegemodells eine verkürzte Grundstruktur gewählt, welche sich auf die pflegerelevanten Kriterien Kognition und Kommunikation, Mobilität und Bewegung, krankheitsbezogene Anforderungen und Belastungen, Selbstversorgung und Leben in sozialen Beziehungen analog der Module des im Versuch stehenden neuen Begutachtungsverfahrens (NBA) bezog.

Auch in diesem Projekt wurden die Einzelversorgungsnachweise für jedwede regelmäßige pflegerische Tätigkeit infrage gestellt. Ein Vernachlässigen dieser Einzelnachweise sei jedoch, so der juristische Rat, dann möglich, wenn die wiederkehrenden Versorgungsmaßnahmen der Pflege auf der individuellen Informationssammlung sowie auch auf den darauf abgestimmten Maßnahmen der Pflegeplanung fußen.

Fazit

All diese Maßnahmen sind jedoch abhängig von dem angewendeten Pflegesystem und der allgemeinen Festlegungen im Rahmen der Aufgaben und Kompetenzen der Pflegemitarbeiter.
Die Überprüfung der Arbeitsweisen ist also notwendig, um für ein Team entscheiden zu können, welche Prozesse dergestalt zusammengefasst werden können, dass wir eine Verringerung der Handzeichen erhalten. Dies ist auch ein notwendiger Prozess für eine Einrichtung. Denn neben den immer geringer werdenden personellen und wirtschaftlichen Ressourcen müssen Abläufe also auch immer wieder auf ihre Einsatzzeit, Durchführung und Notwendigkeit überprüft werden.

5.5　Workshop

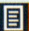

1. Sie haben durch ihre praktische Ausbildung bereits Erfahrung damit, welche Abläufe innerhalb einer vollstationären Versorgung von Klienten notwendig sind.
   Belegen Sie die Zeiten über eine Woche bei fünf Klienten Ihrer Wahl, in der Sie reine Dokumentationsarbeiten erledigen.
   Welche Unterschiede ergeben sich bei den einzelnen Klienten? Warum sind diese vorhanden?
   Welche Maßnahmen könnten Sie sich vorstellen, unterstützen Sie selbst bei der zeitnahen Dokumentation?
   Können diese Maßnahmen auf die gesamte Organisationseinheit übertragen werden?

2. Sie haben in Ihrer Arbeit die Bereichspflege eingeführt. Sie arbeiten mit verschiedenen Mitarbeitern, die auch unterschiedliche Funktionen innehaben, zusammen.
   Welche Aufgaben im Bereich der Durchführung der Pflegedokumentation hat jeder Mitarbeiter?
   Gibt es Aufgaben, die nur einzelnen Mitarbeitergruppen zugewiesen werden können?
   Diskutieren Sie den Sinn dieser eventuellen Maßnahme.

3. Überdenken Sie die bestehenden Pflegestandards in Ihrer Einrichtung.
   Welcher dieser Pflegestandards taucht meist im Zusammenhang mit anderen Pflegestandards in der Praxis auf?
   Wie oft ist dies der Fall? Können diese zusammenhängenden Standards in einem Pflegeplan zusammengefasst werden?
   Vergleichen Sie die Handzeichenlisten. Um wie viele Handzeichen reduziert sich Ihre Liste?

6   Entwicklung der internen Qualitätskontrolle

6.1   Kritische Standortprüfung

Bereits am Anfang des Buches haben Sie einiges über die Maßnahmen der internen Qualitätssicherung gehört. Inzwischen kennen Sie auch den inhaltlichen und formellen Umfang, wenn es um das Thema der Pflegedokumentation geht. Auch im Vorkapitel klangen bereits bestehende Probleme für die Einrichtungen an. Angesichts des drückenden Zeitmanagements kommen viele Kollegen nicht mehr innerhalb der Arbeitszeit dazu, die Pflegedokumentation fach- und sachgerecht zu erledigen.

Aber auch inhaltliche Fragen kündigen sich an. Warum ist es schwer, eine individuelle Pflegeplanung, die Aussagen über die Fähigkeiten und Defizite des Klienten macht und nachvollziehbar die Maßnahmen darstellt, nicht nur beispielhaft, sondern immer und von jeder Fachkraft zu erstellen?

Um unseren Ausgangspunkt für die jeweilige Einrichtung zu klären, müssen wir zu Beginn in unserer Einrichtung Erfahrungen sammeln, welche Probleme überhaupt bestehen.

Um aber unseren Qualitätsprozess kennenzulernen, müssen verschiedene Voraussetzungen in der Einrichtung vorhanden sein.

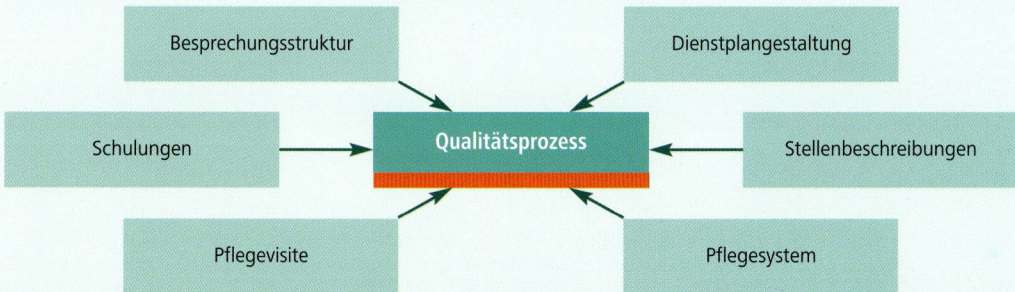

Alle einzelnen Abläufe und Maßnahmen beeinflussen nachhaltig den Qualitätsprozess bei der Durchführung der Pflegedokumentation.

Wenden wir uns zwei dieser Problembereiche zu.

6.1.1   Besprechungsstruktur

Die Besprechungsstruktur an sich ist ein Mittel der Qualitätslenkung. Der Informationsfluss soll durch geeignete Rahmenbedingungen erfolgreich dazu dienen, dass Erfahrungen ausgetauscht, Meinungen gebildet und Probleme aus der Welt geschafft werden können. Hierzu sind verschiedene Besprechungen auf allen Ebenen einer Organisation vorhanden:

• Team- oder Dienstbesprechungen
• Übergabebesprechungen zwischen den einzelnen Diensten innerhalb der Einrichtung
• Stationsleiterbesprechungen
• Leiterrunden
• Pflegeplanungsgespräche

Für den Pflegeprozess sind die Besprechungen zur Übergabe, die Teambesprechung und die Pflegeplanungsgespräche ausschlaggebend.

Nachdem die Übergabegespräche und Dienstbesprechungen bereits geläufige Besprechungen sind, wenden wir uns zuerst den Pflegeplanungsgesprächen zu.

Was sind Pflegeplanungsgespräche und welches Ziel verfolgen sie?

Das Ziel dieser Gespräche ist:

- die allgemeine Informationsauswertung bei einem Klienten durchzuführen,
- die Pflegeplanung zu erstellen,
- die Ergebnisse der Maßnahmen auszuwerten und neue Maßnahmen anschließen zu lassen.

Während die Auswertung der Informationssammlung bisher bei den Pflegefachkräften oder den Schichtleitungen lag, werden diese Informationen jetzt gemeinsam ausgewertet und bewertet.

Als Einrichtung gibt man den Mitarbeitern bewusst Zeit, um einen Erfahrungsaustausch bei den einzelnen Klienten durchzuführen. Dieses Verfahren stellt sicher, dass jeder Mitarbeiter, jede hierarchische Ebene in den Qualitätsprozess am Kunden eingebunden wird.

Wer nimmt an diesen Besprechungen teil?

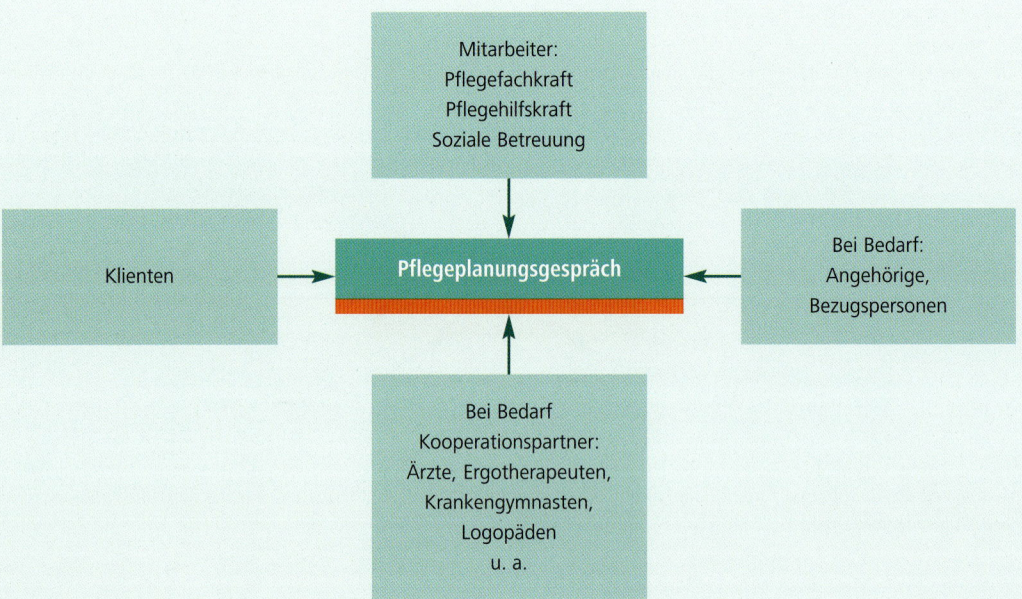

Welches Pflegesystem ist Grundlage für das Gespräch?

Die pflegerische Arbeit sollte bereits in Pflegegruppen oder Beziehungsgruppen eingeteilt sein. Eine Kontinuität der Pflegemitarbeiter sollte bereits gewährleistet werden können.

Das bedeutet, das ein Wechsel der Pflegemitarbeiter beim Klienten nicht täglich, sondern zumindest einmal wöchentlich erfolgt.

Es wurden verantwortliche Pflegemitarbeiter gefunden, die zwischen fünf und zehn Bewohner in allen Bereichen und Belangen betreuen. Bei diesen Pflegemitarbeiter handelt es sich in der Regel um Mitarbeiter mit unterschiedlichen Qualifikationen (Pflegefachkraft, Pflegehilfskraft).

Somit erreichen wir als Ziel in der Pflegeorganisation, dass sich die Pflegemitarbeiter besser mit den Wünschen und Bedürfnissen der einzelnen Klienten auseinandersetzen können. Viele Informationen über den Klienten werden gesammelt, die wiederum in einer kleinen Gruppe von Kollegen ausgetauscht werden können.

Wie Sie bemerken, ist das Pflegeplanungsgespräch der Austausch zwischen den Teilnehmern, die direkt in den Pflegeprozess einbezogen wurden.

Um die Maßnahmen gleich an die Wünsche und Bedürfnisse des Klienten anpassen zu können, sollte dieser sicherlich nicht bei jeder, so doch bei den entscheidenden Besprechungen anwesend sein, um gehört zu werden.

Auch die Angehörigen oder die Bezugspersonen sind hier ein wichtiger Faktor, den Pflegende nicht vergessen oder übergehen dürfen. Ihre Ablehnung oder die Unterstützung ist wesentlich für das Erreichen der vereinbarten Ziele. Um auch die interdisziplinäre Grundlage darzustellen, sollten bei Bedarf die Kooperationspartner (Hausärzte, Krankengymnasten, Ergotherapeuten und andere) hinzugebeten werden. Die Informationen dieser Kollegengruppe können in Maßnahmen aufgenommen werden. Dadurch können auch die Ziele verschiedener Berufsgruppen aufeinander abgestimmt werden, um das gemeinsame Ziel der bestmöglichen Betreuung und Pflege des Klienten zu erreichen.

Welcher Zeitaufwand sollte für das Gespräch eingeplant werden?

Sie benötigen einen festen Rhythmus, damit sich die Pflegemitarbeiter an die neue Situation gewöhnen können. Kennen die meisten Mitarbeiter den Pflegeprozess, sollte zur Einführung dieser Besprechungsform diese täglich stattfinden, um damit eine Einübung und Gewöhnung zu erreichen. Später ist sicherlich auch ein wöchentlicher Rhythmus denkbar.

Anders ist es, wenn die Mitarbeiter bisher noch nicht mit dem Pflegeprozess befasst waren. Hierbei sollte die Einführung in entgegengesetzter Kontinuität stattfinden. Um die Mitarbeiter daran zu gewöhnen, sollten sie einmal wöchentlich zusammensitzen, um sich entsprechend auszutauschen.

Der Zeitaufwand sollte begrenzt für jeden Klienten etwa 20 bis 30 Minuten betragen.

Wann ist der beste Zeitpunkt während des Tages für diese Besprechungen?

Um sich bewusst die Zeit zur Besprechung der Bedürfnisse einzelner Klienten zu nehmen, bietet sich bei der vollstationären Versorgung die Überlappungszeit zwischen den Früh- und Spätdiensten an. Die Übergabe zwischen den Diensten wird auf die Mindestzeit reduziert, um bewusst die Zeit für einen Bewohner zu erhalten.

Im Bereich der ambulanten Versorgung ist das wöchentliche Zusammentreffen der Pflegemitarbeiter so zu organisieren, dass sowohl Zeit als auch Möglichkeit bewusst vorhanden sind, diese Gesprächsform anzuwenden.

6.1.2   Pflegevisite

Durch die Pflegevisite gelingt es vornehmlich den Leitungskräften, ihrer Verantwortung zur Überwachung der Pflege am Patienten nachzukommen.

Der Begriff Visite ist aus dem Krankenhaus bekannt. Er beschreibt den Besuch von Ärzten und Pflegepersonal am Bett des Patienten, um sich ein besseres Bild über dessen Krankheitszustand machen zu können.

Im Bereich der Pflege bedeutet dies auch Informationsgewinnung über die Wünsche und Bedürfnisse des Klienten und die gleichzeitige Überprüfung der angewendeten Pflege. Wird dies von den Leitungskräften durchgeführt, erhält die leitende Pflegefachkraft wesentliche Informationen über die Ergebnisse des Pflegeprozesses.

Welche Ziele hat die Pflegevisite?

Durch die Pflegevisite erhalten wir Informationen über

- den aktuellen Pflegezustand des Klienten,
- die aktuelle Durchführung der Pflege durch den Mitarbeiter*,
- die Durchführung der Pflegedokumentation,
- die Ergebnisse der Pflegeplanung,
- Veränderungen im Bereich des Hilfs- und Pflegebedarfs des Klienten,
- Kritik und Anregungen des Klienten.

Wer führt die Pflegevisite durch?

- Leitende Pflegekräfte
- Pflegefachkräfte (Kollegen)

Anwesend sind

- Pflegebezugsschwester,
- Klient,
- eventuell Angehöriger/Bezugsperson.

---

* Falls die leitende Kraft die Pflegevisite gleich mit einer Überwachung der Prozesse der Pflege durch die Mitarbeiter verbindet, wird sie den Zeitpunkt der Durchführung der Pflegevisite zeitgleich mit der Durchführung der direkten Pflege legen.

Welche Voraussetzungen sind notwendig?

Die Pflegemitarbeiter müssen über das Ziel und den Sinn der Pflegevisite informiert und geschult werden.

Auch die durchführenden Mitarbeiter müssen über die Ziele informiert werden, um auch auffällige Erfahrungen gleich bewerten zu können.

Eine regelmäßige Anwendung ist notwendig, um die Mitarbeiter daran gewöhnen zu können.

Im Dienstplan sind die Termine für die Pflegevisiten kenntlich zu machen. Eine regelmäßige Anwendung bedeutet auch für die Organisation, dass die Teilnahme der Mitarbeiter gewährleistet werden muss.

Die Daten müssen ausgewertet werden. Die beteiligten Mitarbeiter sind darüber zu informieren.

Darüber hinaus muss neben einer regelmäßigen Anwendung auch die Pflegevisite bei besonderen Situationen angewendet werden. Derartige besondere Situationen sind Krankenhausaufenthalte oder die Verschlechterungen des Allgemeinzustandes.

Welcher Zeitaufwand sollte für die Pflegevisite eingeplant werden?

Für die Durchführung und auch die Vor- und Nachbereitung sollten für jeden Klienten etwa ein bis zwei Stunden eingeplant werden. Damit wird auch klar, wie oft und durch wen die Pflegevisite regelmäßig angewendet werden kann. Je nach Größe der Einrichtung wird die verantwortliche Pflegefachkraft dieses Qualitätswerkzeug nicht selbst durchführen können, sondern sie wird es delegieren müssen. Nicht jeder Klient wird regelmäßig zweimal jährlich von der Visite erreicht werden können. In der Praxis hat sich in etwa der folgende Turnus durchgesetzt:

Bewohner/Klient mit Pflegestufe 1:	einmal jährlich
Bewohner/Klient mit Pflegestufe 2:	zweimal jährlich
Bewohner/Klient mit Pflegestufe 3:	zwei- bis dreimal jährlich

Regelungen werden sich die Einrichtungen je nach Ausrichtung innerhalb der Pflegeorganisation selbst schaffen. Weitere Änderungen von festen, innerbetrieblichen Regelungen können besondere Situationen hervorrufen, die sich durch Krankenhausaufenthalt, plötzliche Änderung des Pflegezustandes oder durch Beschwerden durch den Klienten oder die Angehörigen ergeben.

Wie ist die Pflegevisite zu dokumentieren?

Die Dokumentation der Pflegevisite geschieht in manchen Fällen überzogen. Visitenbögen von zehn und mehr Seiten je Bewohner sind eher als hinderlich zu betrachten.

Grundsätzlich sollte ein Pflegevisitenbogen beinhalten:

- Ort, Zeit, Station
- Name des Bewohners/Klienten
- Namen der teilnehmenden Pflegepersonen und Bezugspersonen/Angehörigen
- Thema/Zweck der Visite
- Inhalt: Worum ging es und was wurde besprochen?
- Ergebnis: Was wurde als Ergebnis festgestellt bzw. welche Konsequenzen gibt es? Ist ein entsprechender Eintrag zur Visite im Pflegebericht erfolgt?

Am Ende erfolgt die Prüfung: Sind die Einträge auch für Außenstehende nachvollziehbar?

Der Umfang sollte der Situation angemessen sein, d. h., bei Themen mit Konsequenzen bzw. festgestellten Mängeln ergibt sich ein größerer Dokumentationsbedarf als bei tadellosen Feststellungen. Wichtig ist vor allem die Nachvollziehbarkeit der Einträge. Um den kontinuierlichen Verbesserungsprozess auch lenken zu können, werden verantwortliche Pflegefachkräfte die festgestellten Mängel einer Überarbeitung zuführen und nach einem festgesetztem Zeitraum wiederum prüfen.

6.2   Fortschreiben von internen Qualitätsstandards

Je umfassender und regelmäßiger die Werkzeuge des internen Qualitätsmanagements im Bereich der Durchführung des Pflegeprozesses angewendet werden, desto genauer werden Erkenntnisse, wie und in welchem Umfang die Mitarbeiter noch Unterstützung durch Schulungen brauchen oder aber Ziele des Pflegeleitbildes inzwischen erreicht wurden.

Je öfter Mitarbeiter der gesamten Hierarchie einer Einrichtung in diese kommunikativen Prozesse eingebunden werden, desto intensiver wird die Auseinandersetzung der Organisation mit den beschriebenen Zielen sein.

Welche Ergebnisse können zum Beispiel gesammelt werden?

- Führen die geplanten Pflegemaßnahmen zu den erwarteten Ergebnissen?
- Führen die Maßnahmen zu einer Zufriedenheit des Kunden?
- Welche Faktoren hindern die durchführenden Pflegenden, die festgelegten Maßnahmen durchzuführen?
- Werden die festgelegten Abläufe (Pflegestandards) angewendet?

Die Ergebnisse dieser Fragen können der leitenden Pflegefachkraft Hinweise über den Stand der Qualität liefern. Wenn diese Ergebnisse in den bestehenden Qualitätszirkel eingebracht werden, können weitere Impulse zu Verbesserung oder Fortschreibung der Qualität gegeben werden.

Nehmen wir ein Beispiel:

Beispiel

Ein Ergebnis der angewendeten Pflegevisiten war, dass die Anwendung des Pflegestandards für subkutane Injektionen nicht wie vereinbart nur von Pflegefachkräften, sondern in einzelnen Stationen auch von Pflegehilfskräften durchgeführt werden.
Ein weiteres Ergebnis der Pflegevisiten war, dass diese subkutanen Injektionen sach- und fachgerecht durch Hilfskräfte ausgeführt wurden.
Der Qualitätszirkel wird eventuell diese Informationen dazu nutzen, eine Arbeitsgruppe mit der Fragestellung zu installieren:
Unter welchen Voraussetzungen kann der bestehende Pflegestandard „Subkutane Injektionen" dahingehend verändert werden, dass Pflegehilfskräfte auch diese Pflegehandlung durchführen können?
Welche Qualitätsdokumente müssen verändert werden?

Die Arbeitsgruppe wird auf der Basis der pflegewissenschaftlichen Erkenntnisse die Voraussetzungen zur Übernahme der Durchführungsverantwortung prüfen und dem Qualitätszirkel geeignete Ergebnisse vorschlagen.
Wird dem Qualitätszirkel vorgeschlagen, dass unter gewissen Voraussetzungen der Anleitung und Schulung auch Pflegehilfskräfte subkutane Injektionen durchführen können, wird der Qualitätszirkel die geeigneten Maßnahmen anstoßen.
Was ist passiert?
Haben vorher die Pflegehilfskräfte den gemeinsamen Vereinbarungen nicht entsprochen, wurde jetzt ein Qualitätsstandard modifiziert und an die in der Einrichtung übliche Praxis angepasst.

Ein derartiges Fortschreiben von internen Qualitätsstandards macht allen Mitarbeitern transparent, dass sie entscheidend am Gelingen des Prozesses Pflege beim Kunden beteiligt sind. Sie werden nachweislich eingebunden, indem man sie bewusst in das Gespräch einbezieht, sie anhört und ihre Informationen verarbeitet. Dadurch entdecken alle Mitarbeiter ein „Wir-Gefühl" und fühlen sich so in ihrer Arbeit bestätigt.

6.3 Workshop

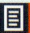

Aufgaben

1. Sie haben in der fachpraktischen Ausbildung in Einrichtungen gearbeitet. Überprüfen Sie die Qualitätsdokumente Stellenbeschreibungen, Einarbeitung neuer Mitarbeiter, Pflegestandards und Pflegekonzept hinsichtlich der Inhalte und Aussagen über die Durchführung im Bereich des Pflegeprozesses. Wer darf welche Maßnahmen durchführen? Welche Kompetenzen haben die verschiedenen Pflegemitarbeiter? Vergleichen Sie diese.

2. Sie arbeiten in einer vollstationären/ambulanten Einrichtung. Sie bekommen die Aufgabe, in einer kleinen Gruppe die notwendigen Eckdaten für die Einführung von Pflegeplanungsgesprächen festzulegen.
   Ihre Ergebnisse sollen Sie in der Leitungsrunde der Einrichtung darstellen.

   Folgende Inhalte sollten Sie einbeziehen:

   - Rhythmus der Besprechung
   - Zeitpunkt der Besprechung
   - Strukturen innerhalb der Besprechung

   Welche Besonderheiten gibt es bei der vollstationären und im Vergleich dazu bei der ambulanten Einrichtung?

3. Beschreiben Sie die Entwicklung von Abläufen oder Pflegestandards in Ihrer Ausbildungseinrichtung. Welche Unterschiede gibt es in den einzelnen Einrichtungen? Tragen Sie diese zusammen und bewerten Sie die Ergebnisse.

Literaturverzeichnis

Altenpflegemagazin im Internet, www.pqsg.de: ASE-Standard, hrsg. v. Annika Klugkist, kostenpflichtig abgerufen unter: www.pqsg.de/seiten/premium/artikel/hintergrund-standard-ase.htm [01.05.2011]

Arets, Jos/Obex, Franz/Vaessen, John/Wagner, Franz: Professionelle Pflege, 2. Auflage, Bern, Huber Verlag, 1999.

Bazlen, Ulrike/Menche, Nicole/Schäffler, Arne: Pflege heute. Lehrbuch und Atlas für Pflegeberufe, 5. Auflage, München, Urban & Fischer, 2011.

Beikirch, E./Kämmer, K./Roes, M. Prof. Dr.: Handlungsanleitung (Version 1.1) zur praktischen Anwendung des Strukturmodells [...] März 2015, zum Download auf www.ein-step.de.

Bundesministerium für Gesundheit (Hrsg.): Abschlussbericht Projekt „Praktische Anwendung des Strukturmodells – Effizienzsteigerung der Pflegedokumentation in der ambulanten und stationären Langzeitpflege", Berlin, April 2014.

Deutsches Netzwerk für Qualitätsentwicklung in der Pflege DQNP (Hrsg.): Expertenstandard Sturzprophylaxe in der Pflege. Entwickung – Konsentierung – Implementierung, Schriftenreihe des DQNP, Osnabrück, 2013.

Deutsches Netzwerk für Qualitätsentwicklung in der Pflege DQNP (Hrsg.): Expertenstandard Ernährungsmanagement zur Sicherstellung und Förderung der oralen Ernährung in der Pflege, Sonderdruck des DNQP, Osnabrück, 2009.

Ehmann, Marlies/Völkel, Ingrid: Pflegediagnosen in der Altenpflege, 3. Auflage, München, Urban & Fischer, 2009.

Ende, Michael: Momo, München, Goldmann Verlag, 2002.

Fawcett, Jacqueline: Pflegemodelle im Überblick, 2. Auflage, übersetzt von Irmela Erckenbrecht, Bern, Huber Verlag, 1996.

Giebing, Hannie: Pflegerische Qualitätssicherung, 3. Auflage, übersetzt von Christoff Zalpour, Bern, Huber Verlag, 1999.

Gordon, Marjory: Handbuch der Pflegediagnosen, 3. Auflage, übersetzt von Elisabeth Brock, München, Urban & Fischer, 2001.

Katholischer Krankenhausverband (Hrsg.): Pflegequalität und Pflegeleistungen, Köln, 2001.

Klie, Thomas (Hrsg.): Gesetze für Pflegeberufe, 6. Auflage, Frankfurt am Main, Fachhochschulverlag, 2001.

Koch, Frank: CD-ROM Pflege heute, 2. Auflage, München, Urban & Fischer, 2002.

König, Jutta: Der MDK – mit dem Gutachter eine Sprache sprechen. Alles über die Einstufungspraktiken und Qualitätsprüfung nach § 80 SGB IX des medizinischen Dienstes der Krankenkassen sowie anhängende Prozesse der Qualitätssicherung, 3. Auflage, Hannover, Schlüter, 2001.

Krohwinkel, Monika: Rehabilisierende Prozesspflege am Beispiel von Apoplexiekranken, 2. Auflage, Bern, Huber, 2007.

Medizinischer Dienst der Spitzenverbände der Krankenkassen (MDS) e. V. (Hrsg.): MDK-Anleitung zur Prüfung der Qualität nach § 80 SGB XI in der ambulanten Pflege, 3. Auflage, Essen, 2005.

Medizinischer Dienst des Spitzenverbandes Bund der Krankenkassen (MDS) e. V. (Hrsg.): Qualitätsprüfungsrichtlinien – MDK-Anleitung – Transparenzvereinbarung. Grundlagen der MDK-Qualitätsprüfungen in der ambulanten Pflege, Essen, 2009.

Medizinischer Dienst des Spitzenverbandes Bund der Krankenkassen (MDS) e. V. (Hrsg.): Qualitätsprüfungs-Richtlinien – Transparenzvereinbarung. Grundlagen der Qualitätsprüfungen nach den § 114 ff. SGB XI in der stationären Pflege, Essen, 2014.

Medizinischer Dienst der Spitzenverbände der Krankenkassen (MDS) e. V. (Hrsg.): Ernährung und Flüssigkeitsversorgung älterer Menschen. Grundsatzstellungnahme. Abschlussbericht der Projektgruppe 39, Essen, 2003.

Meleis, Afaf Ibrahim: Pflegetheorie. Gegenstand, Entwicklung und Perspektiven des theoretischen Denkens in der Pflege, 3. Auflage, übersetzt von Elisabeth Brock, Bern, Huber Verlag, 1999.

Pschyrembel, Klinisches Wörterbuch, 261. Auflage, Berlin, New York, de Gruyter Verlag, 2007.

Seibold, Hannelore: Soziale Bereiche des Lebens sichern und gestalten können, in: Altenpflege in Ausbildung und Praxis, hrsg. von Ilka Köther, 4. Auflage, Stuttgart, Thieme Verlag, 2000.

Stanjek, Karl/Beeken, Rainer: Altenpflege konkret: Sozialwissenschaften, 2. Auflage, München, Urban & Fischer, 2001.

Stefan, Harald/Allmer, Franz/Eberl, Josef: POP – Praxisorientierte Pflegediagnostik, 2. Auflage, Wien, Springer, 2013.

Stösser, Adelheid von: Pflegestandards, Erneuerung der Pflege durch Veränderung der Standards, Berlin, Springer Verlag, 1992.

Zegelin, Angelika: Skalen zur Ermittlung des Dekubitusrisikos, in: Dekubitus. Herausforderung für Pflegende, hrsg. v. Christel Bienstein, Gerhard Schröder, Michael Braun und Klaus-Dieter Neander, Stuttgart/New York, Thieme, 1997, S. 81–93.

Bildquellenverzeichnis

Fotolia.com: S. 67 (pathdoc), 70 (Picture-Factory), 74 (Robert Kneschke), 120 & 126 (Sandor Kacso)

iStock: S. 60 (Squaredpixels), 63 (Highwaystarz-Photography), 85 (XiXinXing), 91 (monkeybusinessimages)

Joachim Berga/Rüdiger Blasius-Pangritz: S. 46, 53

picture alliance/dpa: S. 56 (2x)

Projektbüro Ein-STEP c/o IGES Institut GmbH, Berlin: S. 171, 172, 175

ullstein bild, Berlin: S. 25 (Trappe/CARO), 44 & 104 (Imagebroker.net), 50 (Eckel), 83 (Trappe/Grabowski), 92, 96, 148 (Becker & Bredel)

Werner Krüper, Steinhagen: S. 138

Umschlagfoto: BilderBox.com, Thening (Österreich)

Stichwortverzeichnis

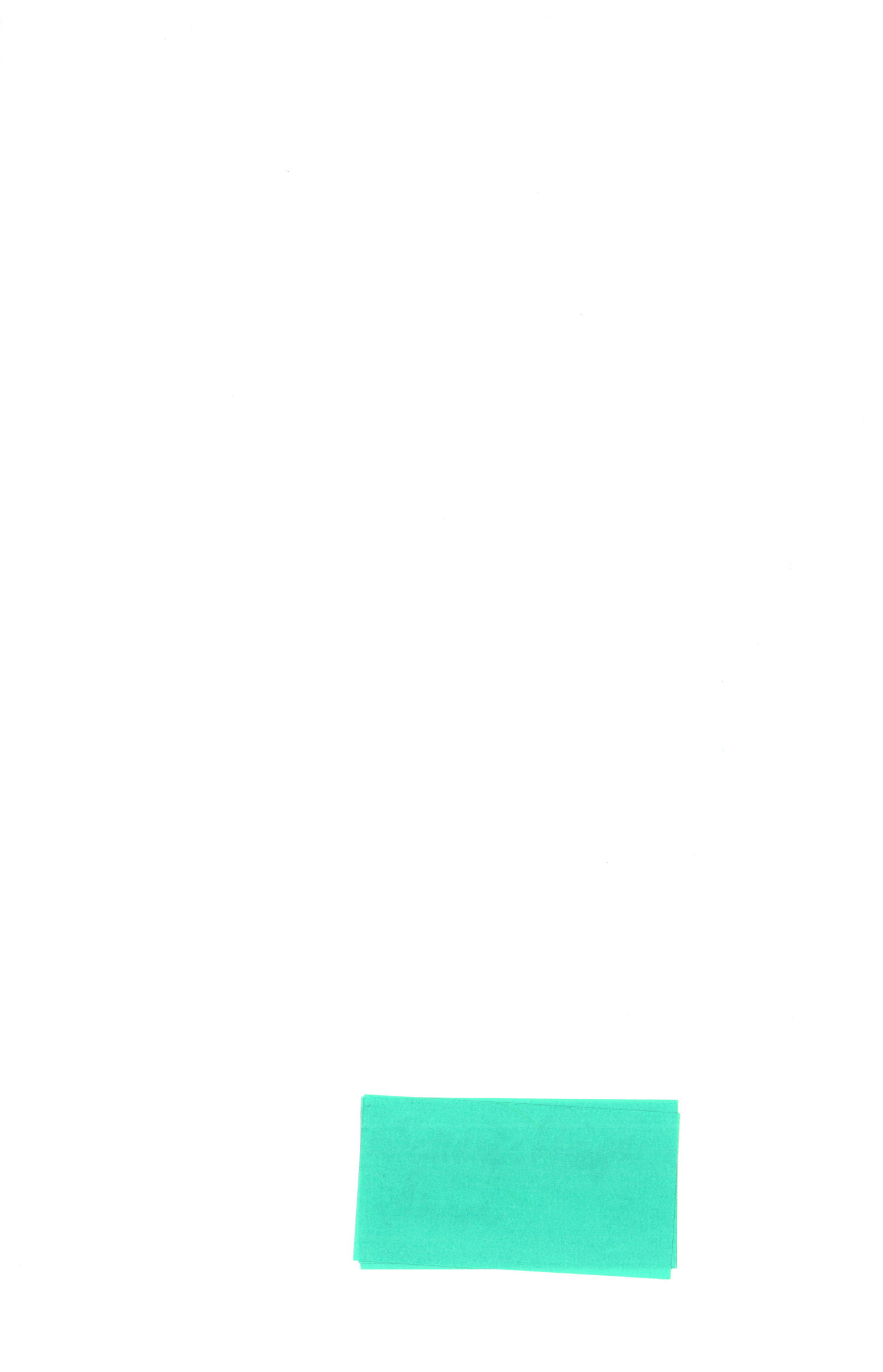

Bestellnummer 06630

ISBN 978-3-427-06630-9

■ Bildungsverlag EINS